赵文海	赵玉沛	赵正言	赵永强	赵志河	赵彤言	赵明杰
赵明辉	赵耐青	赵继宗	赵铱民	郝 模	郝小江	郝传明
郝晓柯	胡 志	胡大一	胡文东	胡向军	胡国华	胡昌勤
胡晓峰	胡盛寿	胡德瑜	柯 杨	查 干	柏树令	柳长华
钟翠平	钟赣生	香多·李先加		段 涛	段金廒	段俊国
侯一平	侯金林	侯春林	俞光岩	俞梦孙	俞景茂	饶克勤
姜小鹰	姜玉新	姜廷良	姜国华	姜柏生	姜德友	洪 两
洪 震	洪秀华	洪建国	祝庆余	祝陈晨	姚永杰	姚祝军
秦 川	袁文俊	袁永贵	都晓伟	晋红中	栗占国	贾 波
贾建平	贾继东	夏照帆	夏慧敏	柴光军	柴家科	钱传云
钱忠直	钱家鸣	钱焕文	倪 鑫	倪 健	徐 军	徐 晨
徐永健	徐志云	徐志凯	徐克前	徐金华	徐建国	徐勇勇
徐桂华	凌文华	高 妍	高 晞	高志贤	高志强	高学敏
高金明	高健生	高树中	高思华	高润霖	郭 岩	郭小朝
郭长江	郭巧生	郭宝林	郭海英	唐 强	唐朝枢	唐德才
诸欣平	谈 勇	谈献和	陶·苏和	陶广正	陶永华	陶芳标
陶建生	黄 峻	黄 烽	黄人健	黄叶莉	黄宇光	黄国宁
黄国英	黄跃生	黄璐琦	萧树东	梅长林	曹 佳	曹广文
曹务春	曹建平	曹洪欣	曹济民	曹雪涛	曹德英	龚千锋
龚守良	龚非力	袭著革	常耀明	崔 蒙	崔丽英	庾石山
康 健	康廷国	康宏向	章友康	章锦才	章静波	梁显泉
梁铭会	梁繁荣	谌贻璞	屠鹏飞	隆 云	绳 宇	巢永烈
彭 成	彭 勇	彭明婷	彭晓忠	彭瑞云	彭毅志	
斯拉甫·艾白		葛 坚	葛立宏	董方田	蒋力生	蒋建东
蒋建利	蒋澄宇	韩晶岩	韩德民	惠延年	粟晓黎	程 伟
程天民	程训佳	童培建	曾 苏	曾小峰	曾正陪	曾学思
曾益新	谢 宁	谢立信	蒲传强	赖西南	赖新生	詹启敏
詹思延	鲍春德	窦科峰	窦德强	赫 捷	蔡 威	裴国献
裴晓方	裴晓华	管柏林	廖品正	谭仁祥	谭先杰	翟所迪
熊大经	熊鸿燕	樊飞跃	樊巧玲	樊代明	樊立华	樊明文
黎源倩	颜 虹	潘国宗	潘柏申	潘桂娟	薛社普	薛博瑜
魏光辉	魏丽惠	藤光生				

《中华医学百科全书》学术委员会

主任委员　巴德年

副主任委员（以姓氏笔画为序）

　汤钊猷　　　吴孟超　　　陈可冀　　　贺福初

学术委员（以姓氏笔画为序）

丁鸿才	于是凤	于润江	于德泉	马　遂	王　宪	王大章
王文吉	王之虹	王正敏	王声湧	王近中	王邦康	王晓仪
王政国	王海燕	王鸿利	王琳芳	王锋鹏	王满恩	王模堂
王澍寰	王德文	王翰章	乌正赉	毛秉智	尹昭云	巴德年
邓伟吾	石一复	石中瑗	石四箴	石学敏	平其能	卢世璧
卢光琇	史俊南	皮　昕	吕　军	吕传真	朱　预	朱大年
朱元珏	朱家恺	朱晓东	仲剑平	刘　正	刘　耀	刘又宁
刘宝林（口腔）		刘宝林（公共卫生）		刘桂昌	刘敏如	刘景昌
刘新光	刘嘉瀛	刘镇宇	刘德培	江世忠	闫剑群	汤　光
汤钊猷	阮金秀	孙　燕	孙汉董	孙曼霁	纪宝华	严隽陶
苏　志	苏荣扎布	杜乐勋	李亚洁	李传胪	李仲智	李连达
李若新	李济仁	李钟铎	李舜伟	李巍然	杨　莘	杨圣辉
杨宠莹	杨瑞馥	肖文彬	肖承悰	肖培根	吴　坤	吴　蓬
吴乐山	吴永佩	吴在德	吴军正	吴观陵	吴希如	吴孟超
吴咸中	邱蔚六	何大澄	余森海	谷华运	邹学贤	汪　华
汪仕良	张乃峥	张习坦	张月琴	张世臣	张丽霞	张伯礼
张金哲	张学文	张学军	张承绪	张洪君	张致平	张博学
张朝武	张蕴惠	陆士新	陆道培	陈子江	陈文亮	陈世谦
陈可冀	陈立典	陈宁庆	陈尧忠	陈在嘉	陈君石	陈育德
陈治清	陈洪铎	陈家伟	陈家伦	陈寅卿	邵铭熙	范乐明
范茂槐	欧阳惠卿	罗才贵	罗成基	罗启芳	罗爱伦	罗慰慈
季成叶	金义成	金水高	金惠铭	周　俊	周仲瑛	周荣汉
赵云凤	胡永华	钟世镇	钟南山	段富津	侯云德	侯惠民
俞永新	俞梦孙	施侣元	姜世忠	姜庆五	恽榴红	姚天爵
姚新生	贺福初	秦伯益	贾继东	贾福星	顾美仪	顾觉奋
顾景范	夏惠明	徐文严	翁心植	栾文明	郭　定	郭子光
郭天文	唐由之	唐福林	涂永强	黄洁夫	黄璐琦	曹仁发
曹采方	曹谊林	龚幼龙	龚锦涵	盛志勇	康广盛	章魁华

梁文权　　梁德荣　　彭名炜　　董　怡　　温　海　　程元荣　　程书钧
程伯基　　傅民魁　　曾长青　　曾宪英　　裘雪友　　甄永苏　　褚新奇
蔡年生　　廖万清　　樊明文　　黎介寿　　薛　淼　　戴行锷　　戴宝珍
戴尅戎

《中华医学百科全书》工作委员会

公共卫生学

前　言

《中华医学百科全书》终于和读者朋友们见面了！

古往今来，凡政通人和、国泰民安之时代，国之重器皆为科技、文化领域的鸿篇巨制。唐代《艺文类聚》、宋代《太平御览》、明代《永乐大典》、清代《古今图书集成》等，无不彰显盛世之辉煌。新中国成立后，国家先后组织编纂了《中国大百科全书》第一版、第二版，成为我国科学文化事业繁荣发达的重要标志。医学的发展，从大医学、大卫生、大健康角度，集自然科学、人文社会科学和艺术之大成，是人类社会文明与进步的集中体现。随着经济社会快速发展，医药卫生领域科技日新月异，知识大幅更新。广大读者对医药卫生领域的知识文化需求日益增长，因此，编纂一部医药卫生领域的专业性百科全书，进一步规范医学基本概念，整理医学核心体系，传播精准医学知识，促进医学发展和人类健康的任务迫在眉睫。在党中央、国务院的亲切关怀以及国家各有关部门的大力支持下，《中华医学百科全书》应运而生。

作为当代中华民族"盛世修典"的重要工程之一，《中华医学百科全书》肩负着全面总结国内外医药卫生领域经典理论、先进知识，回顾展现我国卫生事业取得的辉煌成就，弘扬中华文明传统医药璀璨历史文化的使命。《中华医学百科全书》将成为我国科技文化发展水平的重要标志、医药卫生领域知识技术的最高"检阅"、服务千家万户的国家健康数据库和医药卫生各学科领域走向整合的平台。

肩此重任，《中华医学百科全书》的编纂力求做到两个符合：一是符合社会发展趋势。全面贯彻以人为本的科学发展观指导思想，通过普及医学知识，增强人民群众健康意识，提高人民群众健康水平，促进社会主义和谐社会构建；二是符合医学发展趋势。遵循先进的国际医学理念，以"战略前移、重心下移、模式转变、系统整合"的人口与健康科技发展战略为指导。同时，《中华医学百科全书》的编纂力求做到两个体现：一是体现科学思维模式的深刻变革，即学科交叉渗透/知识系统整合；二是体现继承发展与时俱进的精神，准确把握学科现有基础理论、基本知识、基本技能以及经典理论知识与科学思维精髓，深刻领悟学科当前面临的交叉渗透与整合转化，敏锐洞察学科未来的发展趋势与突破方向。

作为未来权威著作的"基准点"和"金标准"，《中华医学百科全书》编纂过程中，制定了严格的主编、编者遴选原则，聘请了一批在学界有相当威望、具有较高学术造诣和较强组织协调能力的专家教授（包括多位两院院士）担任大类主编和学科卷主编，确保全书的科学性与权威性。另外，还借鉴了已有百科全书的编写经验。鉴于《中华医学百科全书》的编纂过程本身带有科学研究性质，还聘请了若干科研院所的科研管理专家作为特约编审，站在科研管理的高度为全书的顺利编纂保驾护航。除了编者、编审队伍外，还制订了详尽的质量保证计划。编纂委员会和工作委员会秉持质量源于设计的理念，共同制订了一系列配套的质量控制规范性文件，建立了一套切实可行、行之有效、效率最优的编纂质量管理方案和各种情况下的处理原则及预案。

《中华医学百科全书》的编纂实行主编负责制，在统一思想下进行系统规划，保证良好的全程质量策划、质量控制、质量保证。在编写过程中，统筹协调学科内各编委、卷内条目以及学科间编委、卷间条目，努力做到科学布局、合理分工、层次分明、逻辑严谨、详略有方。在内容编排上，务求做到"全准精新"。形式"全"：学科"全"，册内条目"全"，全面展现学科面貌；内涵"全"：知识结构"全"，多方位进行条目阐释；联系整合"全"：多角度编制知识网。数据"准"：基于权威文献，引用准确数据，表述权威观点；把握"准"：审慎洞察知识内涵，准确把握取舍详略。内容"精"："一语天然万古新，豪华落尽见真淳。"内容丰富而精炼，文字简洁而规范；逻辑"精"："片言可以明百意，坐驰可以役万里。"严密说理，科学分析。知识"新"：以最新的知识积累体现时代气息；见解"新"：体现出学术水平，具有科学性、启发性和先进性。

《中华医学百科全书》之"中华"二字，意在中华之文明、中华之血脉、中华之视角，而不仅限于中华之地域。在文明交织的国际化浪潮下，中华医学汲取人类文明成果，正不断开拓视野，敞开胸怀，海纳百川般融入，润物无声状拓展。《中华医学百科全书》秉承了这样的胸襟怀抱，广泛吸收国内外华裔专家加入，力求以中华文明为纽带，牵系起所有华人专家的力量，展现出现今时代下中华医学文明之全貌。《中华医学百科全书》作为由中国政府主导，参与编纂学者多、分卷学科设置全、未来受益人口广的国家重点出版工程，得到了联合国教科文等组织的高度关注，对于中华医学的全球共享和人类的健康保健，都具有深远意义。

《中华医学百科全书》分基础医学、临床医学、中医药学、公共卫生学、军事与特种医学和药学六大类，共计144卷。由中国医学科学院/北京协和医学院牵头，联合军事医学科学院、中国中医科学院和中国疾病预防控制中心，带动全国知名院校、科研单位和医院，有多位院士和海内外数千位优秀专家参加。国内知名的医学和百科编审汇集中国协和医科大学出版社，并培养了一批热爱百科事业的中青年编辑。

回览编纂历程，犹然历历在目。几年来，《中华医学百科全书》编纂团队呕心沥血，孜孜矻矻。组织协调坚定有力，条目撰写字斟句酌，学术审查一丝不苟，手书长卷撼人心魂……在此，谨向全国医学各学科、各领域、各部门的专家、学者的积极参与以及国家各有关部门、医药卫生领域相关单位的大力支持致以崇高的敬意和衷心的感谢！

《中华医学百科全书》的编纂是一项泽被后世的创举，其牵涉医学科学众多学科及学科间交叉，有着一定的复杂性；需要体现在当前医学整合转型的新形式，有着相当的创新性；作为一项国家出版工程，有着毋庸置疑的严肃性。《中华医学百科全书》开创性和挑战性都非常强。由于编纂工作浩繁，难免存在差错与疏漏，敬请广大读者给予批评指正，以便在今后的编纂工作中不断改进和完善。

刘德培

凡　例

一、《中华医学百科全书》（以下简称《全书》）按基础医学类、临床医学类、中医药学类、公共卫生类、军事与特种医学类、药学类的不同学科分卷出版。一学科辑成一卷或数卷。

二、《全书》基本结构单元为条目，主要供读者查检，亦可系统阅读。条目标题有些是一个词，例如"炎症"；有些是词组，例如"健康生产函数"。

三、由于学科内容有交叉，会在不同卷设有少量同名条目。例如《基础肿瘤学》《病理生理学》都设有"肿瘤"条目。其释文会根据不同学科的视角不同各有侧重。

四、条目标题上方加注汉语拼音，条目标题后附相应的外文。例如：

wèishēngjīngjìxué
卫生经济学（health economics）

五、本卷条目按学科知识体系顺序排列。为便于读者了解学科概貌，卷首条目分类目录中条目标题按阶梯式排列，例如：

卫生经济学 ………………………………………………………………
　卫生服务需求 …………………………………………………………
　　健康生产函数 ………………………………………………………
　　健康与经济发展 ……………………………………………………
　　　格罗斯模型 ………………………………………………………
　　卫生服务消费者行为 ………………………………………………
　　卫生服务需求特征 …………………………………………………
　　卫生服务需求函数 …………………………………………………
　　卫生服务需求弹性 …………………………………………………

六、各学科都有一篇介绍本学科的概观性条目，一般作为本学科卷的首条。介绍学科大类的概观性条目，列在本大类中基础性学科卷的学科概观性条目之前。

七、条目之中设立参见系统，体现相关条目内容的联系。一个条目的内容涉及其他条目，需要其他条目的释文作为补充的，设为"参见"。所参见的本卷条目的标题在本条目释文中出现的，用蓝色楷体字印刷；所参见的本卷条目的标题未在本条目释文中出现的，在括号内用蓝色楷体字印刷该标题，另加"见"字；参见其他卷条目的，注明参见条所属学科卷名，如"参见□□□卷"或"参见□□□卷□□□□"。

八、《全书》医学名词以全国科学技术名词审定委员会审定公布的为标准。同一概念或疾病在不同学科有不同命名的，以主科所定名词为准。字数较多，释文中拟用简称的名词，每个条目中第一次出现时使用全称，并括注简称，例如：甲型病毒性肝炎（简称甲肝）。个别众所周知的名词直接使用简称、缩写，例如：B超。药物名称参照《中华人民共和国药典》2015年版和《国家基本药物目录》2012年版。

九、《全书》量和单位的使用以国家标准GB 3100～3102—1993《量和单位》为准。援引古籍或外文时维持原有单位不变。必要时括注与法定计量单位的换算。

十、《全书》数字用法以国家标准GB/T 15835—2011《出版物上数字用法》为准。

十一、正文之后设有内容索引和条目标题索引。内容索引供读者按照汉语拼音字母顺序查检条目和条目之中隐含的知识主题。条目标题索引分为条目标题汉字笔画索引和条目外文标题索引，条目标题汉字笔画索引供读者按照汉字笔画顺序查检条目，条目外文标题索引供读者按照外文字母顺序查检条目。

十二、部分学科卷根据需要设有附录，列载本学科有关的重要文献资料。

目　录

wèishēng jīngjìxué

卫生经济学（health economics）

应用经济学理论和方法分析与健康相关的现象和问题，关注在卫生资源稀缺性前提下，供需双方经济行为，以及回答卫生服务领域生产什么、如何生产和为谁生产等基本问题的学科。是经济学的一个分支学科，在过去半个世纪里得到了快速发展，与卫生事业迅速发展、医学科学技术日新月异和医疗费用持续快速增长有密切关系。卫生经济因素是卫生服务可及性和质量的重要影响因素，卫生费用已经成为国家和家庭支出的重要组成部分，卫生服务系统吸引了大量投资，卫生经济产业创造了大量就业。

卫生经济学实际上有 2 个不同的主题，卫生保健经济学（economics of health care）和健康经济学（economics of health）。主要内容是卫生保健经济学，又称卫生经济学。这反映在卫生经济学两位开创性学者不同的研究视角：肯尼斯·阿罗（Kenneth Arrow）关注的是医疗服务市场；迈克尔·格罗斯曼（Michael Grossman）的分析则始于健康本身。两位学者都认为医疗服务需求是派生的，源于对健康的需求。迈克尔·格罗斯曼所提出的健康需求人力资本模型是健康经济学研究的重要内容。相对于卫生保健经济学，健康经济学研究的范畴更为广泛。健康经济学以健康需求作为出发点，研究个体在资源配置中的行为，包括购买卫生保健服务、购买非卫生保健服务、时间分配等。

健康经济学需要解决的是健康测量和评价健康的影响因素的问题。健康状况的测量可以是多维度的，可以根据如估计寿命、健康天数、发病率等，也可以根据医疗的需要或履行各种个人和社会职能的能力。许多学者认为，决定健康水平的除了医疗卫生服务的数量和质量以外，更重要的可能是遗传、自然和社会环境、个人生活方式等。收入和健康的关系是健康经济学研究的重要内容。

发展历史　卫生经济学界普遍认为，卫生经济学作为一门学科起源于肯尼斯·阿罗（世界著名经济学家，1972 年诺贝尔经济学奖得主），1963 年发表的奠基性论文"不确定性和医疗服务福利经济学"，在这篇论文中，阿罗提出了卫生经济学基本理论，论述了健康与其他发展目标之间的差异，分析了卫生保健服务市场的特殊性。阿罗指出，卫生经济学之所以不同于其他学科，在于卫生保健领域广泛存在的政府干预、不确定性、信息不对称和外部性。政府倾向于对卫生保健行业进行严格规制，同时政府也是卫生保健服务最大的支付方。不确定性是健康的内在属性，不管是疾病治疗结果还是医疗费用都具有不确定的性质。信息不对称来源于医生和患者之间的专业知识差异，医生拥有更多的信息优势。健康和卫生保健领域广泛存在外部性，特别是传染性疾病的预防和控制。

国外发展历史　在阿罗之前，西方经济学家研究健康和卫生领域的问题由来已久。17 世纪英国古典政治经济学创始人威廉·配第（William Petty）（1623～1687 年）是其中代表性人物。Petty 既是经济学家，也是统计学家和医学教授。Petty 通过房屋和葬礼数量推测人口数量，并利用死因统计人数评价某个教区的健康状况。Petty 还就如何估计人的生命价值进行了探讨，提出了个人价值与社会产出的关系。

西方工业化早期，大量劳动力从农业经济流向工业经济，劳动时间延长，许多妇女和儿童也加入到劳动力行列中，罗齐尔（Roscher）（1817～1894 年）对由此带来的健康问题进行了研究，并呼吁采取相应的健康保护措施。西方快速工业化进程，在发展经济的同时，也造成了许多公众安全问题，并产生了大量城市贫民，由此引发了深刻的阶级矛盾。为了缓解社会矛盾，斯莫拉（Schmoller）（1838～1918 年）提出了以市场为基础，建立健康保险、意外保险和基本生活保障等社会制度安排，以应对人们生活中的基本风险。在 19 世纪末和 20 世纪初的经济动荡和衰退时期，奥本海默（Oppenheimer）（1864～1943 年）将经济学定义为社会医学，强调生活和劳动互助在防止贫困和保障健康中的作用；熊彼特（Schumpeter）（1883～1950 年）在其早期著作中探讨了经济繁荣和萧条对社会各个方面包括健康的影响。

20 世纪 50 年代出现了卫生经济学研究的热潮。1951 年美国经济学会有多篇关于卫生经济学领域的论文，其中不乏著名经济学家关于卫生经济的讨论。越来越多的经济学家开始关注健康和卫生领域的问题，为卫生经济学形成奠定了坚实的基础。20 世纪 60 年代初和 60 年代末，美国先后 2 次召开卫生经济学研讨会。1968 年，世界卫生组织在莫斯科召开了第一次世界性的卫生经济研讨会，进一步推进了卫生经济学学科的形成和发展。

1996 年在加拿大温哥华成立了国际卫生经济学会（International Health Economics Association，IHEA）并召开第一届大会，标志着卫生经济学学科发展的里程碑。第二届于 1999 年在荷兰的鹿特丹市举办，以后每两年一届的国际卫生经济学大会，规模日益扩大，研讨的主题对卫生经济学学科发展、国际卫生改革与发展产生了重要影响。到 2016 年为止，国际卫生经济学大会已经召开了 10 届，其中第七届大会（2009 年）在北京举行。

随着卫生经济学学科的发展，从事卫生经济学研究、教学和政策咨询的人员日益增多。许多著名大学的管理学院、经济学院、公共卫生学院、医学院，设置了卫生经济学专业，开设了卫生经济学课程。在美国，1999 年卫生经济学博士毕业的学生比 1965 年增加了 12 倍。在政府部门、卫生政策咨询机构和有关国际组织，活跃着一批卫生经济学专业队伍，他们在卫生政策领域发挥着重要作用。在发达国家，由于健康投入占到了国民经济很高的比例，卫生产业已经成为支柱性产业之一，许多著名经济学家关注和参与卫生经济研究，对卫生经济学的发展起到了重要的推动作用。

国内发展历史　卫生经济学在中国作为一门学科发展始于 20 世纪 80 年代初，以 1983 年成立中国卫生经济研究会（后改名为中国卫生经济学会）为标志。在此之前，部分高校研究人员和卫生管理人员开始关注卫生领域经济问题，并根据当时改革开放的宏观背景，针对卫生发展的政策问题，如医疗服务价格等进行了研究和讨论。此后，卫生经济学学科建设逐步发展，更多的研究

人员转入和加入到卫生经济学研究队伍中，部分医学院校成立了卫生经济学教研室或教研组，成为与社会医学和卫生管理学等新兴学科同步发展的学科。中国经济体制改革和卫生改革的特殊环境和问题，对卫生经济学发展提出了很高的要求，为卫生经济学发展创造了良好的条件。

1991 年由中国卫生部和世界银行经济发展学院共同成立的"中国卫生经济培训与研究网络"（简称"网络"），将中国卫生经济学发展推向了一个新的阶段。"网络"初期以医学院校卫生管理干部培训中心和卫生经济教研室为依托，通过卫生行政管理人员培训、学校师资培养和培训、卫生经济专题研究等形式，培育和壮大卫生经济研究和教学力量，促进卫生经济政策发展，扩大卫生经济学科的影响。在建设和发展"网络"的过程中，政府发挥了重要作用，卫生部和财政部为"网络"提供了良好的工作条件和政策实践机会。世界银行发展学院等国际组织从资金、技术和交流等方面支持"网络"发展，使得"网络"成为国际上卫生经济学合作的典范。随着"网络"影响的扩大以及对卫生经济培训和研究需求地提高，"网络"成员单位不断扩展，至今已有 30 多所院校成为"网络"成员单位。2009 年国际卫生经济学会大会在中国举办，与中国卫生经济网络在国际上的影响有很大关系。

高等教育机构卫生经济学发展是中国卫生经济学学科发展最重要的推动力量。其发展主要表现在 4 个方面。①开展卫生经济学教学和研究的机构和人员规模得到了较大扩充。有 50 多所院校开设卫生经济学课程，200 名左右

教师从事卫生经济学研究和教学。②卫生经济学研究和教学人员的结构发生了改变。中国早期卫生经济学研究人员主要从流行病学、卫生统计学、社会医学等公共卫生学科转化而来。人员队伍中，具有经济学、管理学、数学等学科背景的人员越来越多。特别是越来越多的国外留学人员回国，对改善知识结构的发挥了重要作用。③卫生经济研究机构和人员的分布出现多元化。卫生经济研究机构和人员主要分布在各个大学公共卫生学院或预防医学系。部分综合性大学在相关学院，如经济学院，设置卫生经济学研究教学机构和人员。④卫生经济学国际交流和合作更加活跃。中国参加国际卫生经济学会大会的人数逐渐增加，各种科研和培训合作交流活动日益频繁，促进了中国卫生经济研究和教学水平。

研究对象　卫生经济学研究的对象是卫生服务领域中的经济活动和经济关系。卫生经济学的任务是揭示上述经济活动和经济关系的规律，以便最优地筹集卫生经济、开发、分配和使用卫生资源，达到提高卫生经济效益和社会效益的目的。包括：①研究卫生资源的开发。②研究卫生资源的筹集和合理分配。③研究卫生资源的最优使用。④卫生服务产出的评价。⑤研究健康保障制度。⑥研究卫生经济活动和经济关系。

研究范畴　卫生经济学的研究范畴非常广泛。随着经济结构的变化、健康转型、卫生服务体系的变革和经济学学科的发展，卫生经济学研究内容也在变迁。对卫生经济学研究范畴并没有十分清晰的界定，各种卫生经济学教材或著作，都从某个或某几个

侧面，阐述分析卫生经济学的内容。总的来讲，卫生经济学研究范畴包括以下几个方面。

分析工具 卫生经济分析工具主要来自两个方面，经济学分析工具和统计学分析工具。除经济学基本分析方法，包括需求分析、供给分析等，经济评价方法和计量经济方法被广泛应用于卫生经济领域。结合健康和卫生领域的特点，将经济学分析工具和统计学分析工具开发为卫生经济应用工具，是卫生经济研究的重要内容之一。分析工具的开发，为卫生经济实证和评价研究奠定了基础。在卫生项目经济评价中，成本-效果分析、成本-效益分析和成本-效用分析是比较常用的方法；在卫生机构效率评价中，数据包络分析（data envelope analysis，DEA）技术等得到开发和利用；在研究健康和卫生服务需求的决定因素中，主要工具有时间序列分析技术、多元回归分析、差异分析等。

理论研究 卫生经济学基本理论研究主要包括 4 个方面。①医疗服务需求理论。对医疗服务需求的主要因素进行理论探讨和分析，特别针对医疗服务的特点，分析医疗服务价格和质量对需求的影响。②医疗服务提供者行为理论。包括诱导需求理论、非营利性医疗机构行为理论等。③医疗服务市场。Kenneth Arrow 关于医疗服务市场特殊性的论述，是这一理论的基础。许多经济学家对医疗服务市场的特性进行了深入的研究和探讨，使得医疗服务市场理论逐步丰富和完善，医疗服务市场中信息不对称问题、疾病的不确定性问题、市场准入和退出问题、公共卫生服务的外部效益问题等，得到了明确。

④健康生产理论。以 Michael Grossman 为代表的学者，对健康需求和人力资本之间的关系进行了分析研究，认为健康是人力资本的重要组成部分，对健康的投资是对人力资本的投资，健康生产要素包括收入、教育水平、医疗服务和生活方式等。

实证研究和规范研究 除理论研究外，卫生经济学更多的是进行实证研究和政策分析。这些研究的主题非常广泛，包括经济发展与健康；卫生总费用研究；卫生服务/卫生机构经济效率分析；卫生服务生产、成本和技术分析；卫生服务需求影响因素研究；医疗保险需求和供给分析；社会医疗保险；卫生服务人力市场；制药业经济分析；卫生服务市场的政府干预；医疗服务市场的规制；疾病控制的经济政策分析。卫生体系研究（health systems research，HSR）是近几年发展起来的重要研究领域。卫生经济学主要从卫生筹资、资源配置等方面，分析卫生体系改革和发展的主要特点，并对各个国家卫生体系及其卫生体系改革进行比较和分析。

未来研究方向和领域 国际上将卫生经济研究分为两类，第 1 类是基于行为科学的卫生经济学研究，第 2 类是以政策和卫生服务为导向的卫生经济学研究。对于第 1 类研究，研究的问题包括：①技术和偏好的内生性问题。②社会规范和技术规范对卫生服务需求的影响。③委托-代理关系。④行为经济学。⑤生命质量的测量和分析。对于第 2 类研究，需要分析卫生经济学的优势和缺陷，强调多学科研究以及价值判断的重要性。卫生经济学在政策研究中最显著的优势是其与政策

决策相关的完整的理论框架、观点和研究问题，以及利用现有资料进行分析推断的能力。为了更好地发挥卫生经济学对政策决策的作用，多学科合作和借鉴其他学科的方法，以弥补经济学本身存在的缺陷。

政策应用 卫生经济研究在政策中的应用主要体现在 5 个方面，即健康相关的宏观经济分析、效率分析和评价、公平性分析、疾病控制的微观经济学评价、卫生体系绩效评价。

健康相关宏观经济分析主要包括揭示健康与发展的关系，包括健康与经济发展的双向作用；疾病与贫困之间的关联研究，即疾病致贫和贫困致病的关系；健康与经济结构之间的关系研究；健康与贸易和经济全球化之间的关系。上述研究通过阐明健康即作为发展的目标又作为发展的手段与经济发展的内在联系，为宏观决策如何对健康事业定位、如何配置资源以及如何处理卫生部门与其他与健康相关部门的关系提供依据。

通过对卫生服务生产配置效率和技术效率的研究，为卫生服务生产部门和卫生资源配置部门提供决策依据。如何在一定的投入水平下实现卫生服务最大产出，或在一定产出水平下实现卫生资源最小投入，是卫生服务生产的效率标准。卫生服务生产的成本分析，生产的技术分析，卫生服务要素替代，卫生服务提供者激励机制等，是效率及其影响因素分析的主要内容。

促进健康和卫生服务公平已经成为全球卫生政策的优先目标。卫生经济学研究有 3 个方面的作用。①通过对影响健康水平的经济决定因素分析，为消除和减少

健康状况不平等提出经济政策方面的建议。②通过对卫生服务利用的影响因素分析，分析经济因素的作用及其途径，为改善卫生服务可及性提供决策证据。③通过卫生筹资体制的研究，为建立公平合理的筹资制度提供信息。

疾病控制的微观经济学分析主要是利用一系列投入产出评价技术，为合理配置资源和提高资源使用效率提供依据。这些技术包括成本最小化分析、产出最大化分析、成本-效果分析、成本-效用分析、成本-效益分析、疾病成本分析等。

按照世界卫生组织的阐述，卫生体系绩效评价是对一系列活动的描述，包括测量卫生体系对实现社会目标的贡献；测量卫生体系和非卫生体系为实现这些目标所拥有的资源；测量资源利用的效率；评价卫生体系绩效的影响因素；以及提出改善卫生体系绩效的政策措施。卫生体系由6个方面的要素组成，包括卫生服务体系、卫生人力、信息、医疗技术和产品、卫生筹资、领导力和管理，6个组成部分具有内在联系。因此，卫生经济学在分析卫生体系（筹资）和评价卫生体系（效率）等方面发挥着不可替代的作用。

（孟庆跃）

wèishēng fúwù xūqiú
卫生服务需求（demand for health services）
在一定时期内、一定价格水平下，消费者愿意而且能够购买的卫生服务数量。

卫生服务需求的形成有两个必要条件：①消费者的购买愿望。②消费者的支付能力。如果有购买愿望而没有支付能力，或有支付能力而没有购买愿望，都不能构成消费者对卫生服务的需求。影响消费者购买欲望和购买能力

的因素都会对卫生服务的个人需求产生影响。

卫生服务个人需求的总和就是卫生服务的市场需求。影响卫生服务个人需求的因素和消费者人数都会影响到卫生服务的市场需求。消费者数量增加，市场需求量也相应增加。

（吴明）

jiànkāng shēngchǎn hánshù
健康生产函数（production function of health）
健康生产函数表达了健康状况（health status, HS）作为产出与各种投入包括卫生服务投入之间的关系。生产函数是表达投入产出之间的关系。健康状况是各种因素决定的结果，包括卫生保健服务、个人生活方式、环境因素、生物遗传因素等。因此，健康生产函数可以表达为：

$$HS = f(X) = f(HC, LS, EN, HE, Others)$$

式中 HS 为个人健康状况；X 为影响个人健康状况的向量；HC 为卫生保健；LS 为生活方式；EN 为环境；HE 为遗传；$Others$ 为其他影响因素。

健康生产函数是在一个特定期间内投入与健康产出的关系，特定期间可以是一年。健康产出可以用个体的健康天数或生病天数等指标来表达。卫生保健服务用相应的指标测量，如医疗服务用就诊次数或住院天数等，或用卫生费用综合反映个体对卫生的投入。

如图，假设其他因素不变的情况下，卫生保健投入与健康产

出之间的关系。卫生保健的边际贡献是其边际产出。如卫生保健服务从 0 增加到 1 个单位，健康状况增加了 $\triangle HS_1$，即第 1 个单位的卫生保健投入所产生的健康状况地增加，从 32 个单位增加到 43 个单位，即 $\triangle HS_1 = 11$ 个健康单位。第 2 个单位卫生保健投入将增加健康产出 7 个单位（$\triangle HS_2 = 7$），等。卫生保健投入边际产出递减符合边际报酬递减定律。如果一个社会共使用了 n 个单位的卫生保健服务，那么卫生保健的总贡献就是这 n 个单位中每个单位卫生保健服务边际产出之和。从图中可以看出，卫生保健投入对健康状况（AB 两点）的总贡献很大，但是第 n 个单位卫生保健服务的边际产出（$\triangle HS_n$）却很小。健康生产函数的这种特点需要考虑投入时，将有限的资源投入到边际产出较大的服务中。

（孟庆跃）

jiànkāng yǔ jīngjì fāzhǎn
健康与经济发展（health and economic development）
健康与经济发展的关系是双向的，健康是经济发展的基础，经济发展促进健康水平地提高，健康改善促进经济发展。低收入导致不良的健康状态，健康状况不好又会导致低收入，这样健康和贫困形成一种难以避免的恶性循环，这种因

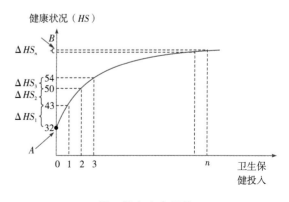

图　健康生产函数

果关系的双向循环即所谓的健康贫困陷阱。

健康对经济发展的影响 健康是人力资本的一部分,健康水平影响一个经济体劳动供给的数量和生产力,人群购买医疗卫生服务不是为消费产品本身,而是为了维持良好的健康状态。贫困国家中的很多人面临着严重的健康问题,最富裕国家和最贫穷国家人均 GDP 的比值从 1950 年的 11 上升到了 1998 年的 19。贫困国家健康水平较差可能是经济发展差距越来越大的重要原因。

增进健康是发展的最终目标,而健康的改善也有助于其他发展目标的实现。不良的健康状况可导致学校旷课率提高,工作效率降低,也可能导致提前丧失劳动能力,降低一个国家劳动人口相对于非劳动人口的比例,也可能减少获取教育或投资物质资本的动力。一个国家广泛的不健康状况可对国际贸易和国外直接投资产生不利影响。有研究表明,成人存活率从 1965 年的 70.7%增长到 1990 年的 79.6%,经济总增长率的 11%由健康引起的。大量研究认为,健康对经济增长的作用是内生性的。人力资本、公共政策、地理位置被认为是这些差异的潜在决定因素并特别强调了健康所扮演的角色。一项研究表明,澳大利亚如果每人每年患病天数增加 3 天,GDP 将损失 1%。

经济发展对健康的影响 收入与健康状况之间呈现出正向相关关系。贫困可以通过不同的途径影响健康:营养不良导致免疫力低下而更易感;没有清洁水资源和公共卫生设施容易导致某些疾病的发生;与医疗机构和卫生人员距离太远可能影响就医;低收入的人群更缺乏卫生常识。相反,高收入的人群可以获得更多的营养食物、清洁水资源等公共卫生设施、医疗服务以及更好的知识教育,从而能获得健康。收入对于健康的正向影响还体现在对不利于健康生活习惯的克服,如减少烟酒消费和促进有利于健康生活习惯的培养等方面。

中国城市化进程对健康产生影响。城市化和移民都对疾病模式产生影响。居住在城市的老年人比较富裕,与居住在农村的老年人疾病模式明显不同。前者更易患与城市生活方式相关的疾病,如心脏病、糖尿病、肌肉骨骼疾病;后者和生活在城市而经济状况较差的流动人口,则更容易感染传染病和非传染性疾病。为了保证经济增长和社会稳定,不断发展的城市化社会需要一个全新的卫生服务体系和健康保障体系。

环境污染、职业病和工伤是目前 3 个最大的卫生挑战。2002 年,约 74%的城市地区的空气质量低于国家指导标准。2002 年,肺部疾病造成了 130 万人死亡,是中国居民第 2 大死亡原因。过度使用化肥、杀虫剂以及未经彻底处理的工业废料也造成了水源地污染,对安全饮用水构成主要威胁。职业病已经逐渐成为一个严重的健康问题,工伤事故也在增加。此外,中国人口老龄化、精神疾患等问题也构成健康的主要威胁。

（孟庆跃）

Géluósīmàn móxíng

格罗斯曼模型（Grossman model） 1972 年迈克尔·格罗斯曼（Michael Grossman）发表了"健康需求:理论和实证研究"和"健康资本概念和健康需求"（"The Demand for Health:A Theoretical and Empirical Investigation"

和"On the Concept of Health Capital and the Demand for Health"），用人力资本理论解释了健康需求,奠定了此后健康需求研究的基本框架。格罗斯曼对健康需求所做出的分析包括 4 个方面:①消费者对卫生服务需求反映的是对健康需求,而不是卫生服务本身。②为了健康,消费者除了购买卫生服务外,还通过其他方式包括时间投入改善健康状况。③健康是一种资本品。④卫生服务既是消费品,也是一种投资。作为消费,卫生服务可以使人群感觉更舒适;作为投资,卫生服务可以增加健康天数,进而提高收入水平。消费者可以进行多种健康投入,包括卫生服务、饮食、锻炼和时间。这种投入可以维持并改善消费者的健康状况,从而转化为健康天数。

在格罗斯曼模型中,每个个体既是健康的生产者,也是健康的消费者。健康被认为一种存量,在一段时间里,健康存量可以增加,保持不变,也可能减少。如果对健康不投资,健康存量将随着时间的推移而下降,健康存量也可能因疾病和伤害而迅速减少,所以,健康被认为是一种资本。健康投资必须付出成本,因为消费者需要在时间和其他改善健康的资源之间进行交换,如去健身机构进行锻炼。这些因素决定了个体对健康需求的水平。

健康最优投资水平是当健康资本的边际成本等于健康资本的边际收益。δ 代表健康资本的折旧;r 代表利率,健康资本的边际成本 =r+δ。边际收益等于健康资本在市场和非市场中得到的回报。最优健康存量将受到很多因素的影响,包括年龄、工资和教育水平。如 δ 将随着年龄的增加而增加，因此，要保持一定的健康存量，所需要的维持成本随着年龄的增加不断加大。年龄也将减少健康存量的边际收益，所以最优健康存量也将随着年龄的增长而下降。

收入水平高的人群从健康天数中得到的回报率比较高，所以收入水平高在健康投资中能够得到较高的边际收益，其选择较高的健康存量、愿意为了维持一定的健康水平投入更多。从收入分析的角度，一个人退休后，由于工资收入降为零，在健康上将不会做进一步的投资。当然，由于健康可以带来心身愉悦，退休后的人还是会继续对健康投资。

教育能够改善一个人对卫生服务和家庭物品投资的效率。教育水平高的人知道健康带来的好处，更喜欢营养丰富的食品，喜欢锻炼身体，知道吸烟的危害，喜欢享受好的心情。在其他条件不变的情况下，对健康的偏好更高。因此，教育水平更高的人，会选择比教育水平低的人更高的健康存量水平，愿意更多地投资于健康。

（孟庆跃）

wèishēng fúwù xiāofèizhě xíngwéi

卫生服务消费者行为 （consumer behavior of medical services）

消费者为获得所需的卫生服务而选择、购买和利用卫生服务的活动。

支付意愿 消费者之所以愿意支付货币购买卫生服务是因为消费的结果可以给其带来满足感，即效用。支付意愿反映消费者为购买某种卫生服务愿意支付的最高价格，决定消费者的消费行为。当某种卫生服务的实际价格低于消费者的支付意愿时，就会发生购买行为；反之，亦然。如果卫生服务的实际价格等于消费者的支付意愿，则持无所谓的态度。

消费者行为 消费者购买各种商品（服务）是为了实现效用最大化，消费者的购买量和愿意支付的价格取决于以这种价格所获得的商品（服务）带来的效用大小。购买某种商品（服务）给消费者带来的效用越大，则愿意付出的价格越高；反之，亦然。随着消费者购买的某商品（服务）数量的增加，总效用不断增加，但该商品（服务）给消费者所带来的边际效用是递减的，因而随着商品（服务）消费量的增加，消费者所愿付出的价格也在下降。受家庭或个人预算约束的限制，不可能所有的消费欲望都能够得到满足，需要在众多商品（服务）中做出决策。决策的结果应该使消费者在家庭或个人预算约束存在的前提下，给消费者带来的总满足程度达到最大。此时的消费组合是消费者的最优决策。

卫生服务消费者行为 消费者消费卫生服务的目的是为了促进健康，最终达到效用最大化的目的。卫生服务消费行为有与一般消费者相同之处，但也有其特殊性。

卫生服务消费者与一般消费者行为有所不同 主要是由于卫生服务的特殊性，是否利用卫生服务以及选择就医的医疗机构通常是由消费者自行决策，但在利用卫生服务的种类和数量上，卫生服务消费者的自主选择性相对较小，通常是由医生为消费者做出选择；很多卫生服务是必需品，价格弹性较低，再加上医保的存在，卫生服务消费者不再按照实际的卫生服务价格支付费用，从而降低了卫生服务消费者对价格的敏感性。因此，卫生服务消费者行为与一般消费者有所不同。

卫生服务消费与一般商品（服务）效用的规律有所不同 主要取决于服务的效果，在一些情况下，并非卫生服务的消费量越大效用越高。如很多药物需要达到一定剂量才有效，如果一个患者所服用的药量达不到阈值，即使消费药物的数量增加，其效用也是零。又如某种治疗措施对某个体是无效的，消费量越大、需要支付的费用越高，总效用则越低。这与一般商品（服务）增加消费量可以给消费者带来更大的效用的规律有所不同。

卫生服务消费与一般商品（服务）的边际效用不同 对于一般商品（服务）消费，边际效用是递减的，但对于一些卫生服务消费者，则不完全符合这个规律。如随着治疗次数增加或服用药品数量的增加（药品剂量达到一定阈值才起效），疾病越来越轻，疾病给消费者带来的痛苦越来越小，在治疗的一段时期出现随卫生服务消费量的增加边际效用增加。

（吴 明）

wèishēng fúwù xūqiú tèzhēng

卫生服务需求特征 （characteristics of demand for health services）

除了具有一般商品（服务）共性的特征外，卫生服务需求有其自身的特点。主要包括：卫生服务消费者信息缺乏、卫生服务需求的不确定性、卫生服务需求的被动性、卫生服务费用支付的多源性以及部分卫生服务利用的效益外在性。

卫生服务消费者信息缺乏 由于卫生服务是具有高专业性和高技术性的服务，患者很难掌握复杂的医疗信息。①消费者在患病后，不能肯定需要什么样的卫生服务，应该利用什么样的卫生服务，通常是在医生的安排下接受各种检查和治疗。至于检查、治疗措施是否必要，消费者自身很难做出正确的判断。②消费者对各类卫生服务的价格及诊治费用缺乏了解。③消费者对卫生服务的质量和效果没有准确的判断力，在支付费用时通常不了解某种诊治措施的成本。卫生服务消费者存在着明显的信息缺乏，没有足够的信息做出理性的选择。对于不同类型的卫生服务，消费者信息缺乏的程度有所不同。对于一些常见疾病的门诊服务，消费者拥有较多的信息，但对于疑难重症的诊治服务及高技术服务，消费者信息缺乏的严重程度较高。

卫生服务需求的不确定性由于存在着个体差异，同一患者在不同时期患同样的疾病，或患同一类疾病的患者，在临床症状、体征、生理生化指标等方面都可能有所不同。因此，卫生服务需求具有不确定性。卫生服务需求是因人而异、因时而异的。

卫生服务需求的被动性由于消费者信息缺乏，不知道什么是促进健康的最适宜服务，因而在利用卫生服务种类、数量等方面的自主选择性相对较小，尤其是疑难重症和高技术性服务。在卫生服务的选择上，医生拥有主权地位，作为代理人为患者选择服务，消费者在消费过程中往往只是被动地接受医生提供的服务。消费者到医疗机构就诊是为了减轻痛苦、恢复健康，甚至是为了挽救生命，带有求助心理，对医生形成一种依赖，希望通过医生提供的服务来维护和促进健康。卫生服务供需双方存在着救援与被救援的关系，卫生服务需求者与供给者之间并不存在平等的交换关系。这也是导致需求被动性

的原因之一。

卫生服务费用支付的多源性每个个体一生中都可能会遇到突发的重大疾病风险，很多个体及其家庭往往难以用现期收入应对这种风险，而卫生服务需求的不确定性又导致难以预测个体发生风险的时间和损失，且风险发生在未来，为了应对未来风险而储蓄会影响到人们的当期效用，也会影响到长期效用，需要通过医疗保险来解决医疗费用支付问题。此外，政府和社会组织也会在卫生服务上有所投入。卫生服务费用是政府、单位和个体等共同支付的。卫生服务支付的多源性导致卫生服务消费者不再按照实际的卫生服务价格支付费用，因而改变了卫生服务消费者的消费行为以及卫生服务供给者的提供行为，最终影响到卫生服务需求的数量、质量和费用水平。

卫生服务利用的效益外在性效益外在性指个体经济行为的外在影响。对于一般商品（服务），消费带来的好处只有消费者本人能够享受，而卫生服务的消费则有所不同。如肺结核病的治疗，患者利用了卫生服务并治愈疾病后，不仅自己受益，也会使与之接触者受益，即卫生服务的利用在消费者之外取得了正效益。反之，假如消费者自身没有意识到疾病的严重性或因无支付能力而不去利用卫生服务，则不仅影响患者本人的健康，也会影响到周围与之接触人的健康。因此，部分卫生服务的消费具有效益外在性。

（吴　明）

wèishēng fúwù xūqiú tánxing
卫生服务需求弹性（elasticity of demand for health services）卫生服务需求量变动与价格、收入、

相关商品（服务）和替代品价格变动之间的关系。

弹性当2个经济变量之间存在函数关系时，因变量对自变量变动反应的敏感程度。通常用弹性系数来反映弹性的大小。弹性系数是因变量的相对变化与自变量相对变化之比。弹性系数的计算公式为：

$$弹性系数 = \frac{因变量的相对变动}{自变量的相对变动}$$

弹性一般包括两种：点弹性和弧弹性；点弹性是衡量需求曲线上两点之间的变化量趋于无穷小时，需求的价格弹性。弧弹性是衡量自变量发生较大程度变动时，因变量的变动程度的指标。

需求弹性可分为需求的价格弹性、收入弹性、交叉弹性和替代弹性，分别说明需求量变动与价格、收入、相关商品（服务）和替代品价格变动之间的关系。

根据弹性系数的大小，将需求弹性分为5类。以需求的价格弹性为例。对于不同的商品（服务），其需求量对价格变动的反应性不同，有些商品（服务）的价格变动不大就会引起该商品或服务需求量的较大变化，而另一些商品（服务），即使价格发生较大变化，其需求量仍然变动不大。①当需求价格弹性系数>1时，称为富有弹性，表示需求量的变动率大于价格的变动率。②当需求价格弹性系数<1时，称为缺乏弹性，表示需求量的变动率小于价格的变动率。③当需求价格弹性系数=1时，称为单位弹性，表示需求量的变动率等于价格的变动率。④当需求价格弹性系=0时，称为完全无弹性，表示价格的变动对需求量变动无影响。⑤当需求价格弹性系数为∞时，称为完

全弹性，表示任何价格的微小变动都会引起需求量的无限变动。

（吴　明）

wèishēng fúwù xūqiú de jiàgé tánxìng

卫生服务需求的价格弹性

（price elasticity of demand for health services）　反映了需求量对价格变动反应的敏感程度，其大小可用需求的价格弹性系数来衡量。卫生服务需求价格弹性系数是在一定时期内某种卫生服务的需求量变动率与该服务价格变动率之比。计算公式为：

$$需求价格弹性系数(Ed)=\frac{需求量变动率}{价格变动率}$$

　　式中的价格与需求量的变动方向相反。价格上升，需求量下降；价格下降，需求量上升。由于价格与需求量间呈负相关，则公式弹性系数的值为负，通常取绝对值来表示卫生服务需求价格弹性的大小。

　　影响需求价格弹性的主要因素　①商品（服务）可替代程度。如果存在替代品，越容易被替代，其需求价格弹性就越大；反之，则越小。②对商品（服务）的需要强度。如果需要强度大，是生活的必需品，其需求价格弹性小；反之，是奢侈品，则需求价格弹性大。③商品（服务）的支出在收入中占的比重：对于高价格的商品（服务），通常占收入的比重大，弹性较大，反之，则弹性较小。④商品（服务）使用时间。对于使用时间较长的商品（服务），通常不随意更换，其需求价格弹性较大；而对于使用寿命较短的非耐用品，则需求价格弹性较小。

　　大多数卫生服务的需求是缺乏弹性的。不同的卫生服务其需求价格弹性有所不同。通常外科服务、疑难重症的诊治服务、急诊服务等通常是患者所必需的，且是不可替代的，因而需求价格弹性相对较小；而常见病的门诊服务容易找到替代性治疗措施、特需服务或一般性的保健服务属于非必需服务，需求价格弹性均相对较大。

（吴　明）

wèishēng fúwù xūqiú de shōurù tánxìng

卫生服务需求的收入弹性

（income elasticity of demand for health services）　反映消费者对商品（服务）需求量的变动对消费者收入水平变动的反应程度其大小可用需求的收入弹性系数衡量。卫生服务需求的收入弹性系数是在一定时期内某种卫生服务需求量的变动率与消费者收入水平变动率之比。计算公式为：

$$需求收入弹性系数(E_M)=\frac{需求量变动率}{收入变动率}$$

　　根据商品（服务）的收入弹性系数值，分为两类：①$E_M>0$ 为正常品，其需求量随收入水平的增加而增加。②$E_M<0$ 为劣等品，其需求量随收入水平的增加而减少。在正常品中，$E_M<1$ 为必需品，$E_M>1$ 为奢侈品。当消费者收入水平上升时，对必需品和奢侈品的需求量都会有所增加，对必需品需求量的增加是有限的或是缺乏弹性的，而对奢侈品需求量的增加较多或是富有弹性的。

　　在多数情况下卫生服务需求的收入弹性系数小于1，主要是因为卫生服务对于消费者来说是必需品，但对于特需卫生服务其收入弹性系数大于1。

（吴　明）

wèishēng fúwù xūqiú de jiāochā jiàgé tánxìng

卫生服务需求的交叉价格弹性

（cross price elasticity of demand for health services）　反映了该卫生服务需求量的变动对相关卫生服务价格变动的反应程度其大小可用卫生服务需求的交叉价格弹性系数衡量。卫生服务需求的交叉价格弹性系数是在一定时期内某种卫生服务需求量的变动率与相关卫生服务价格变动率之比。假定卫生服务 X 的需求量 Q_X 是其相关卫生服务 Y 的价格 P_Y 的函数，即 $Q_X=f(P_Y)$，则卫生服务 X 需求的交叉价格弧弹性系数公式为：

$$E_{XY}=\frac{\triangle Q_X/Q_X}{\triangle P_Y/P_Y}=\frac{\triangle Q_X}{\triangle Q_Y}\times\frac{P_Y}{Q_X}$$

　　式中：Q_X 为卫生服务 X 需求量的变化量；$\triangle P_Y$ 为相关卫生服务 Y 的价格的变化量；E_{XY} 为当卫生服务 Y 的价格发生变化时，卫生服务 X 需求的交叉弹性系数。

　　当卫生服务 X 需求量的变化量 $\triangle Q_X$ 和相关卫生服务 Y 价格的变化量 $\triangle P_Y$ 均为无穷小时，则卫生服务 X 需求的交叉价格点弹性公式为：

$$E_{XY}=\frac{dQ_X/Q_X}{dP_Y/P_Y}=\frac{dQ_X}{dQ_Y}\times\frac{P_Y}{Q_X}$$

　　需求交叉价格弹性系数的符号取决于两种卫生服务的相关关系。卫生服务之间的相关关系分为替代关系和互补关系两种：①替代关系。两种卫生或服务可以相互替代，即一种卫生服务的价格与其替代品的需求量之间成同向变动，相应地，需求的交叉价格弹性系数为正值。②互补关系。两种卫生服务存在互补关系，必须同时使用才能够满足消费者的需求，即一种卫生服务的价格与其替代品的需求量之间成反向变动，相应地，需求的交叉价格弹性系数为负值。若两种卫生服务不存在相关关系，则意味着任何一种卫生服务的需求量都不会对另一种卫生服务的价格变动做出反应，相应地，需求的交叉价格弹性系数为零。

（吴　明）

yīliáo fúwù xūqiú de bǎoxiǎn tánxìng

医疗服务需求的保险弹性（insurance elasticity of demand for medical services）　反映医疗服务需求量对医疗保险补偿水平变动的反应程度其大小可用医疗服务需求的保险弹性系数衡量。医疗服务需求的保险弹性系数是医疗服务需求量变动率与医疗保险补偿水平变动率之比。随着医疗保险补偿水平的增加，医疗服务需求量会随之增加。医疗保险的影响主要取决于医疗服务需求的价格弹性。在不考虑保险的情况下，如果消费者不对医疗服务价格的变化发生反应，则保险补偿水平的变化对医疗服务需求量没有影响。医疗保险减少了医疗服务需求对价格的敏感性，即弹性更小。

（吴　明）

wèishēng fúwù gōngjǐ

卫生服务供给（supply of health services）　一定时期内其他条件不变的情况下，在一定价格和成本水平上，卫生服务提供者愿意并且能够提供的某种卫生服务的数量。卫生服务供给有 2 个必备条件：具有提供卫生服务的愿望和具有提供卫生服务的能力。

分类　卫生服务供给主要包括医疗、预防、保健和康复等方面的产品，一般分为单个供给和市场供给。单个供给指单个卫生服务机构在上述条件下愿意并能够提供的卫生服务量；市场供给是社会中各个卫生服务供给的总和。

特点　卫生服务供给不同于一般商品（服务）供给，具有特殊性：卫生服务供给承担着保护生产力和增进人群身心健康的社会职能。除了一般商品供给的特点外，卫生服务供给有其自身的特点：①不确定性。卫生服务对象具有个体差异，且疾病治疗与预防一般为机会性事件，因此，面对每一位服务对象的每一次或每一项卫生服务的供给也具有不确定性。②即时性。卫生服务供给与卫生服务消费是同时发生的，供给不能储存，也就无所谓流通，随着卫生服务需求的出现而即时提供，随卫生服务的消费完成而供给完成。③技术性。卫生服务技术性很强，因此，卫生服务提供者必须具备医疗卫生专业知识及其相关的技术能力。只有经过医疗卫生专业教育并获得资格证书、具备良好的职业技能才能成为卫生服务提供者。④垄断性。垄断主要包括技术垄断、行业垄断、区域垄断。卫生服务属于技术密集性行业，其技术垄断是导致卫生服务供给垄断性的重要原因。卫生服务提供者与一般商品的供给者相比具有一定的特权。⑤供方主导。卫生服务供方的技术垄断和供需双方信息不对称导致卫生服务提供者处于主导地位，卫生服务需求者由于缺乏足够信息和无力做出理性选择而处于被动地位，因此，在卫生服务供需关系中供方大多担当需方对卫生服务选择的代理人角色。⑥外部性。卫生服务提供的结果，往往给该项卫生服务直接消费者之外的其他人带来某种没有在价格中反映的影响，即卫生服务供给具有外部性。

影响因素　①卫生服务价格。卫生服务价格与供给呈正相关。在市场机制下，假如其他条件相对稳定，卫生服务提供者所提供某种卫生服务的数量随服务价格升高而增加，反之降低。②卫生服务成本。在卫生服务价格不变的条件下，降低卫生服务的成本将使利润增加，从而促使卫生服务提供者提供更多的服务；反之，如果成本增加，则会导致供给量减少。卫生服务成本高低取决于生产要素价格和技术水平。③卫生服务需求水平。需求是卫生服务供给的根本性因素，卫生服务的供给量根据需求状况来确定。若社会居民健康水平高、卫生服务需求量低，卫生服务供给者即使有能力提供很大数量的卫生服务，也只能发生有限的卫生服务利用，故供给量少；反之，若卫生服务的需求量很高，就会相应刺激卫生服务提供，供给量就会随之升高。④卫生服务技术水平。卫生服务技术水平的核心是医疗卫生技术知识的拥有及其应用能力，决定卫生服务供给的数量、质量和种类，尤其是提供的质量。高质量、多种项目的卫生服务提供者能吸引更多的需求者，因而其服务供给的数量也高。⑤卫生服务提供者的目标。追求经济利益极大化的卫生服务提供者所提供卫生服务的数量随服务价格的升高而增多，如营利性医院；追求社会效益极大化的卫生服务提供者，将根据居民的需求和需要来提供卫生服务，如政府补偿为主的公立医院。⑥医疗保险。医疗保险通过对医疗服务的提供方采取不同的支付方式，直接影响供给内容和数量；通过对医疗服务的需求方采取各种费用分担形式来影响需求，从而间接影响医疗服务供给者对供给内容和数量的决定。

供给定理 在市场经济下，卫生服务供给主要体现卫生服务的价格与其对应的供给量之间的关系。卫生服务的供给量会随着价格的变动而变动，当卫生服务价格上涨，卫生服务供给者会倾向于增加供给数量，反之会减少供给数量。

供给弹性 卫生服务产品的供给量对价格变化的敏感程度称为供给价格弹性。从总体上看，卫生服务的供给弹性较小，但不同卫生服务的供给弹性仍然是有差别的。如一般医疗服务的供给弹性相对较高，急诊、手术等医疗服务的供给弹性相对较小；预防保健和一些具有公共产品性质的卫生服务，如健康教育、环境卫生监测等，属于缺乏供给弹性的卫生服务。

生产函数 描述了投入与产出之间的关系。在已知技术以及生产条件下，生产函数揭示了厂商是如何利用各种可能的劳动、材料以及设备组合去获得最大的可持续的产出。假设 $X_1, X_2, \cdots, X_n$ 为卫生服务生产过程中 n 种投入要素的数量；Q 表示产出，那么卫生服务生产函数可表示为 $Q = f(X_1, X_2, \cdots, X_n)$。其中，最常用的一种理论模式是柯布—道格拉斯生产函数（见卫生服务生产函数）。

成本函数 描述了产出与成本之间的关系。若 C 表示成本；Q 表示产出，卫生服务成本函数可记作 $C = f(Q)$。在分析卫生服务成本函数时，常分为长期与短期情形。就短期而言，卫生服务成本可分解为固定成本和变动成本；对长期而言，所有成本都是可变动的（见卫生服务成本函数）。

供给者行为理论 卫生服务

的供给者包括卫生机构和卫生人员。卫生机构主要包括预防保健机构、医疗机构、妇幼保健机构以及卫生研究和培训机构；卫生人员主要包括医生、护士、护工以及卫生机构管理人员。在分析卫生服务供给者行为理论时，主要讨论医疗机构和医生的行为。

医疗机构常分为营利性医疗机构和非营利性医疗机构。对于营利性的医疗机构而言，其提供卫生服务的目的是追求利润最大化，即医院或医生为了最大利润而提供卫生服务。因此，经济学家常通过利润最大化模型来分析这一类医疗机构的行为。对于非营利性的医疗机构而言，其提供卫生服务的目的除了实现一定的经济收益外，更重要的是为了救死扶伤，以获得社会效益。因此，经济学家常通过效用最大化模型来分析这一类医疗机构的行为。

医生为卫生服务供给提供了重要的劳动力资源，同时也在卫生系统中扮演着关键角色。医生是医疗卫生服务的提供者，又是患者的代理人，具有"双重角色"，因而在很大程度上控制并引导着医疗投入的使用，医生的决策对卫生服务的数量、质量和成本会产生重大的影响。在这种情况下，一些医生可能会滥用这种"双重角色"的作用，创造出患者有充分信息时不会发生的需求，即供给诱导需求。医疗服务的信息不对称、垄断利益驱使、监督机制不健全、卫生服务及产品不同质以及医生自我保护等因素，均可能导致供给诱导需求的发生。

(阎正民 吴婷)

wèishēng fúwù gōngjǐ qūxiàn

卫生服务供给曲线（supply curve of health services） 卫生服务的价格和供给量之间关系的曲线。卫

生服务的供给具有一定的特殊性，但是与一般商品类似，也会受到价格、投入要素价格、生产技术改革等各种相关因素的影响。如果用 Q_s 来表示卫生服务供给量，而 $X_1, X_2, \cdots, X_n$ 表示各种影响因素，那么卫生服务供给可以用函数 $Q_s = f(X_1, X_2, \cdots, X_n)$ 来表示。假设其他的影响因素不变，只是研究卫生服务价格与供给量之间的关系，供给的函数式可以简化为 $Q_s = f(P)$，其中 P 表示卫生服务的价格。

在这个函数式的基础上假设卫生服务的价格和供给量的变化是连续的，当供给函数为一元一次线性函数时，函数曲线是一条随着自变量（价格）的增加因变量（供给量）也相应增加的直线 S（图1）。函数表达式可以写成 $Q_s = a + d \times P$，式中 d 为直线的斜率；a 为常数项。

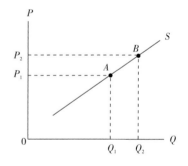

图1 卫生服务供给曲线

图1中 S 为卫生服务供给曲线；P 为每单位卫生服务的价格；Q 为单位时间内的卫生服务供给量。卫生服务价格对供给量的影响程度决定了直线斜率（d）的大小。这是供给曲线最简单最基本的形式。如果卫生服务价格和供给量的关系为非线性时，供给曲线将会呈现曲线型。

经济学的供给法则阐述了商

品或服务的价格与供给量之间的同向变化关系，即商品或服务的价格越高，厂商或生产者的供给量就越大，反之，价格越低，供给量越小。市场经济下的卫生服务也遵循这样的规律。在医疗卫生服务市场中，如果一项检查或手术的价格为 1000 元/次（P_1）时，供给量就相应地在 Q_1；当价格提高为 2000 元/次（P_2）时，供给量会增加到 Q_2，也就是说在价格上升时医院会倾向于多提供该项卫生服务。

在卫生服务价格不变的情况下，其他因素的改变会导致供给的变化。换而言之，这种改变以供给函数的改变为基础，表现为供给曲线的移动。若卫生服务价格以外的其他因素引起供给增加，供给曲线向右位移（如图 2 曲线从 S_0 移到 S_1）；若卫生服务价格以外的其他因素引起供给减少，供给曲线向左位移（如图 2 曲线从 S_0 移到 S_2）。

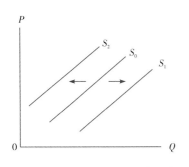

图 2　卫生服务供给曲线的移动

影响供给曲线移动的非价格因素主要有：①投入要素的价格。当卫生服务的市场价格不变时，生产成本升高意味着盈利空间缩小，因而会减少生产，供给降低，曲线左移；相反，当卫生服务的生产成本降低，说明盈利增加，卫生服务提供者倾向于供给更多数量的该项卫生服务，供给增加，

曲线右移。②技术的变化。当生产某种产品的技术改进之后，产品的生产将变得更为便宜，商品或服务提供者在给定的价格下愿意生产和销售更多的产品。于是，供给增加，供给曲线向右移动。但是，在卫生领域，技术变革可能使成本上升，如引进了新的更昂贵的医疗产品；同时，技术革命也可能使成本下降，如提高了卫生服务资源的生产率。因此，技术变化对成本、进而对供给的作用是比较复杂的。③产业规模。当更多的卫生服务提供者进入市场后，卫生服务的供给会增加，这会引起供给曲线向右移动。

此外，气候、自然灾害、相关商品的价格等因素也可能通过影响要素价格等途径来影响卫生服务供给曲线的移动。

（阎正民　陈瑞瑞）

wèishēng fúwù gōngjǐ tánxìng

卫生服务供给弹性（elasticity of health services supply）　卫生服务的供给量对于其价格变化的敏感程度。即卫生服务供给量的变动相对于卫生服务价格变动的反应称为卫生服务供给弹性。表达卫生服务供给量与价格变化之间的相对关系，而不是绝对关系。供给量相对于卫生服务的价格、相关服务的价格以及成本变化的敏感程度分别称为卫生服务供给价格弹性、卫生服务供给交叉弹性以及卫生服务供给成本弹性。通常情况下，卫生服务供给价格弹性简称为卫生服务供给弹性，其大小用卫生服务供给弹性系数来衡量，表达式为：

$$卫生服务供给价格弹性系数\,E_s = \frac{卫生服务供给量变化百分比}{卫生服务价格变化百分比}$$

供给量与价格同方向变化，

因而卫生服务供给弹性系数为正。卫生服务供给弹性分为点弹性和弧弹性，其函数形式和计算公式与需求弹性中的点弹性和弧弹性相似（见需求弹性）。

分类　供给弹性分为 5 类：弹性系数大于 1 为富有弹性；小于 1 为缺乏弹性；等于 1 为单位弹性；在某些极端情况下，当价格发生微小变化时，供给量会发生无限大的变化，此时，弹性系数无穷大，为完全弹性；当价格变化对供给没有任何影响时，弹性系数为 0，为完全无弹性。与一般经济商品或服务相比，卫生服务供给通常显示出缺乏弹性，对价格变化的敏感程度较低。主要原因来自于医疗卫生行业的特殊性，如卫生服务的提供具有技术垄断性、政府对该行业的行政管制严格、非市场定价等。

不同类型的卫生服务项目的供给弹性不同。高技术含量、资金密集型卫生服务供给项目的供给弹性相对较小，如心脏移植手术。由于卫生服务的特殊性，心脏移植手术即使价格升高或减低，也不会对心脏移植手术供给的变化产生较大影响。也就是说，医院并不会因价格的升高而大量提供心脏移植手术服务，也不会因手术价格的下降而大量减少应做的心脏移植，因此，价格的变动对这类卫生服务项目供给量的变化影响很小，另外，急救医疗卫生服务的供给弹性也相对较小，属于缺乏供给弹性的卫生服务。

影响因素　①卫生服务供给量调整的难易程度。这种调整供给量的难易程度主要是受卫生服务工作者的培养周期、卫生服务项目的边际成本以及卫生服务技术水平等的影响。卫生服务工作者的培养周期越长、卫生服务项目的边际成本越高、卫生服务技术水平要求越高，卫生服务供给量就越难调整，其供给弹性就越小。②时间因素。在卫生服务供给弹性中，如果能在短期内改变卫生服务供给量，则供给弹性就大；相反，如果短期内不能有效改变卫生服务供给量，则供给弹性就小。如创伤的简单包扎、消毒处理、注射以及一些公共卫生服务，只需经过短期内的简单培训即可提高供给量，其供给弹性就比较大，而干扰素使用、艾滋病二线药物使用等技术含量比较高、需要较长时间培训或严格考核的卫生服务项目，在短期内不能迅速增加供给规模，因此缺乏供给弹性。当然，从长时期看，随着时间的推移，卫生服务规模的扩大或缩小，卫生服务人员增加或减少，卫生服务设备的更新与淘汰都是可以实现的，供给量可以对价格做出较大的反应，卫生服务供给也可以富有弹性。③替代性。卫生服务涉及具体项目很多，有些项目是可替代的。卫生服务项目供给的替代性可分为可替代数量和可替代程度。当某种卫生服务项目的替代服务项目越多时，其供给弹性就越大。如普通感冒有很多有效治疗方案，如果 A 方案治疗成本升高，卫生服务提供者在短期内可增加其他治疗方式的供给量以减少成本支出，治疗感冒的 A 方案服务供给弹性就较大。相反，有些卫生服务项目的治疗手段或药物都很稀缺，在治疗方案上很难有替代，即使该治疗手段的成本有所增加，在不出现亏损的情况下其供给量也很难改变，因此，这类卫生服务项目的供给弹性就很小。另外，卫生服务项目替代品的使用也与时间有关，一般来讲，卫生服务

提供者不可能因为某种卫生服务项目的价格上涨而很快使用其他项目来代替，然而时间越长，供给者用其他项目代替的可能性就越大。

（阎正民　陈瑞瑞）

wèishēng fúwù shēngchǎn hánshù

卫生服务生产函数（production function in health services）

在一定时期内，在技术不变的情况下，卫生服务生产中所使用的各种生产要素的数量与所能生产的最大产量之间的函数关系。假设 $X_1, X_2, \cdots, X_n$ 为卫生服务的生产过程中 n 种投入要素的数量，Q 表示产出量，那么卫生服务生产函数可表示为 $Q = f(X_1, X_2, \cdots, X_n)$。

卫生服务的提供是一种特殊的生产过程。卫生服务的投入包括医生、护士、其他卫生人员等劳动力和反映供给者才能的组织管理技术的投入，以及土地、房屋、设备、仪器和资金等资源和资本的投入。卫生服务供给的产出是为改善居民健康水平而提供的各种卫生服务，包括医疗服务、预防保健服务和康复服务等。

在卫生服务的多种投入要素中，房屋、大型仪器设备等在一定考察期内无法进行数量上的调整，因而其数量不随服务量的变化而变化，称为不变投入；投入的耗材甚至医生人数、护士人数等在一定考察期内的投入数量会根据服务量进行调整，称为可变投入。

一种可变投入的生产函数假设技术水平既定，其他生产要素投入量保持不变，研究的则为某一种生产要素变化对卫生服务产出的影响。讨论一种可变投入的生产函数涉及以下相关概念。

总产量（total product, TP）在其他要素投入量不变的情况

下，某一可变要素的投入量所生产或提供的全部卫生服务量的总和。

平均产量（average product, AP）在其他要素投入量不变的情况下，平均每单位可变要素的投入所生产或提供的卫生服务数量。在计算上，用总产量除以该可变投入的数量，反映了单位可变投入的产量。当可变投入为劳动力时，生产者使用的劳动量为 L，总产量为 TP，劳动力的平均产量为 $AP = TP/L$。

边际产量（marginal product, MP）在其他要素投入量不变的情况下，每增加一单位某可变要素投入所生产或提供的卫生服务的增加量。如果用 $\triangle L$ 表示劳动力增加的一个单位，$\triangle TP$ 表示总产量的增加量，劳动力的边际产量 $MP = \triangle TP / \triangle L$。

随着一种可变要素劳动力 L 投入量地增加，总产量 TP、平均产量 AP、边际产量 MP 和劳动力 L 之间的关系（图）。

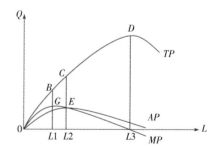

图　一种可变投入的生产函数

一种可变投入的生产函数分为 4 个阶段：①阶段（0，L_1）中，总产量曲线（TP）以递增的增长率上升，平均产量曲线（AP）和边际产量曲线（MP）均呈上升状态。②阶段（L_1，L_2）中，边际产量曲线（MP）达到最高点 G 后开始下降，此时，总产

量曲线（TP）开始以递减的增长率上升，平均产量曲线（AP）继续上升。③阶段（L_2，L_3）中，平均产量曲线（AP）和边际产量曲线（MP）相交于 E 点时，总产量曲线（TP）继续上升，平均产量曲线（AP）达到最高点，此时，AP = MP。边际产量曲线（MP）与横轴相交时，MP = 0，此时，总产量曲线（TP）达到最高点 D 点，平均产量曲线（AP）继续下降。④在阶段（L_3，$+\infty$）中，边际产量为负，总产量曲线（TP）下降，平均产量曲线（AP）继续下降。

两种可变投入的生产函数

在技术条件稳定的情况下，一定时期内两种生产要素的组合与该产品或服务的最大产出之间的数量关系表达的是与两种可变投入的生产函数，即最大产出量取决于两种生产要素的最佳组合。

在卫生服务中，假设在技术水平不变、保持其他要素投入不变的情况下，只考虑卫生服务供给过程中两种投入（X_1 和 X_2）对卫生服务总量 Q 的影响，则两种可变投入的生产函数可表达为 $Q=f(X_1,X_2)$。按照两种可变投入的生产函数，卫生服务提供者可以对两种可变投入进行不同的组合，进而获得不同的服务量。需要注意的是，在有两种可变投入的情况下，要分析一种可变投入的边际产量，就必须以另一种投入的数量不变为前提。

如果仅考虑卫生服务生产过程中的劳动（L）和资本（K）这两种生产要素，生产函数可以简化为 $Q=f(L,K)$。在两种可变投入的生产函数中，最常用的一种理论模式是柯布-道格拉斯生产函数（Cobb-Douglas form）。柯布-道格拉斯生产函数是由数学家

查尔斯·柯布（Charles Cobb）和经济学家保罗·道格拉斯（Paul Douglas）于 20 世纪 30 年代提出，该生产函数形式简单，具有经济学研究中所需要的良好性质，是经济学分析中常用的一种生产函数，在卫生服务领域也具有一定的使用价值。

柯布—道格拉斯生产函数的一般形式：

$$Q=A\,L^{\alpha}K^{\beta}(0<\alpha<1,0<\beta<1)$$

其中，Q 代表产量；L 和 K 分别代表劳动和资本的投入量。A 为规模参数（$A>0$），也可以看成一个技术系数，A 的数值越大，既定投入数量所能生产的产量也越大。α 和 β 的经济含义是：当 $\alpha+\beta=1$ 时，α 和 β 分别表示劳动和资本在生产过程中的相对重要性，即由劳动和资本所带来的产出量分别占总产出量的份额。柯布和道格拉斯对美国 1899～1922 年有关经济资料进行分析得到：资本不变，劳动单独增加 1%，产量将增加约为 0.75%；劳动不变，资本增加 1%，产量将增加约为 0.25%。劳动和资本对总量的贡献比例约为 3∶1。这个结论在以后被许多经济学家的分析中得到证实。

在卫生服务中，了解各种生产要素对产出量的贡献，可以为今后确定经济的投入方向及投入量提供指导和依据。利用 α 和 β 的和可以判断卫生机构的规模收益情况。规模收益指在其他条件不变的情况下，卫生机构内部各种生产要素的变化与卫生服务产出量的变化之间的关系。使用柯布-道格拉斯生产函数，规模收益的变化可能有 3 种情况：

$\alpha+\beta>1$，表示规模收益递增，此时卫生服务产出量的增加幅度

大于卫生机构投入增加的幅度。如卫生机构人力和资本的某种方式投入增加一个百分点，卫生服务产出量的增加大于一个百分点，规模收益递增表明卫生机构规模扩大能够带来更大的收益，在这种情况下可继续增加对卫生机构的这种投入。

$\alpha+\beta=1$，表示规模收益不变，此时卫生服务产出量的增加幅度等于卫生机构投入增加的幅度。如卫生人力和资本的某种方式投入增加 1%，卫生服务产出量也增加了 1%。说明在现有技术水平下卫生计划的生产效率已达到最高。

$\alpha+\beta<1$，表示规模收益递减，此时卫生服务产出量的增加幅度小于卫生机构投入增加的幅度。如卫生人力和资本的某种方式投入增加 1%，卫生服务产出量的增加小于 1%。规模收益递减说明卫生机构规模过大，机构内部各部门出现协调和运转不良，从而降低了生产效率。在这种情况下不应再继续增加对卫生机构的投入。

值得注意的是，任何生产函数都以一定时期内生产技术水平为前提，在既定的技术水平上生产要素的最优组合是一定的。一旦技术水平发生改变，就会形成新的生产要素投入组合与产出的关系，生产函数也会随之改变。

边际收益递减规律 生产过程中，在一定的技术条件下，如果只使一种生产要素的投入连续增加，而其他的要素投入量均保持不变，最初边际收益是随之增加的。但当这种要素的投入量增加到一定程度以后，增加一单位该要素所带来的收益增量是递减的。边际收益递减规律成立的 3 个前提：①假设其他生产要素的投入数量保持不变。②假设技术水平保持不变。③所使用的各生

产要素之间的比例是能够改变的。

（阎正民　陈瑞瑞）

shēngchǎn yàosù de zuìyōu zǔhé

生产要素的最优组合（optimal combination on production factors）

在生产技术和生产要素价格不变的条件下，以既定的成本生产最大的服务产量或以最小的成本生产既定服务产量的生产要素组合。分为两种情况：①产量既定时成本最小的生产要素组合。②成本既定时产量最大的生产要素组合（图1、图2）。

等成本线　在生产技术和生产要素价格不变的条件下，生产者可以购买的两种生产要素的各种不同组合的轨迹就是等成本线。

等产量线　在生产技术水平不变的条件下，生产同一产量的两种生产要素的各种不同组合的轨迹。在这条曲线上的各点代表不同生产要素的各种组合，其中的每一种组合所能生产的卫生服务产量都是相等的。

图中 K 为资本；L 为劳动；C 为等成本线；Q 为等产量线。

由图1可知，由于产量既定，因此图中只有一条等产量线 Q_1，可以与多条等成本线相交，但只与一条等成本线相切。在图中，A 点是等成本线 C_2 和等产量线 Q_1 的切点。在这一点上，卫生服务的生产要素组合实现了产量既定时成本的最小化。

由图2可知，由于成本既定，因此图中只有一条等成本线 C_1，可以与多条等产量线相交，但只与一条等产量线相切。在图中，B 点是等成本线 C_1 和等产量线 Q_2 的切点。在这一点上，卫生服务的生产要素组合实现了成本既定时产量的最大化。

无论是产量既定时使成本最小，还是成本既定时使产量最大，卫生服务生产要素的最优组合均为等成本线和等产量线的切点。从本质上讲，生产要素 L 和 K 的最优组合问题是在成本 $C = L \times P_L + K \times P_K$ 的约束下，求目标函数 $Q = f(L，K)$ 的最大值。当 $\dfrac{MP_L}{P_L} = \dfrac{MP_K}{P_K}$ 时（式中，P_L 为劳动的价格；P_K 为资本的价格；MP_L 和 MP_K 分别表示劳动和资本的边际产量），即当每1元钱劳动投入获得的边际产量等于每1元钱资本投入获得的边际产量时，生产要素就实现了最优组合。

在卫生领域，生产要素的最优组合可以是医院层面、家庭层面的，也可以是社会层面的。对全社会而言，要实现生产要素的最优组合，就必须知道对于特定的患者、家庭或医院而言，哪些是最高效的，以及这些卫生服务之间的质量是否具有可比性。

（阎正民　官海静）

wèishēng fúwù shēngchǎn yàosù

卫生服务生产要素（production factors of health services）

卫生服务的生产过程中所使用的各种要素。卫生服务生产要素主要包括：医护人员和其他卫生技术人员、诊疗及检测设备器械、医疗卫生耗材、医疗卫生床位、卫生机构房屋及绿化区、医疗卫生流动资金等。

生产要素一般被划分为劳动、自然资源、资本和管理学才能等4种类型。劳动指人类在生产过程中提供的体力和智力等劳务总和，如医生、护士的医疗服务；自然资源不仅包括农田、城市用地等土地，还包括自然界中水、森林、矿产等一切可以开发和利用的物质资源；资本有两种形态：实物形态和货币形态，前者称为资本，如病床、医疗仪器设备等，后者称为货币资本，即资金。管理学才能指卫生产品或服务的供给者将各种生产要素按照一定的方式组合起来，并使其在卫生服务中发挥出应有的功能或作用的能力。

由于卫生服务的价值是由这4类生产要素共同创造的，所以生产要素所有者提供生产要素后要取得一定的报酬，即劳动的供给者得到工资，资本的供给者得到利息，土地的供给者得到地租，企业家才能的供给者得到利润。

要素价格与产品价格从本质上并无不同，都是建立在需求与供给相互作用的基础上的。但是两类价格形成的表现形式有所不同，主要区别是在产品市场上，需求来自个人，供给来自厂商；

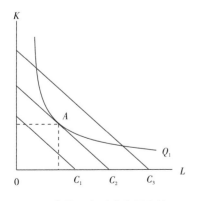

图1　产量既定时成本最小的要素组合

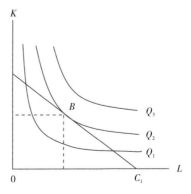

图2　成本既定时产量最大的要素组合

在生产要素市场上，需求来自厂商，供给来自个人。卫生服务生产要素并不直接用于消费，其需求基于对最终产品的需求。因此，卫生服务生产要素的需求数量取决于用于直接消费的最终产品的需求数量，如消费者对医疗服务的需求数量直接影响医院对医护人员的需求数量。从生产的角度看，生产者向生产要素供给者支付的报酬构成生产成本。

卫生服务生产的灵活性，意味着在保持产出水平和质量不变的情况下，用一种生产要素代替另一种生产要素是可能的。替代并不是说两种生产要素是等同的，而是意味着两种生产要素的某些组合是可行的，如医生和实习医生之间、护士和护工之间，就存在一定程度的替代性。值得注意的是，虽然卫生服务生产要素之间的替代是可能的，但是，要让实习医生去完成某些医生的工作仍然是困难的、昂贵的、不安全的，还可能导致卫生服务数量减少或质量降低。

（阎正民 官海静）

wèishēng fúwù chéngběn hánshù

卫生服务成本函数（cost function of health services） 评价要素价格不变的条件下，卫生服务的成本与产出之间的关系。若用 C 表示成本，Q 表示产出，卫生服务成本函数可记作 $C = f(Q)$。该函数假设厂商行为都是追求成本最小化，是一个边界，代表了生产给定产出可能的最低成本。

卫生服务生产者在生产卫生服务的过程中必须要购买生产要素（包括劳动、资源、资本等），为购买生产要素所付出的代价称为卫生服务生产成本。由于时间的作用，常把生产要素的投入分为长期与短期两类情形。短期是

医院仍保持着某些固定合约，也就是说，是某些投入不可调整的一段时间。长期是足以让医院中止任何固定的合约或进行任何可能的成本节约的可调整的一段时间。

就短期而言，卫生服务成本可分解为固定成本（fixed cost，FC）和变动成本（variable cost，VC）。固定成本指为支付固定生产要素所花费的成本，不随生产数量的变化而变化；变动成本指为支付变动生产要素所花费的成本，随生产数量的变化而变化。短期中总成本（total cost，TC）为固定成本与变动成本之和，记为：$TC = FC + VC$。此外，平均固定成本（average fixed cost，AFC）指平均每单位产品所消耗的固定成本；平均变动成本（average variable cost，AVC）指平均每单位产品所消耗的变动成本；平均成本（average cost，AC）指平均每单位产品所消耗的成本，$AC = TC/Q$；边际成本（marginal cost，MC）指增加一个单位的产品所引起的总成本的变化，$MC = \triangle TC / \triangle Q$。

图1可见，短期总成本显然是产量 Q 的增函数，其曲线走势：斜率开始时较大，随后变得平坦；斜率变得较小，紧接着斜率又变

大。这反映了随产量地增加，总成本变化的规律。

图2可见，平均成本曲线呈"U"字形，随着产量的增加，平均成本先减少，当达到一个最低点后又随产量增加而升高。当边际成本小于平均成本时，平均成本处于下降阶段；而当边际成本大于平均成本时，平均成本处于上升阶段；这说明，边际成本曲线与平均成本曲线的交点是平均成本的最低点。

对长期而言，所有成本都是可变动的。对于一定的产出水平，追求成本最小化（或成本给定时追求产出最大化）的厂商，其投入要素的最优组合在等产量线和等成本线的切点处实现。则当产出数量为 Q_1、Q_2、Q_3、……时，等产量线和等成本线的切点为 A、B、C、……，所有这些可能的点连成的一条曲线称为扩展线。扩展线提供了某一给定产出水平及其最小成本的相关信息。利用图形来记录这些成本和产出数据，得到的就是卫生服务的长期总成本（long-run total cost，LRTC）。

图3可见，长期总成本函数呈不完整的 S 形，被认为是实践中很多厂商的典型成本函数形式，是一条随 Q 而单调上升的近 S 形曲线，经过原点，表明若不生产

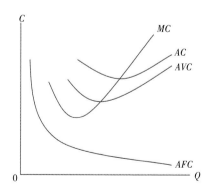

图1 短期总成本、变动成本与固定成本

图2 短期平均成本与边际成本

则没有成本，这意味着没有固定成本的存在。长期平均成本（long-run average cost，LRAC）指平均每单位产品所消耗的长期总成本。如果长期平均成本随产出增加而下降，即这个医院处于规模经济之中。图4可见，医院在AB区间就表现出规模经济。相反，当且仅当长期平均成本随产出上升而上升时，医院处于规模不经济之中，医院在BC区间就表现出规模不经济。在现实中，医院和开业医生并不是在一个完全竞争的市场上运行，因而没有那种完全竞争的市场力量驱使他们按照最有效的规模来开展业务。

医院的成本研究中都面临着诸多困难，主要来自3个方面：①卫生服务的不同质性和质量差异。②对医院投入要素的价格，缺乏完整而正确的测量方法。③对卫生服务供给者的激励方式会影响产出和平均成本的关系。

（阎正民 吴婷）

wèishēng fúwù gōngjǐzhě xíngwéi

卫生服务供给者行为 （behavior of health service providers）

医疗服务的提供方（医院或医生）由于其目标的不同而表现出来的不同的行为方式。对于社会消费者而言，由于在个人卫生支出中，医院支出为主要部分，也由于医疗行为的复杂性、多样性，使医院成为卫生系统中的一个特殊生产部门。医院是主要的卫生服务供给者，医生直接向患者提供医疗服务，其行为也必然影响卫生服务提供过程。

非营利性医疗机构和营利性医疗机构的生产目标是不同的，因此，经济学家通过效用最大化模型和利润最大化模型来表达这两种类型医疗机构的卫生服务供给模式。效用最大化模型主要用于描述非营利性医疗机构的行为，认为医疗机构追求服务数量与质量的最大化；而利润最大化模型描述营利性医疗机构的行为，认为营利性医疗机构以利润为追求目标。也有学者提出，利润最大化模型也假定非营利性医院的行为与营利性医院是相同的，都把利润最大化作为机构的目标，不过这个"利润"将归属于社区，而不是医院自身。

医生作为卫生服务的直接提供者，其行为也是卫生服务供给者行为研究中非常重视的部分。由于医疗服务的特殊性，医生和患者之间存在信息不对称，医生作为患者选择卫生服务的建议者和卫生服务提供者的双重角色，他们可以利用这种优势来主导患者对治疗方案和诊治措施的消费选择和治疗过程，从而影响医疗费用的高低。因此，经济学家通常采用供给诱导需求模型和医生收入最大化模型等研究医生的供给行为。

（阎正民 谭婧）

gōngfāng yòudǎo xūqiú

供方诱导需求 （supplier-induced demand，SID）

医生是医疗卫生服务的提供者，又是患者的顾问（代理人）。在这种情况下，一些医生可能会滥用这种双重角色的作用，创造出患者有充分信息时不会发生的需求。关于供方诱导需求主要有3种模型。

价格刚性模型 价格刚性，由于某种原因，价格不随供求关系变化而及时调整的现象。假设价格在供给增加时并未从初始均衡点下降，供给曲线外移。在外移后新的供给曲线上，医生可能利用其主导地位诱导患者消费额外提供服务，需求曲线外移，从而形成在诱导下新的供需平衡点，医生实现价格刚性下的供给增加和利润增加。

目标收入模型 该模型假定医生有目标收入。在医生数量增加时，单个医生面对的需求量会减少。为了维持自身的目标收入，医生可以利用信息优势来诱导患者消费更多的服务和（或）通过市场的垄断力量来提高价格以达到目标收入的水平。这个模型经常被用来解释西方发达国家20世纪60~70年代医生收费迅速增长的现象。

利润最大化模型 基于厂商理论建立的利润最大化模型认为，供方诱导需求程度与医生之间的竞争程度密切相关。在高度竞争条件下，将不会或产生很少的供方诱导需求；相反，高度垄断存在时，将很容易产生大量的供方

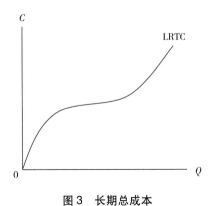

图3 长期总成本

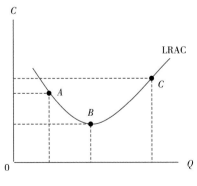

图4 长期平均成本

诱导需求。

（阎正民 谭 婧）

yīliáo fúwù gōngfāng xiàoyòng zuìdàhuà móxíng

医疗服务供方效用最大化模型

（model of utilitymaximi-zation for health service providers） 医院决策者所追求的目标不是利润而是与医院声誉密切相关的服务数量和质量，医院的目标就是使决策者效用最大化。机构的效用与单个消费者的效用类似，是决策者偏好的指标，被认为是衡量满足程度的一种方法。该模型是 1970 年经济学家约瑟夫·纽豪斯（Joseph Newhouse）在阐述非营利性医院的生产行为时提出的。

医院决策者的构成往往比较复杂，除了医院的行政领导，还有医生。他们相互作用，并对医院的决策有相当的影响。这些复杂的决策系统简化为一个效用函数，用无差异曲线来描述。设非营利性医院的效用函数为：$U = U(Q, q)$。其中，Q 代表产出的数量；q 代表产出的质量。产出数量可以用一定时期内治疗的患者人数来衡量，质量可以有多个衡量指标，如医院的硬件设备、医生的专业水平、医院的声誉等。医院可以产生任何水平他们所期望的质量，但是质量越高成本越高。医院的行为模式不是简单地使数量最大化或使质量最大化，而是要选择两者的最适组合使效用最大。

医院面临着预算约束，在一般情况下，总是要保持收支平衡。因此，预算约束要求医院在平均收益等于平均成本处生产。如果消费者对质量水平提高的边际估计高于提高质量水平花费的成本，质量的提高就伴随着数量的增加。如果质量提高带来的成本的增加大于消费者愿意支付的更高价格，此时质量的提高是以服务提供量的减少为代价的。把所有这些可能的均衡点连接起来就形成了质量—数量边界（quality-quantity frontier）（图）。图中 A 点是既定约束条件下，医院决策者希望找出的效用最大化的那一点。位于可能性边界与可能达到的最高的无差异曲线的切点上；B 点假定医院对数量有偏好，医院的行为是为了数量最大化；C 点假定医院对服务质量有偏好，质量是决策者认为最重要的。

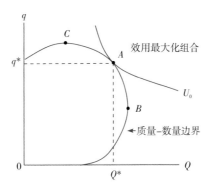

图　非营利性医院数量与质量的权衡

（阎正民 谭 婧）

yīliáo fúwù gōngfāng lìrùn zuìdàhuà móxíng

医疗服务供方利润最大化模型

（model of profit maximization for health service providers） 营利性医院把利润最大化作为目标的模型。由经济学理论可知，当边际收益等于边际成本时，利润达到最大化。同样，医院为了实现利润最大化的目标，会选择边际成本曲线与边际收益曲线相交时需求曲线上的价格。该模型提出，医院在追求利润最大化的同时，还谋求成本最小化，因为高成本意味着减少了利润。

由于医疗服务行业的特殊性，往往不能同时实现利润最大化和成本最小化，因此，生产理论在卫生服务领域的应用存在一定局限性。但是，在实际的竞争环境中，医院为了自身的生存和发展，应该确立自身的经营目标，这就意味着医院应选择利润最大化或成本最小化。

（阎正民 谭 婧）

wèishēng fúwù shìchǎng

卫生服务市场

（health care market） 狭义的市场指商品交换的场所，广义的市场指商品交换关系的总和。市场的基本要素有 5 种：商品交换的场所；商品交换的媒介货币；市场需求和供给；以价格为核心的各种市场信号；以及作为市场活动主体的商品提供者和消费者。

卫生服务市场是卫生服务产品按照商品交换的原则，由卫生服务的生产者提供给卫生服务消费者的一种商品交换关系的总和。①卫生服务市场是卫生服务商品生产和商品交换的场所，即发生卫生服务的地点和区域。②卫生服务市场是卫生服务提供者把卫生服务作为特定的商品并以货币为媒介，提供给消费者的商品买卖交易活动。③卫生服务市场是全社会经济体系的一部分，同整个市场体系的运行有着密不可分的联系。卫生服务领域具备市场的 5 大基本要素：存在商品交换的场所；有供需双方；有可供交换的商品；以货币作为商品交换的媒介——价格。所以，在卫生服务领域市场客观存在。

卫生服务市场结构 卫生服务市场的构成与一般商品市场的构成不同，其经济活动的流动也与一般商品有区别。狭义的卫生服务市场仅指卫生服务提供市场，而广义的市场以医疗市场为例，是由3个相关市场组合而成，即医疗筹资市场、医疗服务提供市场、医疗服务要素市场。医疗服务提供市场的主体除了服务的供需双方以外，还有第三方付费人——医疗保险机构。

卫生服务市场分类　有以下几个方面。

按产业职能　可分为卫生防疫服务市场、预防保健服务市场、医疗康复服务市场和医教科研服务市场。卫生防疫和预防保健服务市场的职能主要是对人类生态环境、自然灾害等进行监控和调节，对严重危害健康的各种地方病、传染病进行预防和防疫，主要以福利性卫生消费形式为全体公民提供服务，同时为消费者提供公益性健康保健服务；医疗康复服务市场是为消费者提供公益性的治疗、保健、康复、护理、整形以及美容等卫生服务；同时为部分特殊消费者提供福利性卫生服务，并对危害严重的传染病、流行病等疫情进行监控，以保障人们的健康；医教科研服务市场是培养卫生人才和进行医学科学研究的重要市场。

按地域划分　可分为农村卫生服务市场和城市卫生服务市场。中国地域辽阔，人口众多，无论城市还是农村都是一个相当庞大的市场。按卫生消费层次可分为基本型卫生服务市场和特殊型卫生服务市场。基本型卫生服务市场主要是为大多数的普通大众服务的。而特殊型卫生服务市场的消费者，则有以下3类：①少数先富起来的人，他们除了需要一般的卫生服务以外，还要求提供健康保健、美容等特殊的服务。②社会上的优秀人才、专家和党政高级干部，他们的健康长寿是

人类的宝贵财富。③特殊病种的患者，需要专业技术极强专家的特殊服务。

相关市场影响　相关市场与卫生服务提供市场相互影响、相互作用，影响卫生服务的资源配置及服务提供。随着医疗保险的发展，在医疗服务的市场中增加了另一经济主体——医疗保险机构。医疗保险机构代替消费者向医疗服务提供者购买服务，而这种第三方付费人的参与，改变了需方对医疗服务的敏感性，医疗服务市场的价格不再完全依赖医疗服务供需方决定。由于健康保险的中介作用，价格对需方发挥间接的调节作用，使需方对价格的变动反应不灵敏，需方对价格的认识变"模糊"。同时，保险的措施和方案不同对供方的影响产生不同的结果，一种结果是对供方具有监督、管理作用，使供方改善服务，提高效率，而另一种结果是对供方缺乏约束力，导致供方在医疗质量和价格上更加处于主动地位。在卫生服务人力市场中，各类卫生人员的供给和这些医疗服务机构对卫生人力资源的需求，决定了卫生人力市场的工资以及就业率等，而卫生人力市场的运行结果将影响不同类型的卫生机构提供服务的成本及资源的可得性，从而影响机构卫生服务的供给，影响卫生服务市场的价格。而医疗服务的需求者对医疗服务的需求，导致其对医疗服务机构的需求，从而影响到对卫生人力资源的需求。同理，其他生产要素市场与卫生服务提供市场也相互作用和影响，因而，卫生服务的供给取决于其他各个要素市场供给的可得性和成本。随着中国经济体制的改革，卫生服务要素市场正在发生着变化。

就卫生人力市场而言，在计划经济体制下，卫生人力的供给和卫生人力的需求都服从于政府的计划。工资是作为一种计划分配的手段而不是用来调节供求关系，更不是人力供求改善的市场信号。随着社会主义市场经济的推进，卫生人力市场正在发生着变化，一方面由于医学院校招生权的下放，卫生人力的供给不再完全服从于政府计划；另一方面由于卫生机构管理权的下放和私有制卫生机构部门的发展，卫生人力的需求已逐步脱离政府的控制。在人力市场中，工资已不是计划分配的手段，包括奖金、福利逐渐成为调节人力供求的手段和人力市场供求状态的信号。从材料市场和设备市场看，政府的计划与价格控制已不复存在，市场机制已成为供需调节的基本手段。卫生服务投入要素产供销的市场化对卫生服务领域产生的最大影响是使卫生服务成本大幅度上升。在医疗服务市场中还有一个筹资市场，资金筹集的渠道、方式及各渠道来源资金的投入方向，都将影响医疗服务需求者和供给者的行为，影响卫生服务供给者各种生产要素的可得性。在计划经济体制下，卫生机构的资金依靠政府的预算拨款，但在中国由计划经济向市场经济过渡的过程中，政府的预算同卫生机构的实际资金需求之间的差距拉大，为了获取发展资金，卫生机构已开始利用贷款、发行股票等方式筹集资金，卫生服务的资金市场正在逐步形成。

影响因素　①任何一个国家卫生体制的改变和卫生服务部门的组织形式都受到政治因素的影响，任何政党的交替执政、政府意识形态的改变都将直接影响卫

生体制的变化。英国工党执政时，将卫生服务视为"公共产品"，认为政府有责任组织和提供卫生服务，反对卫生部门的私有制，建立中央集权型国家卫生服务制，由中央政府提供资金，向全体居民提供免费医疗。而当保守党执政时，则强调市场机制的优越性，反对政府过多干预，卫生部门采取放权管理和鼓励私立医疗机构的发展为导向的改革，建立新型的、以内部竞争为特点的卫生保健"内部市场"。美国的共和党和民主党具有不同的意识形态，前者重视市场的作用，而后者强调政府的干预。在民主党交替执政的过程中，不断强化政府的干预措施，其中 1965 年建立了老年人、残疾人和低收入者的社会健康保险计划，卡特时期建立了医院成本控制法以控制卫生费用，提高经济效率；民主党克林顿上台之后就立即进行了以扩大健康保险覆盖面和控制费用上涨为目标的卫生改革，不断增加政府干预的力度。②经济体制和经济发展也直接影响卫生服务市场。20 世纪 80 年代以前，中国为计划经济体制，政府强调集中、计划，反对市场机制，所以包括卫生部门在内的所有经济部门的运行都在国家的集中领导下，几乎不存在市场机制的作用；20 世纪 80 年代开始，以市场为导向的经济改革逐步兴起，社会主义市场经济体制地逐步建立和完善，卫生部门也开始了引入市场机制、放权和多种所有制为特点的卫生改革。经济水平的变化，将对市场需方的就医行为发生影响。居民收入的增加，医疗支付能力增强，导致需方对供方的要求更高，从而促进供方改善医疗服务质量和医疗服务管理，使供需达到新一水

平上的平衡。尽管并非所有市场经济体制的国家都采用市场型卫生体制，但所有计划经济体制的国家都采用计划型卫生体制。从国际卫生改革的发展趋势来看，卫生服务领域既不能完全依赖计划，也不能完全依赖市场。卫生服务领域需要引入市场机制以提高资源的分配效率和使用效率，同时也需要计划来协调和控制。卫生计划承担指导和监督卫生服务市场的作用，对于供方，卫生计划起到抑制垄断和调动竞争的作用；对于需方，卫生计划起到引导利用和抑制过度利用的作用。③社会环境的变化，如健康水平、人口年龄结构、疾病谱、饮食结构、生活习惯的改变，将影响社会人群对卫生服务利用的数量和质量，从而对卫生服务市场产生影响。

（江启成 张 歆）

wèishēng fúwù shìchǎng tèzhēng
卫生服务市场特征（health service market characteristics）

卫生服务市场具有存在大量公共产品，产品具有外部性特征，存在竞争也存在垄断的特征。

共同性 ①从市场构成要素看，卫生服务市场具备市场的 5 大要素。即商品交换的场所、供需双方、可供交换的商品、可供交换的媒介——货币、商品的价格水平。②从市场经济主体看，医疗机构具有独立性，即拥有业务建设的决策权、经营开发管理权、劳动人事安排权和工资奖金分配权。同时医疗机构具有一定的经济关联性，从其他部门获取所需商品，并向社会提供卫生服务，从而与其他部门形成相互依赖的供求关系。③从市场机制的作用看，主要表现为价格机制、竞争机制和供求机制。

价格机制 对各类医疗机构具有调整服务项目和经营规模的作用，如医疗机构乐于把资源投向收费价格较高的高科技设备和特需医疗服务。价格机制对于危及生命的疑难重症患者的作用十分有限，因此这类服务的价格弹性较小。

竞争机制 起着促使医疗机构发展和调整卫生资源分配比例的作用。具体表现为降低服务成本、改善服务态度、提高服务质量。竞争机制能使医疗机构对价格信号做出灵敏反应，通过改善内部经营管理，调整人员、设备配置比例，以保持规模经济发展，协调供求关系。当然，由于卫生服务供需双方处于信息不对称状态，故难以开展充分的竞争。

供求机制 主要表现在当卫生服务需求大于供给时，医疗机构在竞争中处于有利地位；当卫生服务需求小于供给时，医疗机构之间的竞争加剧，从而使适者生存。但由于诱导需求的存在，卫生服务供给量的增加不一定引起医疗服务价格的下降。

差异性 ①卫生服务市场受地理位置的限制。服务的生产和消费在时间和空间上具有同一性，即一边生产、一边消费，产品不能通过运输、流通等环节进行异地销售，从需方来看，卫生服务市场范围的大小是根据就医方便程度来确定的，即就诊距离或就诊的可及性。从供方角度来看，是医疗机构服务能力所能达到的供应范围。②卫生服务市场经济主体特征。一般商品市场的经济主体是企业和家庭，而企业是以需求者和供给者的双重身份在市场上进行竞争的。卫生服务市场的经济主体是由医疗机构和家庭构成卖方和买方。随着医疗保险

业的引进，医疗服务市场出现了第三个经济主体，即医疗保险机构，从而打破了传统的医疗服务市场中的医患双边关系而建立起三边关系。③医疗服务市场具有垄断性。由于消费者缺乏医学知识而使医患间信息不对称，消费者主权不充分，因此在卫生服务市场中，医患之间不存在平等的商品交换关系，医疗服务市场被具有行医资格的个人或机构所垄断。④垄断和诱导需求造成的服务低效率。在医疗服务市场中，供方有控制垄断和控制产量的能力。如医院为了追求利润的最大化，将提供的服务量定在边际成本等于边际效益的水平上，在垄断市场上，均衡价格等于平均成本，但供方通过控制其服务量使市场价格大于均衡价格，从而造成资源利用的低效率。另外，由于存在诱导需求，因此，卫生服务市场价值规律遭到破坏。卫生服务供给增加，从短期来看，不仅不会使价格降低，反而会引起价格上涨或价格不变；从长期影响来看，将会刺激卫生服务规模的不合理膨胀，造成社会资源分配与利用的低效率。⑤卫生服务市场价格形成的特点。一般商品市场价格是通过市场经济主体的充分竞争而形成的。而在卫生服务市场上，由于卫生服务产品的特殊性与消费者的个体差异，使医疗服务价格只能通过有限的竞争形成，即在卖方竞争的基础上，同行议价，或由医疗保险机构作为消费者的代理人与医疗机构谈判定价，或由政府领导下的各类专业人员组成的机构协商定价。

卫生服务市场的相关概念 有以下几个方面。

公共产品 消费时没有竞争性和排他性的物品。又称公共物品、公共财产等。是与私人品相对应的概念。根据上述2个条件，可以将卫生产品划分为3大类型：①纯公共卫生产品。同时满足以上2个条件；关系社会人群健康和不具有排他性和竞争性。市场机制无法对这类服务的供给和消费施加影响，如卫生监督执法：食品和药品、职业劳动卫生、环境卫生、学校卫生、公共场所卫生等；监督监测；重大疾病控制与预防：性病、艾滋病、结核等传染病、地方病监测与报告，突发公共卫生事件及疫情的处理、消杀灭以及健康教育等；公共卫生课题的科学研究。②准公共卫生产品。满足以上2个条件之一，或2个条件都不完全具备，但却有较大的外部性；不仅给个人和家庭带来好处，更重要的是给他人和社会带来明显的外部正效应。有利于预防疾病流行，保护脆弱人群，提高人口素质，而且涉及国家、社会长远利益和国际影响。包括计划免疫和免疫接种；传染性疾病、地方病防治与管理；妇幼保健与计划生育；从业人员健康检查；一些基本的医疗服务。这类产品具有消费上的竞争性，即当消费者的数目达到一定程度时便产生消费上的竞争，使用的边际成本提高，有的学者称为拥挤型公共卫生产品，这部分产品随着消费者的增多，容量会满载而出现拥挤，消费者的效用将出现递减。③私人产品。不具有以上2个条件。

外部性 生产或消费一种产品/服务时对第三方产生的影响，这种影响可能是正面的，也可能是负面的，但却不要求第三方进行补偿或索取赔偿。又称外部效应。有外部性的产品，其外部性在价格中并不能得到反映。根据影响的正反面分为正外部性和负外部性。医疗服务市场既存在正外部性又存在负外部性。具体表现：①医疗服务购买者的外部性。当某医疗服务的边际社会收益偏离其边际个人收益时就产生了医疗服务购买者的外部性。医疗服务购买者的外部性主要体现在传染病（如甲型H1N1、禽流感等）的防治上，治愈一个传染病患者，不仅恢复了患者的健康和工作能力，同时也降低了其他人患病的概率。同样，对易感人群接种疫苗，不仅降低了本人患病的概率，同时也降低了因本人患病而传染给其他人患病的概率。②医疗机构的外部性。当市场参与者影响了他人并且不予补偿时，则外部性导致了无效率的资源配置。与医疗服务购买者的外部性情况类似，医疗机构外部性的存在常常会扭曲市场经济中的资源配置，最终导致医疗服务市场失灵。当医疗机构的生产过程使其他机构（他人）遭受损失并且未进行补偿时，则产生了医疗机构的负外部性，此时，生产的边际社会成本和边际私人成本之间出现偏离。

供方垄断 在生产集中和资本集中高度发展的基础上，一个或少数几个卖者对相应部门产品生产和销售的独占或联合控制。又称卖方垄断。垄断者在市场上，能够随意调节价格与产量。医疗服务市场垄断性表现为：①地域垄断性。由于患者和医生愿意出行的距离有限，较强的地域性使得在一定的区域内只有少数几家医疗机构占有较高的市场份额，垄断着当地的医疗服务市场。②技术垄断。由于医疗服务的技术复杂性，使得医生在给患者看病的过程中也存在一定的垄断。患者虽然知道自己的症状，但不明白自己所患疾病的专业知识，而医生能够根据自己的信息垄断优势去寻求信息租金，诱导或欺骗患者。③所有制垄断。中国特有的垄断模式。医疗服务机构绝大多数是国家直接花钱建立的，其他经济成分极少能获准进入这个领域。尽管在政策上，个体开业是合法存在的，但关于私立和其他非公有制形式办医的问题，依旧是医疗卫生界极为敏感的话题。业内人士看法不一，心存顾虑者似乎占绝大多数。因此人们普遍认为，医疗机构还是国家办好，还是实行公有制确保安全。所有制的垄断也就如此形成。同时，在现行医疗管理体制下，政府卫生行政管理部门和其他部门、企业既是医疗机构的投资和承办者，又是医疗机构的管理者。政企不分，"管""办"不清，卫生行政部门成了医院的"总院长"。

（江启成 张 歆）

wèishēng fúwù shìchǎng shīlíng

卫生服务市场失灵（health care market failures）

市场无法有效率地分配商品和劳务的情况。又称市场失效。根据经济学理论，在完全竞争市场中，由于价格和竞争等市场机制的作用，厂商和消费者在追求自身利益最大化的过程中，商品的价格达到了均衡，市场自动达到了"帕累托最优"。市场调节及价格机制发生作用的前提条件是竞争充分、信息完备的市场，但是很显然，医疗服务市场并不具备上述前提条件，所以在医疗服务领域，市场机制无法实现卫生资源的最优配置，此时，就会出现"市场失灵"。

市场失灵原因 ①市场机制的功能具有局限性。在满足一切理想条件，市场机制能够充分发挥作用的情况下，市场对一些经济活动仍然无能为力。由市场局限性而引起的市场失灵是市场机制所固有的、无法克服的。纯粹的市场化解决方案产生的高额的治疗费用将主要摊在患者身上，使其不堪重负；更重要的是，由于政府对带有公共产品性质的医疗服务撤除支持，在纯市场条件下很难激励对基础医学和疾病防控技术上的创新，也会造成传染病防治等公共产品的短缺。②现实的市场不是完全竞争的市场，使市场的作用离开最优状态，因此发生市场失灵。市场化改革本来是让患者有更多的选择，又能降低医疗费用，但目前带来的只是医疗费用的飞涨。③市场自身不完善。主要是市场在运行过程中发生功能障碍，如垄断、不正当竞争和通货膨胀等。国家控制医疗价格和医疗供给的情形，又会推动非价格配给制出现，届时医疗问题就转化为排队问题，全民免费医疗服务不仅会造成医疗资源的过度消耗，也可能造成"有病要排队等死"的怪象。

市场失灵表现 在卫生服务市场上，市场丧失合理配置资源、提高效率的功能。这是市场机制本身固有的功能缺陷的一种反映，主要反映在以下方面：①市场机制的核心，即利益驱动机制不能解决好所有的社会问题。卫生服务大部分是公共产品或准公共产品，更注重社会效益，不以营利为目的。因此，如果完全让经济利益去驱动卫生服务的发展，在不可能获得平均利润和存在投资风险的情况下，就会趋于萎缩，难以为继。在卫生服务市场中医生是消费者的代理人，而医院常常具有地方垄断性，那么就可能利用这种垄断的市场支配力量来获取超额利润，这时的卫生服务市场失去了解决健康问题的作用。同时在医疗卫生服务领域，许多产品和服务（如 SARS 的防治、免疫接种、健康教育等）都是公共物品或半公共物品，大量的产品和服务都有明显的外部性。然而除政府以外不会有私人厂商提供公共产品，即自由竞争市场体系将导致医疗卫生资源的无效配置；处于卫生服务市场中的患者，疾病的发生是不确定的，诊断和治疗过程也是不确定的，治疗后的结果也不确定，导致医疗服务市场与完全竞争市场偏离。②在卫生服务市场上，由于信息不对称，价格失去了配置资源的作用。由于疾病发生及治疗结果的不确定性，医生和医院（供给者）不能事先向患者（消费者）告知价格。市场的价格信号就不会像自由市场那样发挥作用。并且，医疗保险使消费者会按低于价目表上的价格付费。这时，市场机制不能自动地实现经济有效性。③市场调节带来的不公平问题。市场运行机制不能解决贫富悬殊、不能兼顾公平和效率。在资源配置与收入分配上，公平与效率是一个两难的选择。市场竞争的必然结果是两极分化，带来收入分配的不公平。

市场失灵影响 ①市场机制不能解决宏观总量的平衡问题。自从凯恩斯的理论提出之后，现代经济学家普遍认为仅仅通过自由市场机制的自动反应不可能实现总需求与总供给的均衡。这个总体均衡只有依靠政府制订区域卫生规划，由政府主管部门实现全行业系统管理来加以实现。②市场机制不能解决长期发展问题。市场机制不能解决国民经济长期发展问题，卫生服务领域也是如此，所以政府必须承担中长期卫生规划的任务。这个计划可以通过信息预报、项目预算、行业管理、立法控制、价格引导、实现区域性卫生规划等方式来实现。③市场机制很难进行产业结构的调整。市场机制不利于产业结构的调整，特别是不利于社会基础设施建设，不利于公共部门的发展，不利于文化教育卫生事业的发展，不利于产业结构的高级化。因此，现代市场经济国家都是依靠政府部门促进有关行业的发展，其中包括健康保障与卫生保健事业的发展。④市场机制不能正确调节公共商品与劳务的生产和公共资源的有效利用。市场经济学认为，市场机制不适用于公共产品的生产，不可能使社会的公共产品达到最佳状态。⑤市场机制难以解决外部效应问题。⑥市场机制无法调节自然垄断部门的发展。卫生保健领域中也有这样的部门，如 CT、磁共振、大型专科病房、三级高层次医院等，这些通常在一个县只需要一家医院具备就可，但市场机制很难使这样的部门分配合理。⑦单纯依靠市场机制不能促进技术发展、研究和发明。不能单纯依靠私人企业，必须有政府的支持或非营利基金的支持。卫生保健的许多问题属于科学研究，如果单纯依靠市场机制，医学科学的进步和技术的使用就会受到很大的限制。⑧市场调节会使收入分配不公平。这是市场机制作用的必然结果。因为，在市场经济条件下，分配就是以不公平为前提的，卫生保健是以公平原则占主导地位的保障服务，特别是老年人、丧失劳动能力的患者、妇女、儿童，对这些脆弱人群的关怀与照顾是无法以市场机制为调

节手段的。综上所述，正确认识市场的功能及其失灵是正确理解市场机制的前提。在卫生服务领域，市场失灵是大量的、普遍的，在许多情况下是无法克服的。

（江启成　张　歆）

jíbìng bùquèdìngxìng

疾病不确定性 （uncertainty）

由于疾病发生具有偶然性和突然性，加上大部分人对自己健康的预期较为乐观，因而不可能预先准备大量资金用于治疗疾病的情况。如果没有政府的保健支付，就会有很多人因为缺乏支付能力而得不到医疗保健，在突发性疾病的面前面临死亡的危险。

由于个体的发病率不确定，即患者在未来某段时间内对其健康状态和医疗保健的需要存在不确定性，个体的疾病负担能力不确定，个体治疗的方案存在差异；患者对疾病治疗的不确定，对卫生提供者技术的不确定，由于个体差异导致同类疾病治疗效果的不确定。疾病不像商品说明书写得清清楚楚，疾病在每个个体身上的表现是不确定的，诊断和治疗过程也是不确定的，结果同样也不确定，许多不确定叠加在一起，疾病的发生及治疗方案、所需时间和最终疗效均很难确定。

1963 年，阿罗发表的卫生经济学领域的奠基之作《不确定性与医疗保健的福利经济学》，分析了医疗服务市场的不确定性。按照阿罗及其他学者的分析，医疗服务市场与完全竞争市场的偏离之处主要有：最显著的是疾病发生的不确定性和治疗效果的不确定性。这一方面即是说在未来一定时间内，消费者的健康状况以及对医疗服务的需求存在不确定性，这意味着从个人的角度来看，对于医疗服务的需求是不稳定的，

且难以准确预测；另一方面，由于人体的复杂性，医生以及患者对于各种治疗方案的结果无法确定，这意味着从供给方的角度看也存在不确定性。阿罗证明，既有供给方又有需求方的不确定性使充满各种风险的保险市场不能形成，因此，需要政府介入以克服这些不确定性。如在一般医疗领域，基于个人对医疗需求的不确定性，生病面临的生命风险和医疗费用成本巨大，往往超越家庭的承受能力，政府必须承担筹资与分配责任。如由于卫生提供者技术的不确定性，需要政府对其规制及颁发执照等。

英国经济学家巴尔教授认为，这种不确定性使得医疗保健市场与标准假设不一致，患者对于医疗服务质量信息的缺乏使得他们无法准确地界定预算约束线；而对于医疗知识的缺乏即何时需要、需要多少医疗服务，他们无法准确地界定预算约束线；而对于医疗服务的需求，包括何时有需求、需求多少、医疗服务的效果，以及不同服务提供者的成本信息，均存在不确定性。"较弱的信息导致了较弱的判断力"，由此产生一些不确定性；消费者要想了解这些信息就只有向医生咨询，而医生恰恰是出售这种商品的人；消费者即使获得了一些信息，也不一定能够做出完全正确地理解，失误的判断很可能导致错误的选择；而错误选择的成本很高，与其他商品相比，在很多情况下往往具有不可更改性、不可重复性、甚至不可逆转性等特点。

（江启成　张　歆）

yīliáo fúwù láodònglì shìchǎng

医疗服务劳动力市场 （health care labor market）

以市场价值规律、竞争规律和供求规律为基

础，引导医生、护士、医技及管理等专业人员的供求，促进其实现优化配置的一种内在机制。

构成劳动力市场的要素包括以下几点：①市场主体。包括劳动者与用人单位，两者相互选择才能实现在劳动力市场上的就业。②市场载体。可以是集中的场所，如职业介绍所，也可以是其他形式的媒介，如新闻媒体、计算机网络等。③市场价格。即劳动者的工资或劳动力成本。④市场规则。即政府为保障劳动力市场正常运行而制定的各种管理制度，以及用人单位、求职人员或职业介绍机构相互间的行为约定或协议等。⑤市场服务。为劳动者及用人单位提供职业中介服务。

医疗服务劳动力市场除遵循劳动力市场的一般规律外，还有其独特性，包括：①高专业性。医务人员的专业性强，与其他行业人员难以形成替代关系。②高前期投入。由于工作的重要性和复杂性，医务人员的培训一般较长，完成教育和培训的投入也更大。③进入障碍。为了保障医疗服务的安全性，所有国家对医务人员都有严格的执业许可制度，同时从控制医疗服务合理提供的角度考虑，发达国家也从教育阶段就对医务人员的数量进行控制。

医疗服务劳动力市场研究通常以医疗卫生机构中劳动力的供给和需求为核心，综合研究医务人员的教育培训、准入和地理分布等问题，最终在微观和宏观层面为医疗卫生人员的人力资源合理配置提供理论依据。

（李卫平　黄二丹）

yīxué jiàoyù yǔ péixùn

医学教育与培训（medical education and training）

医生在治疗决策中的权威性使他们成为卫生经济领域中最主要的服务提供者，其他的大多数卫生技术人员都是在医生的指导下进行工作。因此尽管医生只是代表卫生技术人员的一小部分，各国的经济学家们仍然重点关注医生的培训与执业情况。

许多职业都要求从业者受过相当长一段时间的教育和培训，但医生的执业前培训期是最长的，这种培训程序从经济学的角度看，限制了医生供给对市场条件变换的短期和长期的反应，并且成为医学教育的调控因素。这种培训程序还使医疗行业有可能控制医学教育准入，从而通过控制医务人员的数量提高医疗服务的市场价格。发达国家卫生经济学家对这一问题有着比较系统和长期的研究，中国这方面的研究还比较薄弱，正在加强。

医学教育的政府补贴由于公众关注医生的供给是否充足，发达国家的医学院校教育得到了大量的政府补贴，学费只占其收入来源的一小部分。

从一般意义上说，既然医生收入较高，医生教育投资收益率也较高，则政府就不需要增加医学教育投入，从而减少医学生的经济负担。从经济学上，部分地把这种补贴解释为一种试图克服资本市场不完善的政策。尽管医学教育的收益相当可观，但还是难以确保每个潜在的放款人都能得到足够的贷款。因为教育投资是一种人力资本投资，而人力资本不能像物质资本那样被买卖。潜在的医学生可能得不到所需的贷款。因此从社会的角度来看，如果政府不能提供资金支持就有可能导致医学生的数量不足。1981年莱弗勒（Leffler）和林赛（Lindsay）的结论是，由于存在这种资本市场的不完善，依靠私人市场可能导致医学教育投资不足。这样，政府的资助就有其经济学上的依据。学者们估计，政府资助占医学教育成本的最佳比例水平约为36%，这是一个相当可观的数字。

医学院校的联合生产主要指医学院校联合提供了以下3种产品：医学教育、临床医疗服务和科研，3种产品间的成本互有交集，影响着对医学院校的补偿政策。

为了适当地补偿临床医疗服务的成本或为医学教学筹资，有必要搞清这些活动的"纯成本"，即仅从事其中一种活动所需的成本。1978年纽豪斯（Newhouse）的一项研究解释了这些术语。如一所医学院校提供教学和临床医疗服务的年均总成本为600万美元，如果该医学院校只提供教学，而把临床医疗服务的提供降到教学所需的最低水平，其成本为500万美元；如果只提供现有水平的临床医疗服务，不提供医学教学，其成本为300万美元。从增量的角度看，临床医疗服务的成本将该学校的预算从500万美元提高到600万美元，这额外的100万美元就是提供临床医疗服务的"纯成本"。同理，在临床医疗服务之外还提供医学教学，使该学校的预算从300万美元提高到600万美元，即提供教学这一产品的"纯成本"为300万美元。假设医学院校的总成本比所有纯成本高200万美元，这200万美元即为"联合成本"。表明如果学校仅仅在纯成本上得到补偿，就会发生赤字。与学校筹资有关的许多争论，都是围绕联合成本由谁承担的问题展开的。

联合生产问题集中体现在教

学医院中。教学医院往往通过提供实习、住院实习和医学研究联合提供临床医疗服务和医学教学。由于教学医院和非教学医院的成本有重大差别，第三方付款人是否对医学教育进行了不必要补贴的问题受到了特别的关注。20世纪70年代一项调查显示，教学医院非医生人员每天的费用要比非教学医院高10%～21%。

国际上一系列对医生的教学和培训的经济学研究有助于理解医学教育的经济学特征，为回答为什么要大量投入医学教育、如何投入、如何评价提供了以实证研究为基础的经济学解释。

（李卫平　黄二丹）

yīxué jiàoyù rénlì zīběn lǐlùn

医学教育人力资本理论 （human capital theory of medical education）

从个人角度分析整个医学职业生涯期间，医学教育的投入和产出情况，并研究在这种情况下个人行为决策对医务人员供求关系的影响的理论。

人力资源规划专家关注的一个主要方面就是应届毕业生的可得性。要想在任何给定的时间都有适当数量的毕业生，就必须要求若干年前有适当数量的学生入学。因此，医学毕业生的数量取决于那些潜在的医疗人员进入医学院校、接受相应教育的个人决策。

医学教育的成本主要包括因学习而放弃工作收入的机会成本和医学教育的费用。医学教育的收入指毕业后整个职业生涯的较高收入。由于医学教育投资在初始阶段成本最大，而最大的回报发生在较晚的年份。因此，对未来价值还需经过贴现计算，贴现率取决于个人对风险的偏好程度。

将医学教育的投入和贴现后的收入进行比较，就可以得出个人的医学教育人力资本投入决策。因此影响个人是否进入医学院校学习的4个因素就是：学费、学时、医生收入和贴现率。经济学家还常计算医学教育的内部收益率，也就是使现值为0的贴现率。以便与其他投资机会相比较，较高的内部收益率意味着较高的投资回报率。医学教育收益率的信息对政策的制定有很大帮助。如果观察到医学教育的平均收益率较高并且在上升，这一信息可能意味着医生稀缺程度地增加，也就是短缺。大量研究都试图对医学教育的收益率进行估计。

（李卫平　黄二丹）

yīxué jiàoyù kòngzhì

医学教育控制 （control of medical education）

从医学教育阶段对医学生人数进行控制，从而限制医生人力资源的供给，使执业医师获得垄断收益的行为。

在美国，由于医生的教育周期更长，收入更高，并且医学会的政策影响力也更大，因此对是否存在控制医学生人数而获得垄断收益的研究更多。1974年维克多·福克斯（Victor fox）指出大多数经济学家认为，医生的高收入部分地体现了这一行业的准入限制和其他妨碍竞争的行为所带来的垄断收益，即医生为了提高其服务价格而限制行业准入，以便获得更高的收入。

1984年凯塞尔（Kessel）指出，医学会通过若干种途径维持了该行业的垄断势力，其中最重要的两种是医生开业许可证制度和对医学教育的控制。依据凯塞尔关于医生对医学教育进行控制的描述，这种控制主要是通过美国医学会（American Medical Association，AMA）实施的。

由于中国合格医生人力资源尚处于供不应求的状况，医药行业组织还不发达，对这方面还缺乏研究。

准入控制　通过许可证制度对医生、医疗机构和医学教育机构的数量和质量进行控制。历史上最著名的案例是1906年，美国医学会的医学教育委员会（Council on Medical Education）调查了已存在的160所医学院校，宣布其中只有一半略强的院校合格。这个结论导致医学院校的数量在1920年减少到85所，1944年降为69所。因此20世纪中期，凯塞尔指出，让美国医学会负责决定医生的供给就像把"决定钢产量的权力交给美国钢铁协会（American Iron and Steel Institute）"一样。美国医学会也能通过给有医生培训资格的医院发证来控制实习和住院实习的过程。

还有很多分析者指出，近来医学院校的相关数据表明医疗行业自身仍然进行了准入控制。医学院校相当有限，大量合格的申请者带来的超额需求也支持了前述观点。数据显示，历史上美国有很大比例的医学院校申请者被拒门外，表明存在着对有限的医学院校的超额需求，成为医疗行业存在垄断性控制的证据。

捐赠者偏好假说解释　医学教育供求时，认为医学教育的控制不是以谋取行业超额利益为目的，而是按捐赠者的意愿选拔录取学生，从而造成医学院校需求过剩的观点。

1980年霍尔（Hall）和林赛（Lindsay）认为，医学院校将大部分申请者拒之门外而只录取一部分申请者，其原因是医学院的管理者们对其经济激励做出的理性反应。由于医学院校的收入很大程度上不是来自学生支付的学费，而是来自"捐赠者"，包括政府、校友、商界以及研究机构等。在很大程度上，这些捐赠者才是医学院培养出合格医生的真正需求者。然而这些捐赠者们常常只对一部分在个性、成绩和职业目标方面有特定素质的人感兴趣。如医学院校是凭考试分数选拔申请者，但也选择那些年轻的、有明确的专业兴趣的以及表示愿意到医生短缺地区工作的申请者。这些特征反映了捐赠者的偏好。即为了确保捐赠者能够继续提供资助，医学院校制定了一套程序以选拔"适当合格"的学生。因而，如果把医学院校的捐赠者视为真正的需求者，那些未被医学院校录取的申请者就不能代表真正的超额需求。

除了解释医学院校明显存在的过剩的超额需求以外，霍尔和林赛还指出医学院校注册学生数的增加不仅是因申请者增加，还因捐赠者对于受过正规训练的医生的需求增加了。此外，如果医学院校为了使医学会受益而人为地限制其招生人数，可以直接提高学费来减少医学教育市场的需求，但现实是学费只占医学教育真实成本的一小部分。这些结论都与美国医学会控制医学院招生数以扩大垄断收益的观点相矛盾。

准入控制和捐赠者偏好假说解释了医学教育控制的两方面因素。有数据表明，发达国家医学院校招生人数在早期有可能存在行业的垄断控制，但目前主要是市场力量作用的结果。通过对医学教育控制的关键环节和影响因素的分析有助于调控医务人员的供求关系，制定有前瞻性的医务人员人力资源规划。

（李卫平　黄二丹）

yīliáo fúwù láodònglì xūqiú hé gōngjǐ
医疗服务劳动力需求和供给
（demand and supply of health care labor）　反映医疗服务劳动力市场中的劳动力的供求关系。由医生人力市场和护士人力市场组成，这两个市场与医学教育市场和医院服务市场相联系。医疗服务劳动力的需求和供给的变化，对医学教育的供求和医院服务的供求产生影响。

医疗服务劳动力需求　医疗机构对医生、护士和医技人员等劳动力的需求代表了医疗服务劳动力市场的需求。如影响对护士需求的因素包括患者对雇佣护士的医院的需求、医生的工资、护士的工资和其他医务人员工资的关系等。

医疗服务劳动力供给　医学院校毕业生的数量和现有医务人员的存量构成了一定时期内医疗服务劳动力的供给。

医疗服务劳动力的使用以及与其他生产要素的组合共同决定了医疗服务的供给及其提供者的工资水平。而提供者的生产率和培训对于医疗服务劳动力市场的运作和劳动力的供给都有十分重要的意义。

政府一般通过医学教育规划、医疗服务的人力资源规划、劳动力生产率和行业工资水平的发布等来调控或干预医疗服务劳动力的需求和供给，考虑卫生人力要素替代和卫生专业人力短缺问题，以达到其供需平衡。医疗服务劳动力供需平衡指医务人员的质与量及其承担的任务与功能之间的匹配和协调。即医务人员的数量、质量、类型和分布是否合理，国家或用人单位对他们的服务、雇佣、支持和维持能力是否足够。医疗服务劳动力平衡状态是少见的，不平衡是常态。医疗服务劳动力供求不平衡的类型主要有数量不平衡、质量不平衡、分布不平衡3种。医疗服务劳动力供求不平衡有其积极的一面，如医务人员过剩，可以促使人才市场竞争，提高医务人员素质，促进医疗服务质量提高，更好地为患者服务。但反过来医务人员过剩又可造成诱导需求，导致医疗技术过度利用。

医疗服务的人力资源规划往往依据医疗服务的需要来规划医务人员的供给，但现实中医疗服务市场的人力供给却是由医疗服务需求决定。研究造成医疗服务劳动力供给与需求间不平衡的原因，是制定和完善医疗服务人力资源规划的必备手段，有助于规范和调整医疗服务劳动力需求和供给政策。

卫生人力要素替代（factor substitution of health professionals）　当一种生产要素的价格上升，其需求量会下降，医疗机构可以通过提高另一种要素的需求量来达到预定的产出量，这种情况就称为要素替代。

医疗机构主要依靠资本和劳动力这两种生产要素获得一定量的产出，这两种生产要素之间可以形成替代。如果一种新机器的使用使实验室技术人员可以完成以前只有影像学专家才可进行的实验。那么这就使实验室技术人员对专家构成了替代。结果，对实验室技术人员的需求将增加。这种技术变革也将改变对影像学专家的需求，使其需求更具有弹性，即更加平坦的需求曲线，并对工资的变化更加敏感。如果各种要素之间的替代越容易，那么医疗机构对投入要素价格的变化将越具有谈判能力，因为它可以用比较便宜的生产要素来代替相对昂贵的生产要素。

在最近几十年，为了控制卫生费用的增长，医疗机构和政策制定者特别关注使用医生助理进行替代的可能性，以至于达到了用非医生提供的医疗服务来代替医生提供的医疗服务的程度。他们允许医疗机构雇佣大量低工资的工人来降低成本，以便提供更多的卫生保健服务。市场需求是各个医疗机构对各种劳动力的需求水平的总和。在竞争环境中，劳动力市场的均衡点和与之相伴的均衡工资水平取决于供给和需求的互相作用。

通过研究卫生服务不同类型人力之间的替代性以及人力与设备之间的替代性，有利于使现有的医疗服务生产要素互相匹配，提高利用效率，从而达到控制成本，提高服务量的目的。

卫生专业人力短缺（shortage of health professionals）指在市场的工资水平下，卫生技术人员的供给数量低于需求数量的情况。图1描述了以这种方式定义的短缺，即每周薪水 W_1 处的卫生人力短缺等于 $L_{d1} - L_{s1}$。如果周薪是 W_2，就不存在短缺。这是因为在较高的周薪处，劳动力需求较少，

而提供的劳力更多。

超额需求 由法律和规章管制带来的低价格造成的需求过剩。图1对短缺的定义未解释工资为什么没有上升到均衡点去自动消除短缺，其最常见的观点为，这是由法律和规章带来的工资刚性，以及由此产生的持续需求过剩所造成的。如房屋租金管制的案例，由于出租房屋的租金被限制在较低水平而造成房源短缺，在房屋租赁市场这种情况是经常发生的。在中国，医生门诊特别是专家门诊的挂号费和诊疗费长期受价格管制，远低于其成本，由此造成患者对医学专家的超额需求。

动态短缺 市场机制调控下工资变化和劳动力供求动态调整中造成的劳动力短缺。短缺可能发生在供求随着时间的推移而改变的情况下，如假设对某一类医生的需求种类是随着时间的推移而不断增长的，而此类医生的供给却调整缓慢，结果是相对于其他职业的工资水平，此类医生的工资水平有了大幅的提高。图2描绘了两个不同时期内对医生的需求，比较在时期1和时期2的两个均衡（供给等于均衡），工资从 W_1 急剧增长到 W_2 暗示存在该专业医生的短缺。在这种方式下

对短缺的度量主要是相对工资水平和它的移动方向。

但是现实情况更加复杂。如市场对医生需求上升的初期反应是将工资水平涨到 W_2，直至高工资导致供给上升至 S_2 水平，医生工资水平随时间推移下降到 W_3。因此，在给定时期内的工资下降，可能反映了为抵消医生短缺而做的长期调整，并不一定代表供给过剩。

买方垄断形成的短缺 通常用买方垄断势力的作用解释注册护士的短缺。买方垄断市场就是只有一个买者的市场。在买方垄断的条件下，即使医疗机构已处于均衡状态下，仍可能会报告存在职位空缺。这是因为在竞争情况下，由于工资水平高，医院只能雇佣少量的护士，而在垄断的情况下，医院则可以降低工资，但是工资降低后，又提高了医院雇佣护士的能力。其垄断情况下的雇佣能力就和竞争情况下的雇佣能力形成"报告的短缺"。

此外，还存在卫生人力的需要型短缺，即根据地区疾病发病率和患病率等流行病学资料以及卫生人员为防治这些疾病所需时间，从理论上判断的卫生人力短缺，而事实上的需求并没有这么高，因此根据需要判断的短缺并非经济学意义的卫生人力短缺。

（李卫平　黄二丹）

yīliáo fúwù láodònglì shēngchǎnlǜ
医疗服务劳动力生产率（productivity of health care labor）劳动力每单位时间的产出量。实际计算中，单位时间一般为小时，产出量用等量货币表示。反映劳动者在单位时间内所获得的经济价值。国际上，常用劳动力生产率比较区域间、行业间的劳动收益。许多国家定期公布其国内劳

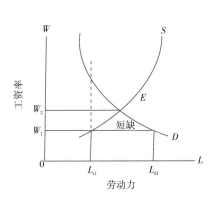

图1　经济学上的短缺

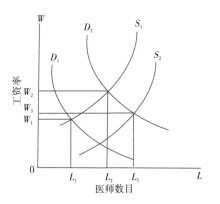

图2　依赖于供给调整的跨时工资变化

动力生产率数据，以显示其国内各行业的劳动力的效率、价值以及供需情况。

医务人员的生产率可以用医务人员的平均服务量来度量，这种定义与微观经济学中平均产出的概念相同。由于医务人员提供的服务也是多种多样的，因此研究者通常用货币价值来表示服务量。1972 年，莱因哈特（Reinhardt）对医生的生产率进行了经典研究。他用患者总量、门诊量和患者费用 3 个指标来表示服务量，还同时考虑了医生和辅助人员的配合使用情况。他发现，当医生每周工作达到 25 个小时后，其生产率和边际产出倾向于增加，当每周的工作时间达到 110 小时，医生的边际产出下降为零，生产率开始下降。

医疗服务劳动力边际生产率在其他条件不变的前提下，每新增一个单位的劳动投入量所带来的产出增加额。是生产函数和等产量线模型的进一步发展。如生产函数中的劳动力变量代表实验室技术人员数量，在保持实验室设备和材料等其他投入不变的情况下增加一个技术人员后，实验室的新增产出就是实验室技术人员的边际产出，而新增的人力成本就是边际成本。在其他条件不变的情况下，进一步增加技术人员所带来的新增产出将不断减少，这就是边际收益率递减法则。

雇佣实验室技术人员的合理数量还依赖于产品价格。边际产出与产品价格的乘积就是边际产品收益（marginal revenue product, MRP）。边际产品收益与人员成本的比较决定该实验室是否应增加技术人员，技术人员的增加将直到边际产品收益等于边际成本为止。实验室技术人员的边际产品

收益曲线（图）。

曲线具有向下的斜率，表明了边际收益递减原则。假设在市场竞争条件下，边际产品收益曲线是通过产出价格乘以边际产品曲线而得到的。最优的雇佣人数取决于工资水平。在工资水平为 W_1 时，A 点出的最优的雇佣人数为 L_1，相反，在一个比较高的工资水平上，如 B 点的 W_2，最优的雇佣人数为较少的 L_2。劳动力的边际产品收益曲线展示了对劳动的需求，与实验室的生产函数以及实验产品的价格直接相关。如果实验室实验产品价格上涨，那么边际产品收益就上涨，因此，将雇佣更多劳动力。如果配备了更先进的设备，那么实验室技术人员将更具备更高的生产力，同时也将促进对技术人员的需求。

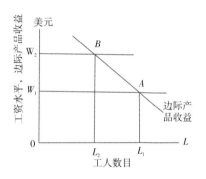

图　不同工资水平下的企业雇佣策略

（李卫平　黄二丹）

yīliáo fúwù láodònglì shìchǎng tèzhēng

医疗服务劳动力市场特征

（characteristics of health care labor market）　医疗服务劳动力主要包括医生人力和护士人力。医生人力市场特征主要包括高专业性、高前期投入和进入障碍。护士人力市场的特征主要包括高专业性、进入门槛比医生低、劳动强度大，从而形成的护理人员的

高流动性和短缺。见医疗服务劳动力市场、医疗服务劳动力需求和供给。

（李卫平）

yīshēng kāiyè xǔkězhèng zhìdù

医生开业许可证制度（medical licensure）　主要指医师资格考试、许可证制度和执业注册制度。是医生服务质量的重要保证。

世界各国都通过医师资格考试对医务人员的质量加以控制，考试合格者经过审核获取执业医师执照。在取得执业医师资格后，经过相应的专业培训，并取得资格认可，具有从事相应专业活动能力的医师才可以成为专科医师。专科医师培养和准入制度是提高医学人才素质，保障医疗服务质量的有效机制。在国外，医学生毕业后教育是终身教育体系中必不可少的阶段，这也成为医疗服务质量的重要保证。同时很多国家还实行医生执照更新制度。

美国医师执照考试是由美国医学教育委员会组织的全国性医师资格统一考试，合格者可以获得美国全科医师行医执照。在全科医师的基础上，再培养专科医师。美国医师执照考试自 1915 年开始，至今已有近百年的历史。要取得专科医师资格还需进行一定期限的专科医师培训，并经专科医学委员会考核评定合格。

英国根据《医师法》设置的总医学委员会总管英国的医师执照的发放事务，并对医学教育有较强的行使权利。《医师法》规定，医学院校实行的考试即为国家考试。考试合格并取得学位的人，应作为实习医生进行 1 年的住院医师培训，获得结业证书后，才能正式注册成为全科医师。在住院医师培训期间，虽具有医生资格，但不能独立行医。要想获

得专科医师注册，必须完成至少7~9年的专业训练，其中每一阶段都有相应的考查。

德国医学院学制6年，其间必须参加3个阶段全国统一的国家医师资格考试，严格实行淘汰制，毕业时授予医学硕士学位并获得医师称号；完成博士课题研究和论文者可获得博士学位。毕业后经过18个月的注册前培训，申请一个全科医师培训项目，经过2~3年的全科医学培训，考试合格获得全科医师执照。专科医师培训必须在具有培养专科医师资格的医院进行5~6年的培养，完成培训并通过由医师协会指定教授主持的考试，其合格者可获得专科医师资格证书，并取得专科医师执照成为可独立工作的专科医师。

上述国家医师资格考试的性质是行业进入审查，是评价申请者是否具备从事医师工作所必需的专业知识与技能的考试。通过考试者可以有资格申请注册为全科医师或专科医师。

中国医师执业注册制度是医学院毕业的学生必须取得执业医师资格或执业助理医师资格，并经注册后才能按照注册的执业地点、执业类别、执业范围，从事相应的医疗、预防、保健活动。1999年中华人民共和国卫生部颁发了《医师执业注册暂行办法》，规定获得执业医师资格或执业助理医师资格后2年内未注册者，或中止医师执业活动2年以上的，在申请注册前，必须在省级以上卫生行政部门指定的机构接受3~6个月的培训，并获得考核合格证明。执业助理医师取得执业医师资格后，继续在医疗、预防、保健机构中执业的，要申请执业医师注册。

执业许可证制度存在于多种行业，但是医生执业许可证制度在美国却受到了经济学家的关注。其主要争议是围绕许可证限制竞争的作用和行业协会对州许可证委员会的影响展开的。许多经济学家持有的传统观点认为，医学会可以通过许可证控制该行业的进入以谋取自身利益。许可证制度和对医学教育的行业控制确保了医生能获得经济租金。经济租金是社会付给医生的报酬中超出使其提供服务的必要报酬部分。也有经济学家提出许可证制度保护了公共利益，由于信息不完全，公众要求进行质量控制，许可证制度有助于弥补信息不全的缺陷，有利于提高医疗服务质量。

（李卫平）

yīshēng xíngwéi móxíng

医生行为模型（model of physician behavior）

对医生这一医疗服务产品提供者的经济行为进行描述和分析的经济学模型。通过模型对医生的服务进行抽象简化，以分析和解释医生行为的各种现象。著名的医生行为模型主要有以下2个。

供给诱导需求模型　在卫生服务市场中，由于消费者专业知识缺乏，供需双方存在明显的信息不对称。医生作为代理人，患者作为委托人。医生不但是卫生服务的提供者，同时作为代理人，帮助委托人确定其卫生服务需求。由于卫生服务关系到医生的经济利益，医生可能故意引诱患者进行不必要的额外服务。

20世纪70年代，美国斯坦福大学的图赫斯（Tuchs）教授和加拿大依肯斯（R. G. Ecans）教授首先研究提出了诱导需求理论。该理论认为，医疗服务市场有需方被动而供方垄断的特殊性，供

方医生对卫生服务的利用具有决定作用，能左右消费者的选择。在这种患者对医学知识缺乏，而医生具有自身经济利益的服务中，医生既是顾问，又是卫生服务的提供者，因此可以创造额外需求，即供方创造需求。即如果一个地区的医生数量增加，无论是医生服务的价格还是数量都会随之增加。

诱导需求是患者得到了更多的卫生服务，这些服务有些是有益于患者的健康的，如建议患者复诊，以判断病情恢复是否令人满意。但在更多的情况下，这些服务是一种浪费，因为对患者来说，预期费用超过了预期收益。更为严重的诱导需求可能在判断是否需要外科手术时发生，这种诱导需求通常带来严重的后果，如不必要地摘除扁桃体、切除阑尾、切除子宫等。

医生诱导需求的程度可以通过两种假设来解释：一种是假设医生存在目标收入，随着供给量的增加，价格的下降，这时医生往往会通过诱导需求来维持自己的目标收入；另一种是假设医生的诱导需求有一种心理成本，他们诱导需求使自己的收入增加越多，其心理成本越高，因而限制了可以发生的诱导需求量，如太多诱导需求会使医生得到滥开处方的坏名声，获得坏名声的惩罚会限制医生的诱导需求。

医生执业行为模型　解释小地域差异现象的一个医生行为模型。小地域差异现象指即使医生行为符合一个完美代理人的标准，也会在相似的区域间，出现医疗服务提供不一致的现象。

1973年、1977年和1982年约翰·温伯格（John Wennberg）及其同事研究了新英格兰的医院市场，发现新英格兰一个镇上的

妇女行子宫切除术的概率是其另一个同类镇上的 2 倍。这种现象并不局限于新英格兰。一些早期发现显示，新英格兰、挪威和英国西部内陆地区的疝修复、阑尾切除术、胆囊切除术、前列腺切除术、子宫切除术、痔疮切除术和扁桃体切除术等 7 种常见疾病的外科治疗过程，经过人口年龄和性别标准化后，在利用率上也存在着较大差异。

对以上所述小地域差异现象，大多数争议集中于医生执业方式的影响，以及不必要治疗的影响。对于小地域差异现象，一些研究者提出部分是由提供者诱导需求引起的，另一些研究者认为部分是由执业方式引起的，即"执业方式假说"。1984 年温伯格指出，小地域差异在很大程度上与医生对于诊疗方法的不确定性密切相关。医生的习惯、信息量和行为模式形成其执业方式，执业方式最终影响了医生的诊疗行为。在同一个区域内医生之间具有相似的执业习惯，而这些执业方式在不同区域间又往往是不同的。

小地域差异和医生执业行为模型的理论和政策意义是，进一步揭示了治疗方法效果的信息不完全造成了不同的执业行为，导致福利损失的差别。

(李卫平)

wèishēng fúwù láodònglì liúdòng
卫生服务劳动力流动 （flow of health care labor）
医务人员从一个地区转移到另一个地区，从一种专业转移到另一种专业，从一个职位转移到另一个职位的情况。从而引起劳动力和劳动资料结合状态的改变。

劳动力流动这一现象，是随着生产社会化的发展而不断扩大的。引起劳动力流动的原因是：①从微观经济方面看，随着时间的推移，医务人员的薪酬待遇变化，学科发展情况的变化等。②从宏观经济方面看，伴随经济的增长而出现的经济结构（技术结构、产业结构、地区结构、就业结构等）的变动。③从劳动力个人方面看，随着时间的推移，劳动能力发生变化，此外劳动者个人的职业兴趣和就业意愿发生变化。

卫生服务劳动力流动常表现为 2 种形式：①机构间的流动。是卫生服务劳动力的主要流动形式，也是劳动力在部门之间、职业之间、区域之间流动的基础，这种流动对于劳动力与劳动资料的有效结合以及医疗机构的业务效率有着决定性影响。②区域间的流动。取决于多种因素，主要包括地区间卫生人力配置水平、医疗技术基础以及经济社会和文化发展的差异。医生的区域间流动在很大程度上影响着区域内卫生服务劳动力的供求关系，因而成为经济学家关注的重点。

两个因素决定着医生区域间的流动，收入的迅速变化和医学教育的长周期。当医生短缺时会引起医生工资水平上涨，医生收入的迅速上升提高了医学教育投资的预期收益率，向医学教育发出市场信号。医学生从入学、接受培训到执业还需要很长时间，因而区域内通过医学教育增加医生供给对收入信号的反应缓慢。但是周边区域已经经过培训的执业医生却可以迅速做出反应，从而形成医生的区域间流动。

很多欧美国家都通过医生的国际流动来调节本国医生的供求关系。如美国医生的供给很大程度上依赖于外国医学毕业生的流动，外国医学毕业生占美国医生总数的 1/4 左右。让外国医学毕业生在美国执业使美国医生的总供给变得更富有弹性。当医生短缺和工资费用上涨时，政策制定者放松移民政策，利用外国医学毕业生的输入缓冲这一影响；预期医生过多时，则采取相反的政策。除移民政策外，执业准入的难易程度也是调节医生区域间流动的关键环节。

(李卫平　黄二丹)

yīshēng dìlǐ fēnbù
医生地理分布 （geographical distribution of doctors）
通过描述医生在地区间、城乡间不同的密度，分析影响医生执业地选择倾向的各种因素，研究如何使医生在不同地区间都能实现供需平衡，使社会对医务人员的利用效率和公平达到最佳平衡。

医生分布趋势的合理解释
由于社会分工的细化，医生和其他行业一样会发现分工使医生聚集，以有利于提高他们的业务效率。从实验室、诊所、医院的建立可以看到这种专业化进程。此外，由于大型外科手术的专科性强，患者人数少，本身就要求较大的市场范围，需要大量的医务人员合作。但随着收入上涨和交通成本的下降也可造成医务人员的分散化。因为随着人口的增长，中心城市人口所占的比重开始下降，但人口逐渐分散，医生又开始分散开业。

现代化的交通给这种聚散提供了现实的可能性。1982 年斯塔尔（Starr）曾经指出，20 世纪初交通运输的发展从根本上改变了医生和患者互相作用的方式。从此医生、医院让患者找上门来，服务供给者越专业，患者就可能走得越远。现实中，大城市可能有小城市见不到的专科诊所或医院，以及各类专科医生和全科医生，就可以看到由于活动聚集带来的收益。更小一些的城市可能没有大型诊所，但会有城镇所没有的各科专家。而城镇中可能只有全科医生，也可能根本没有。这样，就形成了地区资源分布的不均衡，大城市比小城市有更多医生和专家。

地租的差异缓解了医疗资源分布的不公平性。虽然小城镇的人群要去更远的地方就医，但是他们居住地的地价补偿了其额外的交通成本，因为小城镇的地租比大城市低。又由于郊区和农村的人群离上班的地方近，不需走远就能获得所需的商品和服务，他们的工资可能比同一地区靠近大城市的人群低。工资、地租上的差异有助于福利在同一地区大小城市的居民之间的均匀分配。

医生执业地点的选择 用经济学模型通过地区间差异性来解释医生执业地点的选择。其中最简单的模型是直接认为医生收入的高低决定医生的流动方向。但现实中，收入的差别并不足以解释医生选择执业地点的全部原因。因为低收入还可以通过较低的生活费用、不同的舒适程度或不同的社会价值观来弥补。此外气候、社会价值观或文化收益的不同，也同样会影响医生执业地点的选择。由于影响因素过多，目前还没有研究能完整地解释这一问题。但对于医生执业地点的选择有两点是可以确定的：①医生会向更有吸引力的地方迁移。②用区域模型对现有的医生区域分布模型进行预测。

许多研究都试图把医生的执业地选择与各个地区的特点联系起来。1985 年厄恩斯特（Ernst）和耶特（Yates）指出对医生区域

分布模型的回归分析显示医生执业地选择对净收入并不敏感，而对类似人口数量、人均收入等指标比较敏感。这一结论与区域理论的许多研究是一致的，如更多医生会选择在人口中心开业，区域选择还与该地更高的人均收入相联系。医生区域分布模式还对特定地区反映"生活质量"的变量比较敏感。这些变量包括人口数量、受教育程度、人口的种族构成等。

上述研究只能在一定程度上解释地区间医生分布。1982 年纽豪斯（Newhouse）及其同事的研究表明：在给定的一个专科服务内，大城市更有可能拥有一个或更多的专家；随着该专科的发展，相关专家向更小的城镇扩散，结果小城镇新增专家要比大城市多。该研究解释了地区间医生的流动方向。

实现医生公平分布的策略
医生的区域分布不平衡显著地影响患者医疗服务的可及性，使医疗服务不能公平获得。农村和城郊居民为了获得某些医疗服务，必须花更高的费用，到更远的地方去就医，因为医生往往选择在离富有人群较近的地方开业。政府可以从供求两个方面的激励因素来解决这个问题。

在供给方面 增加医生的总供给可以降低医生分布的不均衡性，因为市场力量会促使医生向医疗服务不足的地区扩散，如美国采取这种政策并持续到 20 世纪 70 年代中期，直到消除医生的全面稀缺现象。针对医生分布不平等的政策选择包括：向学生提供"可豁免的贷款"，要求接受贷款者将来在医生短缺的地方工作；在医生短缺的地区资助或补助某些诊所或医疗服务；政府直接雇

佣医生在短缺的地方开业等，这些策略都曾被各国政府采用过。总体而言，政策制定者应认识到医生短缺是由于潜在的患者无力为服务付费所致，这与贫困和缺乏医疗保险相关，其解决的本质要求是将社会资源从富有人群向贫困人群进行再分配。

在需求方面 区域内局部地区医生短缺往往发生在穷人聚居区，是因为穷人没有支付能力，医生在穷人居住地附近开业无利可图。因此，增加收入和实施医疗保障计划可以提高穷人的购买力，进而也能在市场背景下增加医生服务的供给。

医生地理分布的研究表明，医务人员对地区的选择依赖于一套复杂的卫生产业特征、经济因素和人口学特征。吸引年轻医生的政策是必须提供好的经济条件和开展医疗活动的适宜环境。

(李卫平 黄二丹)

wèishēng fúwù shìchǎng zhèngfǔ gānyù

卫生服务市场政府干预（government intervention in health care market）针对市场失灵，政府通过各种手段和形式，保障具有公共产品和准公共产品的卫生服务和健康服务的有效供给；纠正信息不对称造成的卫生服务市场欠缺，促使医疗卫生服务兼顾效率与公平；补助贫困者和特殊人群，使其能够获得基本的医疗卫生服务，实现城乡基本医疗卫生服务均等化，从而促进卫生服务市场的发展、规范卫生服务市场运行，对卫生服务市场的总体进行调节和控制。宏观调控的过程是国家依据市场经济的一系列规律，保持卫生服务市场的稳定与繁荣发展，而对卫生资源、卫生费用的调节与控制，从而实现资源的优

化配置，为卫生发展提供良性的宏观环境。

政府干预形式（forms of government intervention） 一般情况下有 5 种干预形式，分别为：①商品税（commodity taxes）。对生产、消费的商品或提供的劳务所课的税。又称商品课税。这种方式的税收类型是一种间接税。政府向产品的生产者征收，而生产者在某种程度上可以将其税负转嫁到最终消费者身上。目的是限制市场生产过量的产品，最常见的是对产生负外部性的产品和服务所征收的税。②补贴（subsidies）。在经济上由政府提供金钱，以降低生产者及消费者所面对的价格。政府对有正外部性的产品/服务给予补贴，获得补贴的通常是与公众利益有关的产品。政府财政补贴供方还是需方，从效益的角度考虑，应该选择针对最少"泄漏"给富人的产品和服务，补贴最基本的医疗服务需求方。此项政策的关键在于制订正确的补贴标准。③公共供给（public provision）。即是政府直接提供公共物品。由于公共物品的非竞争性和非排他性，市场中会出现搭便车者，从而导致公共物品提供不足。政府可以直接提供具有公共物品性质的卫生服务。政府面临的问题在于：提供什么卫生服务、如何提供这些卫生服务、向谁提供卫生服务，这些问题的解决方法均会对社会资源配置的效率和公平性产生影响；世界各国已经形成了政府供给、自治性组织（Non-Governmental Organizations，NGO）供给、市场供给（其他）3 种相对成熟的供给方式，可以概括为政府为主体、一翼为市场（其他）、另一翼为自治性组织的"一体两翼"的结构模式。④转移支付（transfer payment）。各级政府之间为解决财政失衡而通过一定的形式和途径转移财政资金的活动，是用以补充公共物品而提供的一种无偿支出，是政府财政资金的单方面的无偿转移，体现的是非市场性的分配关系。是二级分配的一种手段。又称无偿支出。中国的财政转移支付制度是在 1994 年分税制的基础上建立起来的，是一套由税收返还、财力性转移支付和专项转移支付 3 部分构成的、以中央对地方的转移支付为主的且具有中国特色的转移支付制度。⑤政府管制（government regulation）。运用非市场的方法对投入市场的商品数量、价格和质量进行调节的方式。又称规制。其宗旨是为市场运行及企业行为建立相应的规则，以弥补市场失灵，确保微观经济的有序运行，实现社会福利的最大化。在医疗卫生领域，政府通过制定规划和管制措施影响资源的分配。政府对卫生服务市场的管制包括经济管制和社会管制，可采取形式很多，如许可证法、授权及价格、质量及服务数量方面的强制措施。

政府干预手段（government intervention） 一般情况下，有 5 种干预手段，分别为：①收费控制（fee control）。政府对于处于自然垄断地位的部门，通过价格管制，防止其牟取暴利的行为，减少对公共利益的危害。又称费用控制。政府依据医疗服务市场和医疗服务产品有其自身的特点，制订医疗服务价格，并对医疗服务价格进行监督管理。主要包括药品价格、基本医疗服务价格、医疗服务新项目的价格、特需医疗服务价格、可选择性医疗服务项目的价格以及非营利性和营利性医疗机构医疗服务的价格。随着国家、集体和个人经济承受能力的提高，有计划、有步骤地完善医疗服务收费标准，建立适合经济发展水平和满足不同层次人群医疗服务需求的新型医疗服务价格体系，促进医疗卫生事业的健康发展。②供给能力管制（supply capacity regulation）。在公共卫生产品的供求失衡时，即有限的公共卫生资源没有得到有效合理的配置，公共卫生产品的供给与需求之间失去平衡、供过于求的资源浪费现象与供不应求的资源短缺现象存在的情况下，政府通过法律、行政或市场调节的手段，对公共卫生资源的供方进行调控，使得公共卫生产品的供求达到平衡的状态。在政府调控的公共卫生产品领域，投资决策与风险收益相分离，政府公共行为的科学性更多地依赖于政府本身的理性程度。③投资审核（certificate-of-need，CON）。对医疗服务数量和供给能力的规制一般是间接进行的，其中最重要的是医院投资审核制度。这种制度要求所有医院超过最低限额的新投资（如购买新病床和增置诊疗设备等）均需经过各级政府计划部门批准，其目的主要是防止昂贵设备的重复投资、降低成本。中国卫计委（原卫生部）要求，甲类大型医用设备，必须逐级申报，经过卫生部组织专家评估审批后，方可购进安装、运行。④反托拉斯（antitrust）。托拉斯（trust）是垄断组织的高级形式之一，指在同一商品领域中，通过生产企业间的收购、合并以及托管等形式，由控股公司在此基础上设立一个巨大企业来包容所有相关企业来达到企业一体化目的的垄断形式，以实现利润的最大化。反托拉斯是政府为了防止托拉斯而采取的一种形式。尽管反垄断法可以适用于医疗卫生领域已被普遍接受，但是如何利用反垄断法规范医疗卫生领域的反竞争行为，反垄断法适用的广度和深度如何等，这些问题仍有待于深入探讨。⑤卫生服务政府购买（government purchasing of health services）。政府对于某些设立的特定的公共服务目标，不是自己使用财政资金运作完成，而是通过各种模式建立契约关系，由非营利组织或营利组织等其他主体来提供公共服务，而政府支付相应的资金的模式。简言之，即政府提供资金、社会组织承包服务、合同关系实现特定公共服务目标的机制，其本质上是公共服务的契约化提供模式。

卫生服务有 3 种主要途径来实现购买过程：①政府利用一般性政府收入以及保费（有时）直接向自己下设的卫生服务提供者下拨预算（买卖双方一体）。②制度上独立的购买机构（如医疗保险基金或政府机关）代表一个人群（买卖双方独立）购买卫生服务。③个人直接向卫生服务提供者购买服务。许多国家都使用组合的卫生服务购买形式，如合同出租（又称服务外包）、公私合作、使用者付费以及补贴制度等。

政府干预失灵（government failure）　政府为弥补市场失灵而对经济、社会生活进行干预的过程中，由于政府行为自身的局限性和其他客观因素的制约而产生的新的缺陷，进而无法使社会资源配置效率达到最佳的情景。又称政府失效。当政府政策或集体行动所采取的手段不能改善经济效率或道德上可接受的收入分配时，政府失灵便产生了。①管制者利益（regulator interest）。管制者同市场经济中的其他人一样，也具有经济人的特征，他们追求个人利益、忽视公共利益，其动机并不必然代表全社会的利益。他们在判断一项政策的好坏时，并不是仅从对经济效益产生的影响出发，可能为了赢得更多的支持。而这种动机可能使最有价值的经济行动计划遭到否决，并导致稀缺资源没有得到最佳的利用。如政府管制与政治利益相结合，更导致了政府权力滥用的问题，而权力滥用是卫生目标实现的一个巨大挑战。②寻租行为（rent seeking）。通过政府的特许而垄断地享有某种资源，从而获得经济租金的行为，是政府偏离公平竞争原则给予某些人或集团的特权。现代社会中最常见的寻租方式就是利用法律或行政手段，维护既得经济利益或对社会经济利益进行再分配。政府的初衷是通过政策调整达到调控卫生服务市场运行的某些既定目标，但是这一政策变化为一些经济人提供了占有经济租金的良机。同时政府也会受到一些特殊利益集团左右，被动地为其提供经济租金。政府寻租行为往往造成社会资源浪费，阻碍市场机制有效运行，损害政府运行效率和公正性，甚至导致社会道德沦丧。③官僚体制（bureaucracy）。在国家管理活动中，监督机制是保证国家机器正常有效运转和廉洁的重要措施。由于政府部门对其所提供的卫生服务有着自然垄断性和中国监督机制不健全和监督信息不完备的问题，导致监督权力行使不足，甚至弱化，不能发挥有效的监督作用，必然会导致低效率的普遍存在。而政府机构的低效率又是政府失灵的重要原因之一。在官僚体制中，决策权在事实上并非完全是高度垄断集中的，许多官僚由于具有了上级官员所缺乏的专业知识而参与了政策的制定。在这种情况下，公共政策的制定受到官僚专业知识的直接影响。

（江启成　张　歆）

wèishēng zīyuán pèizhì

卫生资源配置（allocation of health resource）　涉及一个卫生系统怎样决定卫生资源的筹集与分配，决定在何处筹集、组织和消耗卫生资源的一种决策过程。卫生资源配置主要包括卫生物力资源配置（卫生机构、医院床位）、卫生设备配置、卫生人力资源配置、卫生经费、卫生技术等。相对于人群的健康需要，一个国家或地区的卫生资源总是有限的。因此，卫生资源配置则是对卫生资源如何合理分配和使用进行选择的科学，研究和决定如何更公平、有效地配置有限的资源，更好地满足人群健康需要和需求。

卫生资源配置应回答的问题：①应该生产什么类别和组合的医疗服务或产品。②在用于生产医疗服务和产品时需要哪些类别的卫生资源。③谁应该得到这些服务和产品。

卫生资源配置的目标　实现或改善资源配置的公平性和有效性。公平和效率是卫生资源合理配置的基本出发点和归宿。卫生资源配置的公平性是实现卫生服务提供的公平性、卫生筹资的公平性和健康的公平性的基础和保障。

卫生资源配置的公平性　包括卫生资源在地域间、人群间和不同服务规划或领域间配置的公平性，其配置依据主要按照健康需要。卫生资源配置的公平性包括水平公平与垂直公平（见水平公平、垂直公平）。在卫生资源分配、卫生服务提供的过程中，公平目标要按照不同地区人群的健康需要，将有限的资源投放到最需要的人群和地区中，尤其是确保对弱势人群卫生资源配置的优先权，确保基本卫生服务的可及性和公平性；对高需要地区通过资源的增量配置和存量调整，满足其需要的卫生资源。卫生资源配置的效率是经济学和资源配置理论的根本属性所要求的，在卫生资源配置过程中，要按照成本效果（效益）原则配置卫生资源，将资源优先配置到人群健康最需要、具有较好的成本效果的健康干预中。遵循效率规律将有利于促进有效的配置有限的资源，更好地满足人群健康的需要和需求；将有限的资源优先用于最需要的领域。

实现卫生资源配置公平与效率的目标，需遵循资源配置与经济和社会发展相适应的原则。①要根据当地宏观经济环境和社会发展速度，以及国民经济和社会发展对人群健康和卫生事业发展水平的要求，确定与国民经济和社会发展水平相适应的人群健康和卫生发展目标、重点与速度，并以此确定卫生资源配置的规模与水平。②在卫生资源配置的过程中，在分析区域人群健康、卫生资源配置、分布和利用的主要问题的基础上，充分考虑社会和经济发展对人群健康和卫生发展的影响和要求，以此作为资源配置的依据。③卫生资源配置水平、结构与分布，以及资源的再配置，要与社会和经济发展的变化及其要求相适应，与伴随着工业化、城市化、人口老龄化等带来的健康、生活方式、生态环境等方面的问题相适应。

以健康需要和卫生服务需求为依据是卫生资源配置的基本原则。以人群健康需要和卫生服务需求，以及区域卫生资源配置和利用的主要问题为依据，配置和规划卫生资源，意味着一个地区的卫生资源的总量、结构和分布及其发展规模，从需方的健康需要和卫生服务需求出发，测算所需要的卫生资源的数量、结构，决定各种生产要素投入的最佳组合。以需要为资源配置主要依据的原则，要求要针对解决哪些健康需要和主要危害人群健康的危险因素问题来配置资源，确定应优先保障人群和提供的健康干预的资源需要量和投向；确保资源的拥有量与投向与人群的健康需要与主要卫生问题相匹配；有效解决区域卫生资源短缺与过剩的突出问题，避免出现"供大于求"和"供不应求"的状况。

坚持优先选择原则是卫生资源配置的重要策略。由于资源的稀缺和有限性，卫生资源配置必须优先选择资源配置的重点。通过分析目前哪些人群是卫生资源配置中应优先保证的人群，哪些服务和活动是目前最需要优先投入的领域；以确定应优先保障人群和领域的资源投向，确保有限的资源优先投入到一些重点领域和重点人群。确保有限的资源重点投入的方向和领域。如将农村作为卫生资源增量配置的重点。

成本效益（效果）原则是卫生资源配置的依据，也是评价规划目标实现程度和规划成效的衡量标准。在卫生资源配置过程中，成本效益（效果）原则有利于选择那些能使有限的资源获得最大效益和效果的领域，将有限的资源优先投入到能够产生最高健康收益的领域和活动中。根据中国

国情，提倡采用适宜技术与设备，资源共享，提高卫生服务质量和效率，解决资源浪费和不足并存的矛盾。

卫生资源配置的类别　卫生资源的配置包括卫生资源的增量配置与卫生资源的存量配置2个方面。卫生资源的增量配置，如当年计划投入的卫生经费、新增卫生人力资源等。又称初配置。卫生资源的存量配置，通过对原有卫生资源的重新分配或调整，改变原有分配不合理的现状，达到资源优化配置的目的。又称存量再分配。

在国际上，按照资源配置的层级，可将卫生资源配置分为3个层级：①宏观层次（macro-level）的资源配置。对国家或省一级层次的卫生资源配置。②中观层级（meso-level）的资源配置。对地区和机构间的卫生资源配置。③微观层级（micro-level）的资源配置。对不同的干预项目或规划之间的资源配置。

（任 苒）

jiànkāng gōngpíngxìng

健康公平性（equity in health）一般认为，健康公平性包含有卫生筹资公平性、卫生服务利用公平性和健康结果公平性3个方面的内容。健康公平性不只是描述健康结果的分布，更不能简单地理解为医疗卫生保健资源的分布。健康公平性具有更广泛的含义，涉及一组与卫生健康领域公平问题的概念。健康公平性可以描述为每一个社会成员（不论其收入、社会地位、种族、年龄、性别）均应该有同等的机会在上述各方面达到最佳状况。

健康公平性可以理解为创造相等的获得健康的机会，使不同人群健康的差别降低到最低水平；

也可理解为对生存机会的分配应以需要为导向，而不是取决于社会特权或收入差异；要求努力降低社会各类人群之间在健康和卫生服务利用上的不公正和不应有的社会差距，力求使每个社会成员能够达到最佳健康状态。在卫生系统中，健康公平性要求所有社会成员均有公平的机会获得尽可能高的健康水平，是社会成员的基本权利。健康公平性的最终目的是为了实现人人健康。

发展历史 1977 年英国政府成立了健康不公平研究小组，于 1980 年 8 月向国会提交了《Black Report》，报告指出了社会健康差异现象。该报告将不同社会阶层的健康水平差异归因于社会经济环境的差异。这份报告引起世人的普遍关注和对健康公平研究的广泛兴趣，也成为世界各国制订卫生政策的伦理价值目标所在。

此后，世界卫生组织（World Health Organization，WHO）的许多政策声明和研究结果都强烈呼吁缩小国家之间和国家内部不同社会经济人群之间的健康差异。在研究早期，"健康差异"普遍强调的是社会经济层次不同人群之间的健康状态不同，而对在不同性别、种族或民族间存在的健康差异关注较少。

许多研究者在测量和评价健康差异的程度、变化及其原因方面，探索出了许多分析方法，对健康差异研究做出了重要贡献。尽管在实证和方法论方面取得很大进展，但是，有关健康差异的定义和概念内涵还没有达成一致性看法。

1990 年，玛格丽特·怀特海德（Margaret Whitehead）提出健康公平的概念，她指出"公平意味着创造平等的健康机会，以便

将健康差异降到尽可能低的水平。也就是在人口健康方面能够体现出社会的公正目标"。1992 年怀特海德指出，不同国家间或同一国家不同社会人群间的健康状况和卫生服务利用确实存在着明显差异，这些差异可进行统计学测量，但并非所有的差异均代表不公平，只有那些可避免的和不应有的差异才被认为是不公平。

20 世纪 90 年代后期，对于如何定义健康差异以及如何对其测量在国际社会引起了很大争议。1995 年 WHO 在日内瓦，就各国及各国国内不同收入水平人群间存在的严重健康不平等情况，展开了关于"健康公平性""健康差异""健康不平等"的国际讨论。WHO 侧重于推动低收入国家的健康公平性。1995～1998 年，WHO 卫生公平项目组将健康差异定义为"尽量缩小不同社会地位人群健康以及健康影响因素的可以避免的差距"。

1999 年，WHO 再次重申"健康公平性"及"健康不平等"问题的严重性，并强调对健康公平性的探讨转移到有关健康公平性新的测量方法层面。随后一系列有关健康公平性的内涵及测量研究成为全球学术研究热点。2000 年瓦格斯塔夫（Wagstaff）和范·多尔斯拉尔（van Doorslaer）从方法论的角度提出了两种健康不平等概念，即纯粹健康不平等和社会经济健康不平等，并对两种概念进行对比分析。纯粹健康不平等指一个国家或地区一定时期人群的健康状况分布差异，常用人群期望寿命、婴儿死亡率和人群的患病率等指标来评价。纯粹健康不平等多采用罗伦兹曲线（Lorenz curve）和基尼系数（Gini Coefficient）等收入不

平等的测度方法来度量健康不平等。社会经济健康不平等指不同社会经济特征人群的健康差异。社会经济健康不平等从社会经济维度研究健康不平等，这些因素包括社会阶层、社会等级、收入、教育水平、职业、文化、性别等，是健康不平等重要的度量指标。1991 年瓦格斯塔夫（Wagstaff）等、2000 年布拉弗曼（Braverman）等通过实证研究，分析了工业化国家不同社会经济人群的健康分布差异，并开发了新的分析方法，集中曲线和集中指数等。健康不平等的分析方法包括单维度分析和多维度分析方法，通过这些分析方法来剖析健康不平等的深层次社会经济原因。瓦格斯塔夫等对于卫生筹资公平性的测量方法也有深入研究。

健康公平性的内涵及测量研究仍然是全球学术研究热点，健康公平性也是各国制订卫生政策的价值目标。

健康公平性的具体含义 有以下几个方面。

健康（health） WHO 对健康的定义：健康不仅仅是没有疾病，而是在生理上、心理上和社会适应上均处于完好状态。一个人在躯体健康、心理健康、社会适应良好和道德健康四方面都健全，才是完全健康的人。健康是一项基本人权，达到尽可能高的健康水平是世界范围的一项最重要的社会性目标。

公平（equity） 公平概念表述很多，涉及价值判断，与伦理道德观念有密切联系。公平蕴涵在社会生活价值目标中，反映了社会正义的基本要求。公平可以定义为"机会平等"。如对全体人民按需要配置社会资源，也可认为公平得到了实现。

关于公平的观点有以下几种：

①公平作为一种核心社会价值观，用于规范和调整社会关系。②公平是对人们之间社会关系的度量。社会关系的公平表现为3种形式：起点、过程和结果的公平。任何权利与义务、社会价值的分配都包含在3种基本形式之中。③公平是对人与人、人与自然关系的一种认识和价值判断。一个人的收入状况、交往状况、政治地位和权利等，本身不存在是否公平的问题。只有按照特定价值观，对这些状况进行评价时，才会得出是否公平的结论。④公平主要指经济领域的公平，国家通过赋税制度和社会保障制度对社会财富的调节和二次分配的公平。⑤从经济意义来把握公平的本质，只对公平进行效率判断。认为公平的本质是促进效率提高。

社会的事物可以按照不同的分类标准（如收入、年龄）分为若干组，水平维度是指其分类标准相同的一组；垂直维度是人群按照分类标准分成连续的层（图1）。因此，评估社会事务要从水平和垂直两个层面展开讨论。社会事物的测量维度，分水平维度和垂直维度。

根据公平的定义，公平包括两个维度的公平：水平公平和垂直公平。

水平公平（horizontal equity）对处于相同状况的个人或群体给予同等对待。又称"横向公平"。这一概念常被用来考察税收和收入方面的问题。拥有相等大小和相同收入的家庭应支付相同数量的税收，即若收入相同的个人承担了相同的税收，则可以认为是体现了水平的公平。这一概念还可以用于考察健康相关的其他方面的问题，相同状况可以指相同的贡献（支出，如支付的卫生服务费用），也可以指相同的受益（收益，如享有的医疗服务补偿）。

垂直公平（vertical equity）对处于不同状况的个人或群体不同对待。垂直公平强调的是差别待遇，对于不同等的人区别对待。又称"纵向公平"。这一概念通常被用来考察税收问题，也可以应用于健康领域的考察。从贡献方面看，如果缴费（如税收）是根据人们的支付能力设定的，就是垂直公平；从受益方面看，如果收益随着人们的要求水平而增加，也是垂直公平。

平等（equality）一个含义丰富的概念，有"不偏不倚""相等""平均"的含义；从经济学角度理解，指资源按对象平均分配。平等的观点包括以下几种：

①本质平等。坚信人类生而平等的思想，强调人类生命在价值上是相等的。②形式平等。社会成员在人格和权利方面相等，主要包括法律平等和政治平等。③机会平等。指每个人起点相同，生活机会相同。区分了两种不平等的结果，由于社会的区别对待而产生的不平等和由于个人在价值、才能和工作志向方面的不同而产生的不平等。④结果平等。指收益的平均分配，通常被认为属于社会平等的范畴，即收入、财富和其他社会利益的平均分配。

健康差异（disparity in health）不同人群在卫生筹资、卫生服务利用及健康结果上存在的不平等性，又称健康不平等（health inequality）。健康公平性理论下的健康差异不仅仅是健康结果存在差异，还包括卫生筹资以及卫生服务上存在的差异。健康差异包含有可以避免的和不可避免的两种差异。可避免的健康差异就是健康不公平（图2）。

由于时间和地域差异，如何确定不可避免的健康差异存在不同的答案。通常认为以下七种因素影响健康差异：①自然的、生物学的变异。②损害健康的行为，如参加娱乐活动和体育活动不当。

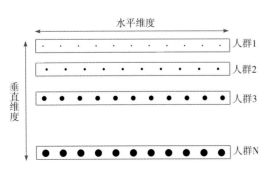

图1 水平和垂直的社会表现

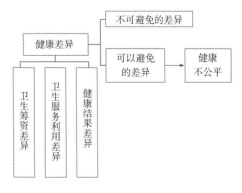

图2 健康差异示意图

③有利于改善健康状况的健康促进行为。④经济社会原因导致的不良生活方式或行为。⑤暴露于非健康的居住和工作环境。⑥利用基本卫生和其他公共服务不足或过度。⑦自然选择或健康相关的社会疾病，包含易患病的群体转为贫困人群。上述健康差异的影响因素第①、②、③通常认为是不可避免的因素。因素第④、⑤、⑥被认为是可以避免的，并且可导致健康不公平。因素⑦包括因病致贫。

由于自然变异的原因，人类存在个体差异性。因此，每一个体不可能具有同等的健康水平。如70岁的男性冠心病的患病率高于20岁的男性，是由于人类自然老化过程导致的差异，而不能认为是健康不公平。男女性之间的某些健康结果差异是由于遗传原因导致，同样也不能认为是健康不公平。如宫颈癌及卵巢癌只发生在女性患者，而前列腺癌及睾丸癌只发生在男性中。

健康公平的目的不是要消除所有健康的差异，而是要减少或消除可以避免的及不公正的因素导致的健康差异。因此，健康公平是关注获得健康的平等机会，并使健康差异下降到尽可能低的水平。

由于受到时间和空间限制，健康公平的定义，应该只强调到目前为止可以避免的健康差异，如果存在可以避免的健康差异则意味着健康不公正或不公平。然而，一个不公平的健康差异在何种程度上是可以避免的，以实现更大程度的公平。清楚辨别哪些是可以避免的健康差异具有重要的现实意义。尤其是识别那些能以较低成本和最少投入、降低健康差异的因素十分重要。

研究内容 健康公平性研究内容包括有卫生筹资、卫生服务利用和健康结果3个方面的公平性。见卫生筹资公平性、卫生服务利用公平性、健康结果公平性。

影响因素 影响健康公平性的因素可从影响卫生筹资、卫生服务利用和健康结果公平方面展开讨论。见卫生筹资公平性、卫生服务利用公平性、健康结果公平性。

测量方法 健康公平性涉及的概念以及指标众多，其测量方法也较多，同时也包含健康差异的测量方法。通过测量健康不公平性的程度可以对卫生政策实施效果进行重要的评价。见健康差异测量、卫生筹资公平性测量、卫生服务利用公平性测量、健康结果公平性。

意义与应用 21世纪以来，健康公平性受到极大挑战，健康不公平现象遍及全世界，无论是在各国之间，还是在各国内部，无论是发达国家还是发展中国家，无论其总体的健康水平是高还是低，获得健康的机会都存在着严重的不公平。世界银行出版的《2006年世界发展报告》中指出，国家之间的机会不平等十分惊人。不仅是生存机会（包括婴儿死亡率、婴儿营养状况等）存在不平等，还有教育和健康方面，以及使用基础设施和其他公共服务方面均存在着巨大不公平。

对健康公平性的研究和探讨是卫生领域理论界研究热点之一。健康公平性已成为国际组织和各国政府追求的政策目标，各国把消除健康不公平作为卫生改革与发展的主要目标。改革开放以来，中国卫生事业发展迅速，但城乡发展不协调、卫生资源配置不合理等问题仍然比较突出，健康公平性问题日渐凸显出来。中央和各级政府均明确把提高健康公平性作为重要的卫生发展战略。

理想状况下，一个好的卫生系统应该在卫生筹资和卫生服务利用方面同时具有水平公平和纵向公平。但在实践中，做到这一点很难。一般认为，一个好的卫生系统应该在卫生筹资方面具有垂直公平，同时，在卫生服务利用方面具有水平公平。

（高建民　杨金娟）

jiànkāng chāyì cèliáng

健康差异测量（measurement of disparity in health）　较简单的测量健康差异的方法是将不同人群的健康水平进行比较，如测量不同收入人群健康差异所采用的收入五分法。较复杂的健康差异测量方法包括利用/需要比法、极差法、罗伦兹曲线法、基尼系数、差异指数（又称不相似指数）、不平等斜率指数及相对指数、集中曲线和集中指数等。

健康差异的测量方法因其简单、易于掌握而被国外学者所推崇。中国学术界于20世纪90年代中期开始关注健康差异的测量，并逐步引入健康差异的测量方法。这些方法现已被广泛用于评估健康结果以及卫生服务相关变量的差异。集中曲线和集中指数被采用的频率越来越高，被国内外学者认可成为测量健康差异的标准方法。

测量方法 包括以下几种方法。

收入五分法（quinquepartite method of income）　将人群按照收入从低到高排序后进行五等分，比较不同组别人群的健康水平。收入五分法用来测量与收入相关的健康差异。

分析步骤：首先将居民按照

个人收入从低到高进行排序，然后将所有排序后的居民进行五等份分组，最后采用方差分析（反映健康水平的指标为连续性变量时）和卡方检验（反映健康水平的指标为分类变量时）统计学方法比较各组人群的健康水平的差异。如果健康是平等的，那么五组人群的健康水平的差异就应该无统计学意义，否则认为健康水平是不平等的。除了健康水平外，收入五分法还可以用于测量不同收入人群卫生服务利用和卫生筹资的差异。

真实的收入水平对健康差异的测量结果非常重要，国际上一致认为准确收集居民的收入数据非常困难。在发达国家，尽管能够较准确地收集到政府部门或大型公司雇员的收入数据，但对于个体户或从事不稳定工作的人员很难收集到其准确的收入数据；在发展中国家，由于在正规企事业单位工作的人很少，大部分人从事收入不稳定的工作，因此，也难收集到准确的收入数据。在中国，超过50%的居民生活在农村，同时城市中也有大量居民没有固定的工作，因此需要采用入户调查的方式收集居民收入的相关数据，然而，居民自报的收入水平往往会低于真实的收入水平。已有研究往往采用易于准确收集的个人消费性支出或家庭耐用品价值等作为收入的替代。

收入五分法的优点是在测量健康差异时不仅考虑了最低和最高收入组人群的健康水平，而且考虑了介于最低和最高收入组之间的人群的健康水平。缺点是仅可以显示不同收入人群的健康是否有差异而无法量化差异的程度。

可以采用收入五分法分析中国城市和农村居民的健康差异

（图1）。如使用慢性病患病率反映卫生服务需要。结果显示，无论城市还是农村，高收入组居民的慢性病患病率均高于低收入组居民。卡方检验表明，城市和农村不同收入组居民的慢性病患病率差异均有统计学意义（$p < 0.05$）。由于收入五分法自身的缺点，无法得出不同收入人群卫生服务需要差异的程度。

集中曲线（concentration curve） 横坐标为按收入水平排序人口累计百分比、纵坐标为健康累计百分比的一条曲线。集中曲线用于衡量与社会经济水平相联系的健康差异程度。如果各收入水平人群的健康状况是绝对平等的，集中曲线和45°对角线重合；如果低收入人群的健康水平较差，集中曲线位于对角线下方，反之，位于对角线上方，曲线与对角线的距离越远表示健康越不公平。绘制集中曲线的最关键的两个变量是健康水平和经济收入，采用的数据既可以是入户调查的个人水平数据，也可以是按经济收入分组的数据。除了健康水平外，集中曲线还可以用于测量不同经济水平人群卫生服务利用和卫生筹资的差异。

集中曲线图形简单明了，反映健康在不同收入人群分布是否均匀，同时还考虑了分层变量，能够衡量健康差异在多大程度上与经济收入或社会阶层相关。集中曲线的缺点是不能用一个量值表示健康差异的程度。

采用居民慢性病患病率为指标反映居民的卫生服务需要水平，利用集中曲线分析城市和农村居民的卫生服务需要差异（图2）。城市和农村居民的慢性病患病率集中曲线均位于45°对角线的下方，说明城市和农村居民的卫生

服务需要存在差异，高收入人群卫生服务需要高于低收入人群。但是集中曲线存在缺点，无法将居民卫生服务需要的差异量化。

集中指数（concentration index） 集中曲线和45°对角线之间面积的2倍，取值范围为-1到+1之间。集中指数是在集中曲线的基础上计算得到的，用于衡量与经济水平相关的健康差异。与集中曲线不同的是，集中指数可以量化健康差异的程度。如果与经济水平相关的健康水平是平等的，集中指数为0；当集中曲线位于45°对角线上方时集中指数为负值，表明穷人拥有较高的健康水平；当集中曲线位于45°对角线下方时集中指数为正值，表明富人拥有较高的健康水平。

根据集中指数的定义，集中指数的计算公式如下：

$$C = 1 - 2\int_0^1 L_n(p)\,dp$$

式中 C 为集中指数；L 为集中曲线。如果反应健康状况的变量为离散变量，集中指数计算公式为：

$$C = \frac{2}{N\mu}\sum_{i=1}^n h_i r_i - 1 - \frac{1}{N}$$

式中 h_i 为反应健康水平的变量；μ 为其均数；r_i 为将个体按经济水平排序后，第 i 个体在总人数中的比例，$r_i = i/N$，$i = 1$ 为最穷个体，$i = N$ 为最富个体。

为了方便计算，更简单的计算集中指数的公式为：

$$C = \frac{2}{\mu}cov(h_i r)$$

式中 $cov(h, r)$ 是相关秩 r 和健康水平 h 的协方差；此公式表明集中指数仅仅与健康水平变量

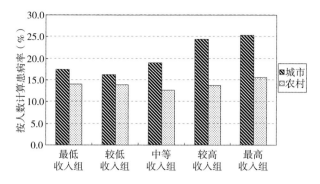

图1 城市和农村不同收入组居民慢性病患病率
数据来源：第四次国家卫生服务调查

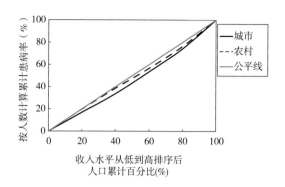

图2 城市和农村居民慢性病患病率集中曲线
数据来源：陕西省第四次国家卫生服务调查

和经济水平排序之间的关系密切相关。

Kakwani等利用非线性公式微观数据估计了集中指数的标准误，具体为：

$$var(\hat{C}) =$$

$$\frac{1}{n}\left[\frac{1}{n}\sum_{i=1}^{n}\alpha_i^2 - (1+C)^2\right]$$

式中 $\alpha_i = \frac{h_i}{\mu}(2r_i - 1 - C) + 2 - q_{i-1} - q_i$，$q_i = \frac{1}{\mu n}\sum_{j=1}^{i}h_j$，$\alpha$ 是集中曲线的纵坐标。

利用上述集中指数及其标准误的计算公式，将个体按经济水平排序后第 i 个体在总人数中的比例改为将个体按健康状况排序后第 i 个体在总人数中的比例，即可计算得到健康水平的基尼系数。除了健康水平外，集中指数还可以用于测量不同经济水平人

群卫生服务利用和卫生筹资的差异。

集中指数能够反映全部人口状况，且按人群的社会阶层排序，并给予相对秩 x，确保了把健康不平等的社会因素（如经济水平）考虑在内，但是仅以某一项健康指标作为观察指标，没有综合考虑其他指标的作用，属于单因素分析方法。

采用居民两周患病率和慢性病患病率为指标反映居民的卫生服务需要，利用集中指数分析城市和农村居民的卫生服务需要差异。城市和农村居民两周患病率和慢性病患病率的集中指数均为正值，说明无论是城市还是农村，低收入居民的卫生服务需要均高于高收入居民（表1）。由于集中指数的值反映了卫生服务需要的差异程度，因此，对于由两周患病率反映的卫生服务需要差异来

说，农村居民高于城市居民；对于由慢性病患病率反映的卫生服务需要差异来说，城市居民高于农村居民。

罗伦兹曲线（Lorenz curve）将收入或财产按不同人群或地区分为若干等级，横轴表示每一等级的人口数占总人口的累计百分比，纵轴表示每一等级拥有的财富的累计百分比，连接各点，即得到罗伦兹曲线。为了研究国民收入在国民之间的分配问题，1905年美国统计学家罗伦兹提出了著名的罗伦兹曲线，该曲线用以比较和分析一个国家在不同时代或不同国家在同一时代的财富不平等。

1986年罗格朗（Le Grand）将罗伦兹曲线引用到健康差异的测量中。罗伦兹曲线的横轴是人群健康状况排序累计百分比，纵轴是健康累计百分比（图4）。如果健康是平等分布的，罗伦兹曲线会和45°对角线重合，否则会位于对角线下方，罗伦兹曲线与对角线的距离越远说明健康差异的程度越大。除了健康水平外，罗伦兹曲线还可以用于测量不同经济水平人群卫生服务利用和卫生筹资的差异。

罗伦兹曲线的优点是反映了

表1 居民两周患病率和慢性病患病率的集中指数及其标准误

	两周患病率		慢性病患病率	
	集中指数	标准误	集中指数	标准误
城市	0.0312	0.0208	0.0865	0.0170
农村	0.0436	0.0144	0.0320	0.0155

注：两周患病率和慢性病患病率均为按人数计算的患病率。资料来源：陕西省第四次国家卫生服务调查

所有人群的情况，不仅仅是极端值的情况，而且图形简单明了，可以直接看出健康分布是否均匀。同时，没有将人群进行经济分组，因此避免了将人群按经济分组后的一系列问题，包括每组规模大小的问题。缺点是由于缺少分层变量，不能衡量健康差异在多大程度上与社会阶层相关。也就是说，无法了解当健康分布不均匀时，社会经济状况分布在其中所起的作用。

采用健康状况自评分为指标反映居民健康水平，健康状况自评分为居民对自己在被调查当天的健康状况的打分，健康状况最差为 0 分，最好为 100 分。由罗伦兹曲线可知，城市和农村居民健康状况自评分的罗伦兹曲线均在 45°对角线下方，说明城市和农村居民的健康水平均存在差异，然后，由于没有对人群进行经济分组，因而无法判断哪些经济收入组人群的健康水平较好或较差（图 5）。

基尼系数（Gini coefficient）

基尼系数的数值等于罗伦兹曲线与对角线之间面积的两倍，取值在 0~1 之间，比值越大，表示差异越大。基尼系数为 0，表示健康分布均匀，即罗伦兹曲线与对角线重合；基尼系数为 1，表示所有人群健康集中于某一阶层，即健康分布绝对不均匀。1922 年意大利经济学家基尼，根据罗伦兹曲线的定义提出了判断收入分配平等程度的指标基尼系数，之后该指标被引入用于测量健康水平的差异，此外，基尼系数还可用于测量不同经济水平人群卫生服务利用和卫生筹资的差异。

基尼系数的优点是用一个量值表示出了健康差异情况，可以直接进行比较，使用简便，效果直观，且反映了人群的总体情况。缺点是不能测量与经济水平相关的健康差异，同时，不能反映每一层次健康的改变对总人群健康分布的影响，如当经济水平最高组人群的健康状况上升，而经济水平最低组人群的健康状况下降时，由于是对混合人群测量健康状况，故可能出现正负相抵而不能客观反映各层次健康改变和需求的现象。

采用健康状况自评分为指标反映居民健康水平，健康状况自评分为居民对自己在被调查当天的健康状况的打分，健康状况最差为 0 分，最好为 100 分。城市和农村居民健康状况自评分的基尼系数均大于 0，说明城市和农村居民的健康状况均存在一定差异，由基尼系数的数值可知，农村居民的健康差异略大于城市居民，（表 2）。然而，由于计算基尼系数的过程中没有对人群进行经济分组，因此，无法判断哪些经济收入组人群的健康水平较好或较差。

表 2　居民健康状况自评分的基尼系数及其标准误

	基尼系数	标准误
城市	0.0919	0.0024
农村	0.0921	0.0018

资料来源：陕西省第四次国家卫生服务调查

（高建民　周忠良）

wèishēng chóuzī gōngpíngxìng

卫生筹资公平性（equity in health financing）　卫生筹资指卫生服务资金在各地区，不同人群和各类卫生服务之间的筹集、分配及支付机制。一般情况下，卫生筹集只涉及卫生服务资金的筹集。分为水平公平和垂直公平，水平公平指支付能力相同的家庭为医疗保健筹资做出同等的贡献；垂直公平指支付能力越大的家庭为医疗保健筹资所支付的金额占其收入的比例应越高。就垂直公平而言，当收入越高的家庭的医疗保

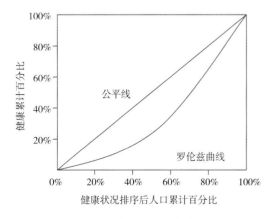

图 4　健康罗伦兹曲线

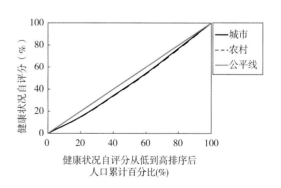

图 5　城市和农村居民健康状况自评分罗伦兹曲线

数据来源：陕西省第四次国家卫生服务调查

健支出占其收入的比例越大时，该系统被认为是累进的，反之，当收入增加，其医疗保健支出占收入的比例反而下降时，则该系统是累退的。当各收入水平的人群所支付的金额占其收入的比例都相同，则该系统为成比例的系统。一般认为，先进的卫生筹资机制应该是累进制。

卫生筹资的来源 无论是高收入国家还是低收入国家，卫生筹资渠道都采用以下5种可能来源的组合：税收、社会保险、商业保险、社区筹资和直接现金支付（如患者直接支付给医疗机构的费用）。大多数卫生筹资机制都有两个目的：确保卫生服务的平等可及，保障病人不会因为疾病而遭到灾难性的损失（筹资保障），从而避免因病致贫。

卫生筹资公平性的原则 包括以下原则：①相同支付能力的居民支付的费用相同。②支付能力高的居民应该支付更多的卫生服务费用，而且所支付卫生费用占其收入的比例应该高于支付能力低的居民。③支付结束后，支付能力高的居民在扣除卫生支出后所剩余的收入金额应该高于支付能力低的居民。

卫生筹资公平性的测量 主要通过以下几种方法测量。

家庭卫生筹资贡献率（households' financial contribution，HFC） 家庭用于医疗卫生方面的支出占家庭可支付能力的比重。不管家庭的收入、健康状况和对于卫生系统的利用如何，如果每个家庭卫生筹资负担比例相同，就可以认为整个社会的卫生筹资负担具有公平性。

以家庭为单位，通过各种方式测算家庭所消耗卫生资源，而后计算实际消耗卫生资源占家庭

可支付能力的比例，得到家庭卫生服务筹资贡献率。计算公式如下：

$$家庭卫生筹资贡献率 = \frac{家庭医疗卫生支出}{家庭可支付能力}$$

式中家庭医疗卫生支出指家庭在卫生方面的总支出，囊括了通过卫生系统筹资的各种支付方式，包括家庭通过税收负担的卫生支出、社会保障卫生支出和商业性健康保险支出，以及家庭利用卫生服务时的直接现金支付。因为中国的商业性医疗保险费占卫生总费用的比重极低，依据世界卫生组织技术专家意见，测算中国家庭卫生总支出时，这一筹资渠道可以忽略不计。

筹资贡献公平性指数（fairness of financing contribution，FFC）主要反映家庭卫生筹资贡献率在每个家庭中的分布情况。计算公式如下：

$$FFC = 1 - 4\frac{\sum_{h=1}^{H}|HFC_h - \overline{HFC}|^3}{0.125H}$$

式中 FFC 为筹资贡献公平性指数；h 代表家庭；H 为样本中家庭数；HFC_h 为每户家庭的卫生筹资贡献率；$\overline{HFC}$ 为所有家庭卫生筹资贡献率的均值。FFC 的最大值为 1，当所有家庭的卫生支出占其支付能力的比例相同时 FFC 为 1；当各家庭的卫生支出占其支付能力的比例不等时 FFC 小于 1。

卫生筹资贡献公平性指数有3个显著的特点。首先，卫生筹资贡献公平性指数综合反映了卫生筹资的垂直不公平性和水平不公平性，其值小于1时有两种可能：①相同支付能力的家庭卫生支出占支付能力的比例不同。②不同

支付能力的家庭卫生支出占支付能力的比例不同。当卫生筹资贡献公平性指数小于1时，卫生筹资系统既有可能存在水平不公平，也有可能存在垂直不公平，或二者兼有。其次，从卫生筹资贡献公平性指数无法看出卫生筹资是累进的还是累退的。不管是高收入家庭卫生支出占支付能力的比例高于低收入家庭（累进筹资）还是低于低收入家庭（累退筹资），卫生筹资贡献公平性指数都会小于1。最后，除了所有家庭卫生支出占支付能力的比例相同这种特殊情况外，卫生筹资贡献公平性指数对所有家庭卫生支出占支付能力比例的均值也非常敏感，因此该指数不仅反映了垂直和水平不公平性，同时也反映了卫生支出占支付能力的总体比例情况。

卡克瓦尼指数（Kakwani index） 反映卫生筹资的累进性或累退性，数值等于卫生支出的集中指数与家庭可支付能力（用收入代替）的基尼系数之差，是集中曲线与罗伦兹曲线之间面积的2倍。取值范围从−2（累退程度最大）到0（支付与收入成比例），再到1（累进程度最大）。如果筹资来源中，某种卫生支出的税率是累进的，则集中曲线位于罗伦兹曲线的下方；反之，如果某种卫生支出的税率是累退的，则卡克瓦尼指数为负值，集中曲线位于罗伦兹曲线的上方。如果某种卫生支出水平恰恰与收入成比例，则卡克瓦尼指数等于0，且筹资来源是均衡的。

集中指数和基尼系数的计算方法见健康差异测量。全部卫生筹资的卡克瓦尼指数为各种渠道卫生筹资卡克瓦尼指数的加权平均和，计算公式如下：

$$K = \sum_{j=1}^{j} \omega_j k_j$$

式中 K 为全部卫生筹资的卡克瓦尼指数；k_j 为各种渠道卫生筹资的卡克瓦尼指数；ω_j 为其对应权重，所有筹资渠道的权重之和为 1。权重来自本地区卫生总费用数据，为通过该种渠道筹资的卫生费用占卫生总费用的比重。

与集中指数比较，卡克瓦尼指数的优点在于对收入分布进行了控制，而收入是界定筹资机制累退性的主要变量。如收入的集中程度比某种卫生支出更为集中，那么卡克瓦尼指数会将这种结果考虑在内，从而揭示某种卫生支出表面上看似累进，实际上累退的真实情况。在实际分析中，可能会出现一些特殊情况，如某种卫生支出在低收入人群为累进的，在高收入人群为累退的，如果仅计算卡克瓦尼指数来反映卫生筹资的累进性，将会掩盖很多真实情况。因此，还需绘制卫生支出的集中曲线和罗伦兹曲线来直观清晰地反映各收入组人群卫生支出的累进性。

累进筹资（progressive financing）　在不同收入人群中，随着支付能力增加，卫生支出占可支付能力比例相应增加的卫生筹资类型。卫生筹资累进性指在人群中，随着可支付能力的增加，卫生支出占可支付能力的比例增加的程度。

根据支付能力的原则，应从水平公平和垂直公平两方面进行公平性的测量。水平公平，要求支付能力相同的家庭做出同等的贡献；垂直公平，要求支付能力越大的家庭为卫生服务筹资所支付的金额占其收入的比例应越高。就垂直公平而言，当收入越高的家庭卫生服务支出占其可支付能力的比例越大时，该系统被认为是累进的，反之，当收入增加，其卫生服务支出占可支付能力的比例反而下降时，则认为该系统是累退的。当各收入水平的人群所支付的金额占其可支付能力的比例都相同，则该系统为等比例的系统。一般认为，先进的卫生筹资机制应该是累进制，但是一个国家的卫生筹资系统应该累进到什么程度，不同社会的决策者和公众均有其自己的期望值，典型的经验性研究都避免对此做出明确的价值判断。

通常采用卡克瓦尼指数进行累进筹资评价图。卡克瓦尼指数测量的是各收入组（此处用收入代替可支付能力）所承受卫生费用负担的程度如何。"收入"曲线（罗伦兹曲线）描绘了人群的数量累计比例（根据税前收入进行排序）随收入的累计比例变化关系。"支出"曲线（集中曲线）描述了人群的数量累计比例（根据税前收入进行排序）随卫生服务支出的累计比例变化关系。如果是按收入比例收取卫生服务费用，那么这两条曲线就是重合的。

如果筹资体系是累进的，支付比例增长速度大于收入的增长，则集中曲线位于罗伦兹曲线的外侧。如果卫生服务支出比例是累退的（也就是说，支付比例随着收入的增加而下降），则集中曲线位于罗伦兹曲线的内侧。根据两条曲线之间的面积大小来判定累进程度。卡可瓦尼指数的取值范围从 - 2.0（累退程度最大）到 0.0（支付与收入成比例），再到 1.0（累进程度最大）。卡克瓦尼指数定义准确界定是基尼系数与卫生支出集中指数的差，也就是罗伦兹曲线与集中曲线之间面积的两倍。如果集中曲线位于罗伦兹曲线外侧，卡克瓦尼指数为正值，则筹资机制是累进筹资；如果集中曲线位于罗伦兹曲线内侧，卡克瓦尼指数为负值，则筹资机制是累退筹资；如果集中曲线与罗伦兹曲线重合，卡克瓦尼指数为零，则筹资机制是等比例筹资。

累退筹资（regressive financing）　在人群中，随着可支付能力的增加，卫生支出占可支付能力比例相应减少的卫生筹资类型。累退筹资意味着低收入人群承担的医疗卫生负担较高收入人群高。

患者直接支付是最不公平的卫生系统筹资形式，允许富人支付与穷人同样的金额获得同样的服务，是一种典型的累退卫生筹资形式。世界各国最常见的支付形式之一就是直接购买需要的药品和卫生服务。特别是在较贫困的国家，大多还依赖于直接支付的形式。根据世界卫生组织的数据、医疗系统类型调查和关键知情人访谈情况，对 50 个中低收入

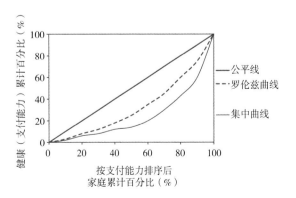

图　Kakwani 指数

国家进行的研究表明，只有 6 个国家的公立卫生机构不需要患者直接支付。患者直接支付不仅限于低收入国家或不成熟的卫生筹资系统，在人们需要卫生服务时，向使用者收费是 33 个国家的主要筹资机制。

患者直接支付有多种形式，包括医生诊疗费、处置费、药品费、其他物品费以及实验室化验费。患者直接支付方式限制了卫生服务的可及性。这一点在较贫穷的患者身上表现得尤为明显，因为穷人必须选择把有限的钱用于看病还是购买其他必需品，如食品和房租。对于那些因为疾病必需接受治疗的人来说，他们面临着变得贫困或更加贫困的风险。2002 年布隆迪推出"向使用者收费"的机制，2 年后，80% 的患者要么靠负债，要么靠出售自己的财产来治病。许多国家的人们都被迫借钱或出售资产来筹集卫生服务费用。

一个国家或地区卫生筹资机制属于累退筹资，表示这一个国家或地区的卫生筹资机制落后，卫生筹资的公平性差。卫生系统筹资应该是一个能够支付得起，可以保证公平，且具有可持续性的系统。当居民通过各种类型的税收以及保险来参与卫生系统筹资时，评估卫生筹资的公平性就变得非常复杂。卫生筹资可能不以收入为依据，而是通过累进税系统达到平衡，在该系统中，富人缴费金额占其收入的比例要高于穷人。但是，所有缴费都是以支付能力为依据的。

等比例筹资（proportional financing） 在人群中，随着可支付能力的增加，卫生支出占可支付能力比例不变的卫生筹资类型。

在等比例筹资方式中，穷人和富人筹资占其可支付能力的比例不变。如穷人的可支付能力为 1 000 元/月，富人的可支付能力为 10 000 元/月，那么按照等比例筹资方式，假设，筹资比例为可支付能力的 10%，则穷人的卫生筹资金额为 100 元，富人的卫生筹资金额为 1 000 元。如穷人和富人收入均增加 1 000 元/月（假设纯粹为可支付能力的增加），那么收入增加部分（即支付能力增加）的部分穷人和富人的卫生筹资比例依然为 10%。这种情况下，收入的增长，并不会引起卫生筹资比例的增长，因此，等比例筹资方式根据支付能力大小进行筹资，相比较而言，富人的支付能力强，但是并没有贡献较大的卫生筹资比例，因此，其卫生筹资公平性较差。

相对于累退筹资的典型方式直接支付而言，等比例筹资的典型方式如医疗保险，不分穷人和富人，均承担同样比例的医疗费用。这种穷人和富人承担同样比例的医疗费用情况下，穷人更容易因病致贫，因为穷人常必须选择将钱花在如食品、住房等生活必需消费上，则更不容易享受医疗卫生资源；而富人会因为所需支付的医疗费用不足以影响其生活，则更容易享受医疗卫生资源。

等比例筹资的卫生筹资公平性差，这种筹资方式并没有考虑到筹资需按照支付能力进行，但是相比较累退筹资而言，等比例筹资的筹资公平性好于前者。

保证卫生筹资的公平性是世界卫生组织在《2000 年世界卫生报告》中提出的卫生系统的 3 个目标之一。这种筹资负担的公平性也是卫生系统绩效测量的一个重点。卫生筹资公平性是卫生系统的主要目标之一，卫生筹资机制的公平程度将对人群的健康水平和健康公平产生很大影响。卫生筹资机制不同，使不同人群的经济负担各不相同，从而对社会财富的再分配产生一定影响。卫生筹资公平性对卫生资源的合理配置、人群健康的公平性、卫生费用控制以及卫生服务的可及性等有直接影响，在对中国宏观卫生筹资系统进行绩效评价时，具有很高的价值。根据卫生筹资累进性的测算结果，分析不同卫生筹资渠道中不同人群筹资的累进或累退程度，对相应的卫生政策的实施情况和效果进行监测和评价，针对不同经济状况的人群制定和调整卫生筹资政策，降低卫生不公平程度，实现人人健康的全球性目标。

（高建民　张先娇　杨金娟　周忠良）

zāinànxìng wèishēng zhīchū

灾难性卫生支出（catastrophic expenditure） 医疗卫生支出占家庭消费性支出的比例超过一定比例时，即认为该家庭发生了灾难性卫生支出。目前，卫生支出占家庭消费性支出比例为多少时发生灾难性卫生支出尚无统一的标准。多数研究都将这一标准界定在 20% ~ 50% 之间。有学者建议当一个家庭的整个卫生支出占家庭非食品支出的比重达 40% 时，就可以认为该家庭发生了灾难性卫生支出。

灾难性卫生支出不同于大病卫生支出，后者一般指在诊断和治疗上被确定为重症疾病所支付的巨额医疗费。巨额医疗费对不同家庭产生的影响有很大差异性，对于富有家庭来说，一定数量的高额医疗费在整个家庭消费中可能只占一小部分份额，不会由此影响家庭的正常生活。但是，同样数额的医疗费支出对于贫困家庭来说，有可能面临巨大的经济风险，甚至倾家荡产。因此，只有对家庭生活构成灾难性影响的卫生支出才能定义为灾难性卫生支出。

家庭可支付能力（household ability to pay） 家庭的非生存性有效收入。家庭的非生存性有效收入等于家庭消费性支出，减去家庭的基本生存性支出，加上家庭社会保障卫生支出和不含在家庭消费性支出中的税收卫生支出。其中，家庭的消费性支出，指通过现金/实物支付的各种商品和服务的价值以及家庭消费自产产品的货币价值两部分。

家庭卫生支出（household health expenditure） 家庭在卫生服务方面支付的总的卫生费用。包括两方面的内容：①实际直接支出的卫生服务费用，主要是指利用医疗机构接受医疗服务后所自付的医药费，包括自付门诊费、自付住院费、自购药品费、自购预防保健服务费用等，这部分费用属于后付费用。②卫生服务投资费用，主要指为了自己或家人的健康而支付的费用，具体包括参加各种医疗保险而交纳的医疗保险费总和、国家财政支出中分配给个人的卫生补贴，这部分属于预付费用。

灾难性卫生支出测量指标 主要有以下5个指标。

灾难性卫生支出发生率（incidence rate of catastrophic health expenditure） 被界定为灾难性卫生支出的家庭占全部样本家庭的百分比。该指标反映灾难性家庭的密度，即有多少家庭发生了灾难性卫生支出，卫生支出对多少家庭的生活质量产生了影响。

灾难性卫生支出的平均差距（mean gap of catastrophic health ex-penditure） 发生灾难性卫生支出家庭的自付费用占家庭收入的百分比，与界定标准的差距之和，除以全部样本家庭数。该指标反映灾难性卫生支出的深度，即卫生支出对家庭生活水平的影响程度。

灾难性卫生支出的相对差距（relative gap of catastrophic health expenditure） 发生灾难性卫生支出家庭的自付费用占家庭收入的百分比，与界定标准的差距之和，除以灾难性卫生支出家庭数。

灾难性卫生支出发生率的集中指数（concentration index of the incidence rate of catastrophic health expenditure） 反映研究对象的分布状况，若灾难性卫生支出发生率的集中指数为负值，表示灾难性卫生支出较多发生在贫困家庭；反之，则集中在富有家庭。

灾难性卫生支出差距的集中指数（concentration index of the catastrophic health expenditure gap） 反映灾难性卫生支出的差距，更倾向于发生在贫困家庭还是富有家庭。若灾难性卫生支出差距的集中指数为负值，表示贫困家庭的灾难性卫生支出差距相对较大；若为正值，表示富有家庭的灾难性卫生支出差距相对较大。

（高建民　张先娇）

wèishēng fúwù lìyòng gōngpíngxìng

卫生服务利用公平性（equity in health care utilization） 有相同卫生服务需要的人群无论其社会地位、收入水平、种族和地理等方面存在的差异，应该得到相同数量和质量的卫生服务；有不同卫生服务需要的人群，应该得到不同的卫生服务。

卫生服务可及性公平（equity in access to health care） 任何家庭或个人，无论其经济地位的高低，也无论其种族、性别、所处环境（包括地理及人文环境）等方面有何差异，其接受基本卫生服务的机会和条件是均等的。包括地理方面的可及性公平、服务技术方面的可及性公平、社会心理方面的可及性公平、经济方面的可及性公平等。

卫生服务质量公平（equity in quality of health care） 任何家庭或个人，无论其社会经济地位的高低，也无论其经济收入如何，为其所提供的服务及服务质量，包括服务者的态度、服务提供者所提供的服务技术、服务提供者向服务对象所提供的信息等应是相同的，即所有的社会成员所接受的卫生服务质量应该相同。

基本内涵 卫生服务利用公平性包括水平公平（又称横向公平）和垂直公平（又称纵向公平）两个方面。多数实行医疗保障的国家和地区，在卫生服务利用上倾向或强调水平公平。

卫生服务利用水平公平（horizontal equity in health care utilization） 有相同卫生服务需要的人群应该得到相同的卫生服务，而不论贫富、年龄、种族等。又称卫生服务利用横向公平。包括两方面的内容：①有相同卫生服务需要的人群得到相同数量和质量的卫生服务。②有相同的卫生服务需要的人群卫生服务的可及性相同。如有 A、B 两个 5 岁女童，两人均患有中度缺铁性贫血，A 家庭富有，B 家庭贫困，B 和 A 一样得到及时治疗而痊愈。这种现象称为卫生服务利用水平公平。

卫生服务利用垂直公平（vertical equity in health care utilization） 不同卫生服务需要的人群应该得到不同的卫生服务或对于不同健康状况的个体需要提供不同的

卫生服务。又称卫生服务利用纵向公平。卫生服务需要多的人比卫生服务需要少的人应该获得更多的卫生服务。即需要越多，利用越多。如有C、D两个人群，C为健康人群，D为患有慢性病的人群，基于垂直公平性的理念，D人群卫生服务利用应较高。同样，有E、F两个患者，E患有感冒和心脏病，F患有感冒，基于垂直公平性的理念，E人群卫生服务利用应较高。

影响因素　主要有：①卫生资源配置不合理。不同地区卫生服务人力、设备与房屋等设置不合理等直接影响卫生服务利用公平性的实现。②社会医疗保障体系不完善。不同社会医疗保障人群的卫生服务利用存在不公平性。③社会经济因素。收入公平是保证卫生服务利用公平性的前提，经济收入对卫生服务利用有显著影响。④其他因素。生物学因素、教育程度、地理位置、自然灾害以及医疗费用增长等因素影响卫生服务利用公平性。

测量方法　见卫生服务利用/需要比值方法、健康差异测量。

意义与应用　卫生服务利用公平是健康公平性的重要组成内容之一。在健康公平性研究领域中，保证卫生服务利用公平性已经成为世界各国普遍关注的问题。2000年以来，卫生服务水平公平性测量方法得到了广泛应用，对于评估和改善中国卫生服务利用公平性产生了积极作用。

卫生服务利用公平性理论为制定卫生政策提供了理论依据。世界卫生组织1977年提出的"人人享有卫生保健"的战略目标、2009年中国"新医改"方案中基本公共卫生服务均等化目标以及建立基本医疗卫生制度等政策目标，均以该理论为政策制订的重要依据。

（高建民　刘艳）

wèishēng fúwù lìyòng chāyì

卫生服务利用差异（disparity in health care utilization）　不同地区或同一地区不同人群在门诊服务利用、住院服务利用、预防保健服务利用等方面的不相等。又称卫生服务利用不平等。

卫生服务利用差异包括两大类：①客观存在、不可避免的差异。由不可避免、不可控制的生物学因素（年龄、性别、遗传等）、自然因素（气候、季节等）等所造成。②可以减少和消除的差异。由可避免、可控制的人口学社会学因素（收入、文化程度等）、卫生政策因素（医疗保障制度等）、环境因素（地理位置等）等所造成，属于卫生服务利用不公平性研究范畴。

基于卫生服务利用公平性理念，卫生服务利用的多少取决于卫生服务需要的多少，与影响卫生服务需要的因素（年龄、性别、遗传等生物学因素）有关，与非需要影响因素（社会阶层、种族、收入水平等社会经济、文化和环境因素）无关。相反，当卫生服务利用与非需要影响因素有关时，则发生了卫生服务利用不公平。

卫生服务利用不公平　包括水平不公平和垂直不公平。水平不公平意味着相同卫生服务需要未得到相同的卫生服务利用。如有A、B两个五岁女童，两人均患有缺铁性贫血，A儿童由于家庭富有，得到及时治疗而痊愈，而B儿童由于家庭贫困，未能够得到及时治疗。这种现象则称为卫生服务利用水平不公平。

卫生服务利用　卫生服务需求者直接利用卫生服务的数量，包括门诊服务利用、住院服务利用、预防保健服务利用等。

测量指标　①门诊服务利用指标。包括两周就诊率、两周患者就诊率、两周患者未就诊率等，用来反映人群对门诊服务的需求水平。②住院服务利用指标。包括住院率、住院天数及未住院率，可用于了解人群对住院服务的利用程度，进一步分析住院原因、医疗机构、科别、辅助诊断利用、需住院而未住院的原因等，作为确定医疗卫生机构布局、制定相应的病床发展及卫生人力规划的依据。③预防保健服务利用指标。包括计划免疫、妇幼保健、康复、健康体检、传染病和慢性疾病防制等各项预防保健服务利用的指标。通过健全的资料登记和信息系统收集相关的数据资料，计算相应的统计分析指标，反映预防保健服务的利用情况。也可以采取入户调查等抽样方法收集资料，反映人群实际利用和接受医疗和预防保健的服务量。

影响因素　大量研究显示，不同社会经济状况的人群卫生服务利用有着明显差异，卫生服务利用程度不高的主要集中在经济收入较低组，特别是住院服务的利用；不同医疗保障制度的人群卫生服务利用不公平性存在明显差异；流动人口的卫生服务利用水平低。

影响卫生服务利用差异的主要因素有以下5类：①人口生物学因素。不同性别、不同年龄组间均存在一定的卫生服务利用差异。根据2008年中国《第四次国家卫生服务调查》结果显示，男性两周就诊率为13.1%，女性为16.0%；15～24岁、25～34岁、35～44岁各年龄组的两周就诊率依次为 4.7%、6.1%、11.4%。②人口社会学因素。不同职业间、不同文化程度组间、不同收入间均存在一定的卫生服务利用差异。2008 年中国《第四次国家卫生服务调查》结果显示，没上过学、小学、初中各文化程度组的两周就诊率依次为 18.4%、10.7%、9.2%；城市地区最低收入组、较低收入组、中等收入组、较高收入组、最高收入组的两周就诊率依次为 9.9%、11.0%、12.3%、12.9%、17.7%。③自然环境因素。不同地理位置、季节存在卫生服务利用差异。2008 年中国《第四次国家卫生服务调查》结果显示，东部农村、中部农村、西部农村调查人群的两周就诊率依次为 15.9%、13.9%、15.5%。④政策环境因素。不同医保参保人群间存在明显的卫生服务利用差异。2008 年中国《第四次国家卫生服务调查》结果显示，城镇职工医保参保者年住院率 9.2%，城镇居民医保参保者年住院率 5.1%，新农合参保者年住院率 6.9%。⑤其他因素。包括医疗卫生机构设置、技术水平、医疗质量、服务态度等。

测量方法 见健康差异测量。

意义及应用 通过对卫生服务利用差异的测量，可以分解出可控制的差异，进一步分析可控制差异产生的原因，提出相应的干预措施和策略，为卫生政策制订和决策者提供决策依据和政策建议。卫生服务利用差异通常应用于卫生服务公平性研究领域，是进行卫生服务利用公平性分析的基础步骤。见卫生服务利用公平性。

（高建民 刘 艳）

wèishēng fúwù lìyòng gōngpíngxìng cèliáng

卫生服务利用公平性测量

（measurement of equity in health care utilization） 卫生服务利用公平性分为水平公平和垂直公平，然而水平公平和垂直公平测量方法的发展并不平衡，比较成熟的卫生服务利用公平性测量方法均为水平公平性方法。然而，也有一些学者，如萨顿（Sutton），认为垂直公平性的测量也非常重要，主张将水平不公平和垂直不公平测量结果相加，用于综合测量卫生服务利用的公平性。

卫生服务利用水平公平性测量方法最初由罗格朗（Le Grand）提出（见卫生服务利用/需要比值法），此后瓦格斯塔夫（Wagstaff）等人对其进一步发展，先后提出了集中曲线法、直接标准化法、间接标准化法、广义线性模型间接标准化法以及集中指数分解法等测量卫生服务公平性的方法。

（高建民 周忠良）

wèishēng fúwù lìyòng/xūyào bǐzhífǎ

卫生服务利用/需要比值法

（healthcare with the use/need ratio） 罗格朗（Le Grand）在分析英国国民医疗服务制度中的卫生服务公平性时，提出了两种测量公平性的方法。又称 Le Grand 法（Le Grand approach）。①计算每个社会经济组中患病人群的人均医疗支出。②计算每组医疗支出占全部医疗支出的比例，且与每组中患病人群占全部患病人群的比例进行比较（图1）。图中 I → VI指人群收入高低程度，I 为高收入组，V 为低收入组。假设患病人群的卫生服务需要相同且只有患病的人才去就医，如果卫生服务达到水平公平，相同卫生服务需要的人一定会支付相同的医疗费用（即对所有社会经济组来说患病人群的平均医疗支出应该相等），同时，在每组中医疗卫生支出所占比例与患病人群所占比例相同；如果低收入组患病人群人均医疗费用支出低于高收入组，或低收入组医疗支出所占比例低于患病人群所占比例，那么医疗服务存在有利于富人的不公平（即富人获得更多的医疗服务）。

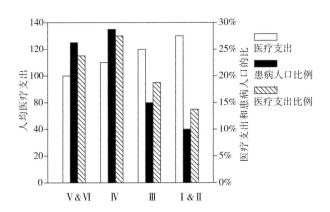

图 1 Le Grand 的公平性测量方法

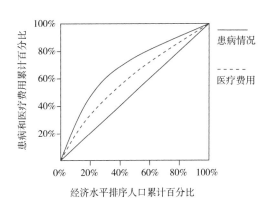

图 2 患病情况和医疗费用集中曲线

罗格朗提出的测量水平不公平的方法遭到了许多学者的质疑，存在的主要缺点有以下几个方面：①Le Grand 法在测量卫生服务不公平性时，仅关注低收入组和高收入组人群卫生服务的公平性而没有考虑中间人群，同时没有考虑每组人群的相对人口规模。②Le Grand 法在分析公平性的过程中，假设是只有患病的人才会得到治疗。这种假设的合理性受到质疑，因为即使没有患病的人也可能会利用卫生服务（如体检）。瓦格斯塔夫（Wagstaff）认为，当患病和未患病人群均为医疗服务对象时，Le Grand 法会产生偏倚，从而得出错误结论。③Le Grand 法的第 2 个假设是所有患病的人都被认为拥有相同的卫生服务需要。普夫（Puffer）则认为这样假设不合理，因为患慢性病和患急性病的人对卫生服务的需要是不同的。④为了控制人口学因素的混杂作用，罗格朗法将卫生服务公平性的年龄-性别标准化结果和非标准化结果同时进行了公布。然而，即使是对年龄-性别的结构差异进行了标准化，由于没有对健康状况进行标准化，同样不可能得出非偏倚的结果。⑤罗格朗法无法回答卫生服务不公平的程度。

集中曲线法（concentration curve approach）　瓦格斯塔夫（Wagstaff）在罗格朗法的基础上提出用集中曲线法来测量卫生服务公平性，这种方法可以对不公平性的程度进行量化。首先将个体按经济水平从低到高排序，然后做居民患病情况（反映卫生服务需要）及医疗费用支出的集中曲线，将两者进行比较（图 2）。如果在各收入组人群中医疗费用支出所占的比例与患病人群所占的比例相同（即卫生服务公平），那么两条集中曲线应该重合；如果低收入人群患病后得到的医疗服务低于高收入组人群，医疗费用集中曲线就会位于患病情况集中曲线的下方，反之，医疗费用集中曲线位于患病情况集中曲线的上方。卫生服务不公平的程度用两条集中曲线之间的面积决定，大小为两条曲线之间面积的 2 倍。假设 C_{ill} 为患病情况的集中指数，C_{exp} 为医疗费用的集中指数，那么两条集中曲线之间面积的 2 倍为：

$$HI_{LG} = C_{exp} - C_{ill}$$

式中 HI_{LG} 为水平不公平指数，当不公平性有利于于富人时为正，有利于穷人时为负。

集中曲线法利用各经济收入水平人群测量了卫生服务公平性的程度，但也存在一定缺点：由于该方法采用的居民患病情况并不等同于卫生服务需要，同时在测量过程中并没有控制人口学因素的混杂作用，因此，利用该方法测量卫生服务公平性难以得出非偏倚的结果。

直接标准化法（direct standardization-based index）　由瓦格斯塔夫（Wagstaff）等提出，是通过对不同经济组人群卫生服务需要进行标准化，进而利用集中指数测算卫生服务利用水平公平性的一种方法。假设 m_i 和 x_i 分别为反映个体 i 在一定时期内卫生服务利用的变量和卫生服务需要的变量（卫生服务需要变量指反映居民健康状况的变量，包括年龄、性别、患病情况等变量），在每个经济组内以 m_i 为因变量、x_i 为自变量做回归模型，然后用所有人群的卫生服务需要变量均值代入每个回归方程式，得出当卫生服务需要相同时每组人群的卫生服务利用。水平公平性的程度可以通过标准化集中曲线和 45°对角线之间的面积，即标准化集中指数来衡量。标准化集中指数表明在卫生服务需要相同时各经济组人群卫生服务利用的差别，反应了水平不公平程度，即水平不公平指数（Horizontal Inequity wv, HIwv）。此外，瓦格斯塔夫（Wagstaff）和范·多尔斯拉尔（van Doorslaer）基于卡瓦尼（Kakwani）的研究结果提出了水平不公平指数的标准误估计方法（卡瓦尼对集中指数与 0 的差异以及不同集中指数之间的差异的统计学检验方法进行了研究）。

利用直接标准化法测量卫生服务利用公平性时控制了居民的卫生服务需要，测算出了居民在相同卫生服务需要时卫生服务利用的差异。然而，直接标准化法在测量卫生服务利用公平性时需要将人群按经济水平分组，分组数量的不同会导致测算出的水平不公平指数有所不同，因此，直接标准化法并没有被广泛应用。

间接标准化法（indirect standardization-based index）　卫生服务间接标准化法指利用线性回归模型对个体卫生服务需要的差异进行标准化（消除需要本身对服务利用的影响），计算间接标准化卫生服务利用，进而利用集中指数测算与经济水平相关的卫生服务利用公平性的一种方法。在标准化过程中，用到的变量主要有 3 类：①利用变量。指门诊费用、住院费用、住院天数等。②需要变量。指反映居民健康状况的变量，包括年龄、性别、患病情况等变量。③非需要变量。指除需要变量外其他影响卫生服务利用的社会经济变量。

利用线性回归模型计算标准

66

化卫生服务利用的步骤如下。

①使用最小二乘法建立回归方程：

$$y_i = \alpha + \sum_j \beta_j x_{ji} + \sum_k \gamma_k z_{ki} + \varepsilon_i$$

式中，y_j 为卫生服务利用变量；x_j 为卫生服务需要变量；z_k 为非需要变量。

②控制回归模型中非需要变量，预测需要变量决定的个体卫生服务利用量：

$$\hat{y}_i^x = \hat{\alpha} + \sum_j \hat{\beta}_j x_{ji} + \sum_k \hat{\gamma}_k \bar{z}_k$$

将模型中的非需要变量替换为样本均值，从而消除这些变量的影响，突出需要变量的作用。所得到的 $\hat{y}_i^x$ 为需要变量决定的卫生服务利用量，即需要预期利用。

③间接标准化得到卫生服务利用量：

$$\hat{y}_i^{IS} = y_i - \hat{y}_i^x + \bar{y}$$

式中 $\bar{y}$ 为样本人群卫生服务利用的均值；$\hat{y}_i^{IS}$ 为标准化后的卫生服务利用量。

计算标准化卫生服务利用的集中指数，其值为卫生服务利用水平不公平指数（HIwv），用于衡量卫生服务利用的水平公平性程度。

利用间接标准化法测算卫生服务利用水平公平性时消除了需要变量对卫生服务利用的影响，且充分利用了个人信息（不需要对人群按经济水平进行分组），因此测算结果准确可靠。然而，由于在标准化过程中采用了线性回归模型，因此该方法仅适用于卫生服务利用为连续性变量的情况。赵郁馨等学者首次将此方法引入中国，并采用间接标准化方法分析了甘肃省门诊和住院服务利用的公平性。

广义线性模型间接标准化法（indirect standardization with non-linear models） 反映卫生服务利用的变量大多为非连续性变量，如门诊就诊概率和住院概率（门诊或住院的人数占总人数的比例）为0/1变量，门诊就诊次数和住院次数为非负整数，因此，对于这些卫生服务利用变量而言应该采用广义线性模型对其进行标准化（消除需要变量本身对卫生服务利用的影响），进而利用集中指数测算与经济水平相关的卫生服务利用水平公平性。模型中的自变量有两类，分别是需要变量和非需要变量，广义线性模型如下：

$$y_i = G\left(\alpha + \sum_j \beta_j x_{ji} + \sum_k \gamma_k z_{ki}\right) + \varepsilon_i$$

式中 y_i 为卫生服务利用变量；x_j 为卫生服务需要变量；z_k 为非需要变量；G 指广义线性模型，如 probit 模型、logit 模型、Poisson 模型、负二项模型等。

标准化卫生服务利用被定义为实际利用减去需要预期利用，同时，为了保证标准化利用的均值等于实际利用的均值，还需要加上卫生服务利用预测值的均值。标准化利用的计算公式如下：

$$\hat{y}_i^{IS} = y_i - G\left(\hat{\alpha} + \sum_j \hat{\beta}_j x_{ji} + \sum_k \hat{\gamma}_k \bar{z}_k\right) + \frac{1}{n}\sum_{i=1}^n G\left(\hat{\alpha} + \sum_j \hat{\beta}_j x_{ji} + \sum_k \hat{\gamma}_k \bar{z}_k\right)$$

式中 $\hat{y}_i^{IS}$ 为标准化卫生服务利用；n 为样本量；$\bar{z}_k$ 为 z 的均值；方程右边第二项为需要预期利用；第三项为卫生服务利用预测值的均值。

标准化卫生服务利用得出后，计算其集中指数，便得到卫生服务利用水平不公平指数（HIwv），用于衡量卫生服务利用的水平公平性程度。

利用广义线性模型间接标准化法可以对非连续性卫生服务利用变量进行标准化，进而测算卫生服务利用的水平公平性，由于反映卫生服务利用的大部分变量为非连续性变量，该方法也因此被国内外学者广泛应用。然而，利用广义线性模型间接标准化法仅能测量卫生服务利用水平公平性的程度，而无法分析影响因素对其贡献程度。

集中指数分解法（decomposition of the concentration Index） 利用集中指数分解方法可以将卫生服务利用不平等性分解为各影响因素对其贡献，利用该方法不仅能够测量与经济水平相关的卫生服务利用的水平不公平性，而且能够对不公平性的原因进行合理解释。集中指数的分解一般适应于线性模型，如果是广义线性模型，需要用到广义线性模型的线性估计来分解集中指数，最常用的线性估计的方法是估计自变量为均值时的偏效应。线性估计的公式如下：

$$y_i = \alpha^m + \sum_j \beta_j^m x_{ji} + \sum_k \gamma_k^m z_{ki} + \mu_i$$

式中 y_i 为卫生服务利用；x_j 为卫生服务需要变量；z_k 为非需要变量；β_j^m 和 γ_k^m 分别为需要变量和非需要变量的偏效应，即 dy/dx_j 和 dy/dz_k；μ_i 为误差项，包括估计误差。

由于公式为线性形式，所以卫生服务利用的集中指数可以分解为：

$$C = \sum_j (\beta_j^m \bar{x}_j / \mu) C_j + \sum_k (\gamma_k^m \bar{z}_k / \mu) C_k + G C_u / \mu$$

式中 C 是卫生服务利用的集

中指数；C_j 和 C_k 分别是 x_j 和 γ_k^m 的集中指数；GC_e 是误差项的集中指数；$\bar{x}_j$ 和 $\bar{z}_k$ 分别是 x_j 和 γ_k 的均数。

公式表明卫生服务利用集中指数等于需要变量和非需要变量集中指数的加权和（未考虑误差项），而每个需要变量和非需要变量的集中指数与其加权的乘积即为其对卫生服务利用不平等性的贡献。在卫生服务利用集中指数中减去需要变量对卫生服务利用的贡献后便得到卫生服务利用的水平不公平指数，公式为：

$$HIwv = C - \sum_j (\beta_j^m \bar{x}_j / \mu) C_j$$

利用集中指数分解法不但可以测量与经济水平相关的卫生服务利用的水平公平性，而且能够计算各因素对卫生服务利用不平等性的贡献，该方法在探索卫生服务利用公平性的影响因素方面得到了广泛的应用。缺点是当卫生服务利用为非连续变量时，需要估计广义线性模型中自变量为均值时的偏效应，这种线性估计方法是否合理，目前还存在一定争议。

20 世纪 90 年代初，公平性方法开始被用于分析卫生服务利用公平性，经过瓦格斯塔夫（Wagstaff）、范·多尔斯拉尔（van Doorslaer）和萨顿（Sutton）等人的不断努力，卫生服务利用公平性分析方法得以逐渐完善，被国外学者在研究中广泛应用。在中国，赵郁馨等首次采用间接标准化方法分析了甘肃省门诊和住院服务利用的公平性。此后，越来越多的国内学者将卫生服务利用公平性的分析方法应用于研究中，极大地促进了这些方法在中国的推广，缩短了国内学者与国外学者在卫生服务公平性研究方面的

差距。

（高建民 周忠良）

jiànkāng jiéguǒ gōngpíngxìng

健康结果公平性 （equity of health status）

不同地区或同一地区不同人群健康状况间存在的差别。又称健康状况不平等、健康状况差异（disparity in health status）。健康状况差异包括两大类：①客观存在、不可避免的差异。如果健康状况差异是由不可避免的因素导致的，那么健康结果是公平的。②可避免的因素的差异。那么健康结果是不公平的。可避免的和不可避免的影响的健康因素，见健康公平性。

影响健康结果公平性的因素

主要为影响健康状况差异的可避免的因素，包括经济水平、社会地位、教育水平、职业、生活方式、社会背景和社会政策。

经济 在影响健康结果公平性的因素中，经济因素至关重要。经济变量通过影响人群的营养水平、教育程度和卫生服务可及性等，直接或间接地影响健康状况和卫生服务利用。不同国家的调查均表明经济因素是影响社会成员健康状况的主要因素，贫困是造成健康结果不公平的最深层次的原因。贫困会导致营养不良以及无法获得维持健康，如较好的住房、卫生设备和洁净的饮用水等。研究表明，相对贫困或社会不公正所产生的心理社会影响也会造成健康不良。如收入差距大与社会疾病指标有关，还会造成更具威胁性的生活环境压力。不断加剧的收入差距不只影响着最贫困的人群，对整个人群健康状况都会产生负面影响。

社会地位 通常而言，社会地位的提高与健康状况改善是平行的。社会地位较优越的人健康

状况更好，社会地位较低的人健康状况较差。健康状况的社会梯度在全球所有国家都普遍存在，而不仅仅是发达国家才存在的现象。由于社会地位较低的个体通常暴露于很多种不同的危险因素，且这些因素之间可能会发生相互作用，所以他们对某个特定危险因素健康影响的易感性比社会地位较高的个体要高。如大量关于污染物的研究发现，低社会地位人群的职业和居住条件使得他们暴露于毒物的危险更大，这又会导致中毒和失能。

教育水平 教育对健康的决定性作用已经得到充分的证明。总的来说，受教育程度最高的阶层，其生存概率最大。中国和南非的研究发现，母亲的受教育程度较高，与低婴儿死亡率之间存在着强的正相关。在智利和俄罗斯，教育充当了经济转型所带来的负面健康效应的缓冲剂。俄罗斯的教育程度较高的人，尤其是妇女，所受到的死亡危机的影响要比那些教育程度较低的人小。较高的教育程度可以降低很多病因导致的不健康或死亡的危险。教育的健康效益不局限于某个年龄——可以跨越整个生命期，并可以延续到后代。

职业 职业与健康之间的联系在于人们能否获得足够的收入来维持良好的健康状态。研究表明在俄罗斯，成人失业者的死亡率最高。职业稳定性对期望寿命有影响，在俄罗斯，高职业更换率与低期望寿命之间存在着强的正相关。同时，不同职业人群的健康状况差异明显，1977 年英国政府成立了健康不公研究小组，研究报告指出，无技能职业组未到退休年龄死亡的概率比最高等职业组高 2.5 倍。职业性的健康

分级为研究健康的社会决定因素提供了重要依据。

生活方式　个人的生活方式和行为包括吸烟、酗酒、性行为和体育活动等。不同社会成员的社会生活方式存在明显差别，许多研究表明较低社会阶层的人群吸烟、酗酒、缺乏体育锻炼、不良饮食习惯等健康不良行为发生的比例较高，因此他们的健康状况也较差。相对于社会经济地位最高组人群，社会经济地位最低组人群的吸烟率是前者的2倍。

社会背景和社会政策　包括许多重要的健康决定因素，其中包括政治的、文化的、社会的以及经济的因素。在缺少民主的体系中，普遍腐败、暴力、地方种族主义和性别歧视为健康不公平提供了土壤。此外，对交通运输的管理、对烟草和酒精一类物品给予规制、政府治理暴力的措施都属于对健康有影响的政策。卫生或医疗保健体系也是社会政策的重要组成部分，各国在进行卫生体制改革时要兼顾效率和公平。

常用的健康状况差异测量方法　包括比例差异法（rate difference，RD）和比例比率法（rate ratio，RR）。比例差异用来测量两组人群健康状况的绝对差距，指一组人群中拥有某种健康指标的人数占总人数的比例与另一组人群中相同比例差值，计算公式如下：

$$RD = r_1 - r_2$$

式中 r_1 和 r_2 为两组人群反应健康状况的指标；r_2 为对照组人群；RD 的单位和 r_1、r_2 相同；极差法是比例差异方法的一个特例，指最高收入组和最低收入组健康指标的差值。

比例比率用来测量两组人群健康状况的相对差距，指一组人群中拥有某种健康指标的人数占总人数的比例与另一组人群中相同比例比值，计算公式如下：

$$RR = r_1/r_2$$

式中 r_1、r_2 为两组人群反应健康状况的指标；r_2 为对照组人群。

比例差异反映了健康差异的实际值，对于评估政策目标非常重要。当采用比例差异和比例比率在同一时间点对同一指标测量时得出的结果一致，但当时间点不同且评估指标不同时，采用两者测量的结果不一致。

改革开放以来，中国社会结构和经济体制的变化，取得巨大经济成就的同时，贫富差距和健康水平的差距也不断扩大。从婴儿死亡率、孕产妇死亡率和期望寿命来看，中国的健康差距主要体现在地区之间（东、中、西部）、城乡之间和不同经济收入人群之间，具体表现为东、中、西部居民的健康水平逐次降低，农村居民的健康水平低于城市居民，低收入者的健康水平低于高收入者，不仅如此，健康水平较低人群的疾病经济风险远远高于健康水平较高人群。由此可以看出，减少中国不同人群之间的健康差距已刻不容缓。健康差距除了重视健康本身的差距外，更应该重视影响健康的重要因素的差距。健康差距的定义为中国利用政策干预提高居民健康水平指明了方向，必然会对中国居民健康水平的整体提高产生深远的影响。

（高建民　周忠良）

wèishēng fúwù xiàolǜ

卫生服务效率（efficiency of health care）

在有限的卫生资源下，以最小的成本生产出最符合人群需要的卫生服务产出，从而实现卫生服务的产出（健康）最大化。是绩效的一种属性，用于评价卫生服务系统提供的具体商品（又称为产出）和用于生产这种商品的资源（又称为投入）的关系。经济学领域所界定的效率（efficiency）指"社会从现有资源中取得最大消费者满足的过程"。效率包括3个重要的基本要素：①要求对于任何给定的产出数量，用于生产的各种投入数量是最小化的。②要考虑不同投入的相对成本，要求投入的组合在任何给定的成本条件下的产出最大化。③要求资源是用于生产最能满足人群需要的产出类型和数量，即人群赋值最高的产出。以上的三要素又可以总结为：不浪费资源、以最低成本生产每一种产品、生产人群需求最高的产品类型和数量。卫生服务效率问题的产生来自于人群必须为卫生保健支付的高昂费用。人群期望通过"恰当地做事情"和"做恰当的事情"提高卫生服务的效率，实现人人享有卫生保健的目标。卫生政策制定者面临着日益增长的卫生服务需求的挑战，特别是要在资源有限的前提下做出有效率的选择。经济学者认为如何利用有限的资源获取更高的效率，是制定卫生服务政策的首要任务之一。效率分为很多种，包括资源的技术效率、配置效率、结构效率，还有社会管理上的效率，卫生经济研究中常用技术效率和配置效率。需要注意的是，卫生服务的支付和激励机制很少基于效率角度考虑，而是考虑成本和质量的结合。

法雷尔（Farrell，1957）经典分析框架　图1阐述了将整体效率分解为技术和配置（价格）效率。以两种生产投入（X1，

X2）与一种产出（Y）为例，假设生产函数 Y=f（X1，X2）为线性齐次，效率单位等产量线，Y=1，表示技术上所有有效的组合。P 代表某个卫生服务提供单位（国家或个人）在 Y=1 上生产两种产品，但其投入水平更高，因此在技术层面上是缺乏效率的。直线 Y=1 上的任何点均表示有技术效率，但只有 Q 点以最低成本获得了技术效率。P 点技术效率（OR/OP）的大小可表示为最优与实际资源之间的比率。当考虑相对要素价格（等成本线）时，还可以判断资源配置是否有效率。OP 线的资源配置（价格）效率（OS/OR）表示为最小成本与实际成本之间的比值。卫生服务整体效率（OS/OP）是技术效率和资源配置效率的综合，表示为 P 点的总卫生服务效率 = OS/OP =（OR/OP）×（OS/OR）。假设图 1 代表某医院眼科白内障手术的投入和产出，其中 X₁（投入 1）是医生的投入，X₂（投入 2）是护士的投入，Y（产出）是完成的白内障手术的例数。P 点表示该科室在 DP 和 NP 的投入下完成 1 例白内障手术，技术上无效率；Y=1 与等成本曲线 =1 000 元的交点 Q 是以最低成本的医生和护士投入完成了 1 例白内障手术，所以是技术有效且配置有效；R 点以较高成本的医生护士投入完成了 1 例白内障手术，但是在给定 R 点的医生和护士的投入下能完成的白内障手术的量最大值就是 1，所以 R 点虽然配置非有效但是技术有效。

配置效率 以投入要素的最佳组合，生产出"最优的"产品数量组合。又称帕累托效率（Pareto efficiency）。在一定的价格条件下，以最小的成本（最佳的资源组合）获得一定的产出，或以给定的投入获得最大的收益或利润。效率的点在投入不变的条件下，通过资源的优化组合和有效配置，效率就会提高，产出就会增加。如图 1 所示，在一定的价格条件下，等成本曲线 =1 500 元表示投入 1 500 元能够购买到的医生和护士的不同投入组合。该科室可以以 R 点的医生和护士的投入组合完成 1 例白内障手术，也可以以 Q'点的医生和护士的投入组合完成 2 例白内障手术，同样的成本投入，Q'点实现了产出最大化，所以 Q'是具有配置效率的点。

满足条件 经济学家维尔弗累多·帕累托（Vilfredo Pareto）认为经济学上有效率（最优）的社会结果是在不损害他人效用的情况下提高所有人的福利的情形。帕累托有效在某种程度上也意味着，不存在任何改变能够总体上提高所有人的福利，有效率的经济必然已经穷尽了所有能够增进共同效用的手段。该定义成为当今经济学家运用最多的定义。一般来说，达到帕累托最优时，会同时满足以下 3 个条件：①交换最优。即使再交易，个人也不能从中得到更大的利益。此时任何两种商品之间的边际替代率（marginal rate of substitution，MRS）对任何两个消费者都相等。②生产最优。这个经济体必须在自己的生产可能性边界上。此时对任意两个生产不同产品的生产者，需要投入的两种生产要素的边际技术替代率是相同的，且两个生产者的产量同时得到最大化。③产品混合最优。经济体产出产品的组合必须反映消费者的偏好。此时任意两种商品之间的边际替代率（MRS）等于产品边际转换率。

应用范围 配置效率是测量总体效率所必需的。配置效率的概念不仅需要考虑使用医疗卫生资源保证产出的生产效率，还要通过比较医疗卫生资源在不同项目和地区之间的配置状况来考虑这些投入在使用者中的分配是否有效率，以最大限度地满足人民群众的卫生服务需求。因为相同的医疗卫生资源投入到不同服务项目和不同的区域（如投入到医疗服务和公共卫生服务，经济发达的东部地区和欠发达的西部地区）所获得的卫生服务产出是不同的，因此，完成卫生服务资源的分配时，资源配置效率旨在最大限度地提高社会福利。

技术效率（technical efficiency，TE）从投入角度，在相同的产出下，生产单元所需要的最小可能性投入与实际投入的比率；从产出角度，在相同的投入下生产单元实际产出与理想的最大可能性产出的比率。在给定卫生服务资源（资本和劳动力）的投入组合下，生产者实现产出最大化，就达到了技术效率点。如果干预能以较少的投入带来同样的（或更多的）产出，那么从技术上讲，这种干预是有效率的。常用的分析技术效率的方法有：比率分析法、秩和比法、综合指数法、数据包络分析和随机前沿分析等。

图 2 是基于产出的技术效率的测量。即不改变已有的投入量，在规模报酬不变的假设下，可以适当地扩大产出水平。图 2 描绘了两种产出（Y1 和 Y2）和一种投入（X）组合，PP'代表产出可能性的最大组合，A 点表示某个低效率的卫生服务供给者，AB 的距离表示技术无效率，也意味着

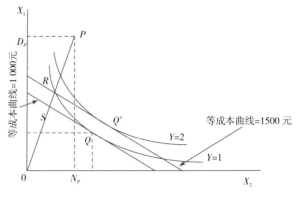

图 1 技术、配置和整体效率

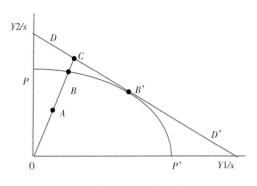

图 2 基于产出的技术效率

在不需要增加额外投入下所能增加的产出量。所以，比值 $TE = OA/OB$ 衡量了在规模报酬不变假设下基于产出的技术效率。以此类推，可以得出在规模报酬不变假设下基于投入的技术效率。

规模效率 图 3 的假设前提是规模报酬不变。基于假设，图例中的卫生服务提供者（如医院）的规模相对无效率。小规模的提供者和大规模的提供者的投入产出比率是一样的。卫生服务提供者具有规模经济（或递增规模报酬）时，规模报酬不变的假设就不成立，此时，增加一倍的投入会引起多于增加一倍的产出。如果提供者能通过改变服务的规模改善服务效率，规模报酬不变的假设就不成立。

图 3 利用某医院单一投入

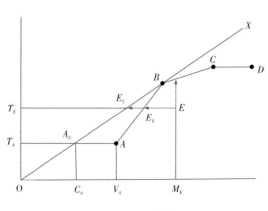

图 3 规模效率

（医生）和单一产出（治疗疾病）指标，解释了可变规模报酬的情况。①OBX 表示规模报酬不变前提下，产出和投入比率的最优值。②基于其规模，可变规模报酬前沿面（V_ABCD）穿过产出和投入比的最高点，在切点处产出水平高点。通过比较规模报酬不变和规模报酬可变前提下的技术效率得分值即可确定某医院是否具有规模效率。

图 3 解释如下：①医院 B 是规模报酬不变和规模报酬可变前提下，唯一不存在规模无效率的提供者。②医院 A、C 和 D 具有规模无效率，但是，在可变规模报酬前提下，都不是必然无效率，他们可以通过改变规模达到规模效率点。如医院 A 的规模效率得分值取决于 T_AA_C/T_AA 的比率，简言之，小于 1。医院 A 表现出规模报酬递增，因为其可以通过增加规模达到规模最优。医院 C 和 D 存在产出的规模报酬递减，其规模过大易于引起规模不经济，特别是医院 D 偏离最优规模太远。

③在规模报酬不变前提下，医院 E 的技术无效率（T_EE_C/T_EE）是有规模无效率（T_EE_C/T_EE_V）和非规模无效率（T_EE_V/T_EE）两者构成。即技术效率＝纯技术效率×规模效率。

效率测量 根据特定的评估目标，遵循评估的基本原理，通过比较界定明晰的产出和投入的关系，对参与评估效率的实体进行比较。

从 3 个层次衡量效率。①评估效率的实体、评估的目标以及评估的基本原理。评估效率的实体共有 4 种：卫生服务供给者（如医生、医院、养老院），直接提供卫生服务；中间人（如医疗保险人员），遵照供给者或个体的要求支付卫生服务，而不是直接的提供；消费者（患者），使用卫生服务；社会。②界定产出，主要包括医疗服务（如就诊和药品等）和健康产出（如可预防的死亡数、有效率地血压控制等）。其中，医疗服务是健康产出的中间环节。测量医疗服务产出的方式有：服务单位（如医疗服务流程和处方）；单一实体中的一系列服务（如住院）；由一个或更多实体提供的一系列相关服务（如患病后的护理）。③界定投入，主要包括医生、护士人力的投入和资本的投入。

投入 包括实物投入（如护理的小时数、卧床时间、住院期间药物的供应量）和资金投入（实际的或分配到每一单位标准的货币单元）分别按照种类计数衡量。用生产某产品所需要的不同类型投入的数量（实物投入）来度量效率，可以回答：产品是否能生产的更快；生产同样产量的产品能否使用更少的劳动力、使用更短的工作时间或更少的供给。用资金投入作为衡量效率的方式，可以回答：是否可以生产出成本更低的产品；劳动力的总成本，供给和其他的资金投入能否减少。此外，支付方式也影响投入成本的比较分析。

产出 医疗成果的产出包括患者在某个时间点上的健康状况；一段时间里健康状况的改善；或是在有某种特殊的介入下健康状况的改善。

把改善健康状况的手段纳入产出的评定中，更有利于在效率的评估中考虑质量指标的作用。

给定产出下的效率测量 假设某个医疗保险机构决定组建一个分层卫生服务网络，依据效率指标，医生被分到各个层次中。医疗保险机构都有共同的目标，即规范患者到白内障手术收费最低的医生处就诊，然后，医疗保险评估这种干预的有效性。如无论医疗保险如何测量服务和效果，产出都是相同的：即每个医生每天从事相同数量的治疗病例，面对的患者的治疗效果和其满意度都是相同的。这种情况就是给定产出下的效率测量，简言之，当产出相同时，通过比较实物投入或资金投入来比较效率的高低。从医疗保险的角度可以通过比较每例手术投入的总费用（保险支付给医生的每例手术的总费用）来分析医生的效率，总费用低的效率高。

通过观察物质投入，比较各个层次的医生的工作时间和护士工作时间，花费时间少的层次的医生相对有效率。如比较医生使用的药品和材料等（如麻醉剂）的量，可以获得以物质投入作为基准点的医生的效率，使用的量越少越有效率。

产出变动下的效率测量 在测量效率时，现实情况更多的是参与测量的实体的产出不同，如不同医生完成的白内障手术的数量和结果（患者满意度等）是不同的，这时需要将不同实体的产出调整到一个相同水平，然后比较其物质效率和货币效率。比较两者的效率，需要借助模型分析。①将产出与单一的产出衡量方式结合（如在每例手术中计算加权患者的视觉功能和满意度）。②复杂的方法包括回归分析、数据包络分析以及随机前沿分析，在多种投入和产出种类的条件下为效率构建模型。

（王 健 李 慧）

wèishēng zīyuán pèizhì fāngshì

卫生资源配置方式（mechanisms of allocating health resources） 包括计划机制为主的配置方式、市场机制为主的配置方式以及计划与市场机制相结合的资源配置方式。

计划机制为主的资源配置方式 以政府的指令性计划和行政手段为主的卫生资源配置方式，其主要表现是统一分配卫生资源，统一安排卫生机构及其发展规模、服务项目、收费标准等。又称计划配置。在社会主义市场经济体制下，卫生资源配置的计划性，扩展到行政、经济和法律3种手段并用，逐步弱化行政手段，强化经济和法律手段。计划机制为主的资源配置方式是较高层次的配置，称为宏观配置，是卫生资源配置的重要手段；其主要目的是改善和实现公平性。

计划配置方式 从全局和整体利益出发来规划卫生事业发展规模和配置卫生资源，体现了卫生事业的整体性、全局性和公平性，能够更有效地调节、控制地域和不同经济地区的差异等因素的影响。但也存在一些突出的问题和弊端，由于是以行政命令来决定卫生资源的配置规模与生产要素的组合，导致卫生资源配置的地区间和领域间的不平衡，以及资源的闲置与浪费等。

经济学家萨缪尔森认为政府有3个基本职能：促进效率、公平和稳定。他认为提倡效率的政府行为主要是试图解决垄断所造成的市场失灵。在市场经济中，会产生市场失灵或消费的无效率，导致公共产品的短缺。如市场机制难以在以下几方面发挥作用：为穷人提供服务，保证有效的可及性；对消费者未认识到的需要做出反应；避免"外部"效应等。因此，需要政府进行必要的调控，纠正市场失灵，尤其是对于卫生系统，对于某些公共产品的提供，通过计划的手段来合理配置卫生资源和调控服务的提供，维护社会公平，是政府的重要职责。

区域卫生规划是政府通过计划手段为主进行卫生资源配置的一种方式。区域卫生规划着眼于卫生发展和卫生资源配置的宏观调控，出发点是为了满足区域人群的健康需要和卫生服务需求，达到增进人群健康的目的。

配给（rationing） 体现计划机制的资源配置方式，决定资源如何分配的过程。其形式包括针对不同的需求或需要排出优先顺序，并进行资源分配。排出优先顺序的目的通常是为了满足预算限制的要求，预算的决定和分配进行选择的过程。配给所涉及的资源配置是有别于市场机制的方式的，而通常是由政府采用计划机制的手段来进行的。资源配给通常是在资源短缺情况下，政府为满足社会各成员基本或最低需求而按人均定额进行非市场供给的资源分配方式。

市场机制为主的资源配置方式 市场机制是配置资源的一种有效手段。市场配置指市场机制为主的资源配置方式，以市场机制为主体，对卫生资源的分配和要素组合发挥调节作用的资源配置方式；通常运用竞争机制、价格机制和供求机制等市场要素来实现卫生资源在不同部门、不同地区和不同机构的分配和优化配置；其主要目的是实现效率目标。

在传统的计划经济体制下，卫生资源的管理和分配过程存在着随意性，既未遵循价值规律，又缺乏合理的调节手段，导致了资源配置上的盲目性和使用上的低效性，难以适应全体社会成员对卫生保健服务的需求。市场机制的竞争、价格、供求等功能的引入，将有利于使有限的卫生资源配置到最需要的地方，实现效益最大化，满足社会成员不断增长的卫生保健需求。市场机制在资源配置中的作用是非常重要的，国内外实践已经证明，由于存在计划（政府）失灵，在某些领域，市场机制能够发挥计划手段所难以取代的作用，市场机制在实现资源的有效配置方面的作用已日益得到重视。市场机制配置资源的有效性主要表现在，能够实现

以尽可能低的机会成本将资源配置到最需要的地方。世界上许多国家卫生改革都注重在卫生服务领域和资源配置中引入市场机制。但是，卫生事业是具有一定福利性的公益事业，这种特殊性决定卫生资源的优化配置不能单纯依靠市场机制，必须采取多种方式才能实现卫生资源的优化配置。市场机制对资源的配置具有自发性、事后性、分散性的特征；对于市场供给与需求宏观总量平衡、结构优化、实现公平与效率目标缺乏有效的作用，具有较大的负面影响。

计划与市场机制相结合的资源配置方式 计划配置与市场配置共同发挥作用的卫生资源配置方式。由于卫生服务性质的特殊性，不可能仅运用市场机制在卫生资源配置过程中起基础作用，并且在卫生资源配置的过程中，计划机制和市场机制各有利弊，因此，采取计划与市场机制相结合的资源配置方式，充分发挥各自的积极作用，相互补充，形成新的卫生经济运行机制，使有限的卫生资源得到优化配置，更有利于实现资源配置的公平与效率目标。卫生领域市场失灵主要表现在市场机制不能解决宏观总量的平衡问题，不能指望依靠市场机制就能够实现卫生资源的拥有量与卫生服务总需求之间的总体平衡。这个总体平衡只有依靠政府制定区域卫生规划由政府业务主管部门实行全行业系统管理来加以实现。

在卫生资源配置中采取计划与市场机制相结合的方式。①正确处理计划配置为主与市场配置为辅的关系。充分考虑卫生事业的性质和尊重卫生领域的客观规律，既要充分发挥计划机制在卫

生资源配置中的主导作用，体现政府的宏观调控职能；也要发挥市场有效配置卫生资源的基础作用，不断完善卫生服务市场体系，实现计划与市场的有机统一。②合理确定计划干预和市场调节的力度、范围和层次。对于具有公共产品性质的预防保健服务和基本卫生保健服务所需资源，由政府采取计划干预机制来配置，以确保可得性和可及性。对于具有公益性较低、价格弹性较大的卫生服务产品的资源配置，可运用市场机制来调节供求关系，从而确保将有限的资源投入到必需品的提供和生产中。

（任 苒）

wèishēng zīyuán pèizhì píngjià

卫生资源配置评价（evaluation of health resource allocation） 评价资源配置和使用是否实现公平和效率的目标的过程，即评价卫生资源的配置是否有效和公平。对一个国家或地区卫生资源配置的评价通常通过卫生资源合理和优化配置来体现。通过卫生资源配置的评价，分析政府或市场是否使卫生资源在不同领域、地区、部门、项目和人群中的分配公平且有效，实现卫生资源的社会效益和经济效益最大化。

对一个地区资源配置的总量和分布，如不同地区、不同人群和不同项目或干预等；对资源配置的结构进行评价，如不同层级的卫生资源配置水平。

对卫生资源配置评价，应考虑资源配置所处的政治、经济和社会环境背景、卫生系统发展以及未来的资源配置需求与挑战。区分不同国家和地区的社会经济与卫生发展的水平与特征，以及卫生系统面临的问题，有利于客观分析和评价其卫生资源配置的

要求。如发达国家和发展中国家在卫生资源配置上面临不同的问题和挑战。发达国家面临着人口老龄化、医学技术进步以及日益增长的需求方面的挑战，而发展中国家则面临着健康需要与资源匮乏导致可得的资源不足的差距方面的挑战，以及在资源配置方面决策能力低下和缺乏制度化等方面的突出问题。一个国家不同地区可能因处于不同的发展阶段和发展水平对卫生资源配置的要求也有所不同，在对其资源配置进行评价时需要全面考虑。

卫生资源配置是 21 世纪最有意义的卫生政策问题。对资源配置的选择和决策是一个复杂的过程，面临着政治、经济、社会和文化等方面因素的影响和制约，以及伦理道德方面的约束。如何对卫生资源配置进行评价也同样面临着多种评价标准和判断依据的选择问题，不仅是技术范畴的问题，更体现了卫生系统目标和卫生政策导向，以及评价者价值观念等，如对卫生资源配置的目的认知等。卫生资源配置以及对资源配置进行评价的标准和尺度方面尚未达成共识，但是有些评价标准和尺度是被广泛运用和倡导的，如资源配置的公平性。

(任 苒)

wèishēng zīyuán hélǐ pèizhì
卫生资源合理配置（rational allocation of health resources）

涉及卫生资源的配置能够符合不同卫生服务类型的需要和满足消费者的需要。按经济学原理，卫生资源合理配置意味着资源配置应达到帕累托最优标准（Pareto criterion）。帕累托是 19 世纪的一位社会学家和经济学家。他提出的"最优的资源配置"指改变资源配置给任何一个人带来好处时，不

会导致给其他人带来坏处，即在卫生资源配置时增加的边际效益不应低于边际成本。这是资源合理配置的重要前提和理论基础。在现实生活中很难达到帕累托最优标准。任何卫生改革可能会给一部分人带来好处，但也同时给另外一部分人带来新的困境。卫生改革的目的之一是实现卫生资源的合理配置，要使社会边际成本等于社会边际效益。

卫生资源的合理配置 区域内全部卫生资源在总量、结构、层次分布上，与居民的健康需要和卫生服务需求相匹配的组合状态。包括两个方面：①区域卫生服务总供给和总需求达到相对平衡。既不存在供大于求的"过剩"，又没有出现供不应求的"短缺"。②区域卫生资源配置的优化。即生产要素的最佳组合，将达到以最少的投入，获得最好的卫生服务产出和最高的健康收益的状态。

通过宏观和微观两个层次来实现 在宏观层次上，通过建立以需要和需求为导向的卫生资源配置和调控机制；以此来配置和调整卫生资源，引导卫生资源合理流动，优化卫生资源，调整存量，控制增量；构建与社会主义市场经济体制相适应的、高效的、有序的卫生服务体系，更好地实现卫生系统目标，不断提高人群的健康水平，促进基本医疗卫生服务的可及性，改善资源配置的公平性。在微观水平上，按照本地区影响居民健康的主要卫生问题及其相关的危险因素，选择效果好，费用少的干预措施，通过区域卫生规划的制定和实施，优先确保资源投向成本效果好、健康收益大的干预和活动中，确保最基本的卫生保健服务的提供。

更好地满足人群的多元化、多层次的卫生保健需要和需求，不断提高卫生服务的效率和质量。

区域卫生规划 促进资源合理配置的重要方式，其目标是合理配置和优化组合区域内全部卫生资源，逐步建立起与社会主义市场经济体制相适应的卫生资源配置机制，建立起有效、公平、经济的卫生服务提供体系。区域卫生规划的制定与实施，通过加大政府以需求为导向的资源配置的宏观调控力度，进行卫生资源的优化与重组。根据地区卫生服务的需要与需求，通过转向、合并、共建、撤销等方式，对卫生资源实行跨部门、跨行业的宏观调控与重组，使卫生资源的配置和卫生服务的供给与卫生服务需求相匹配。

以需求为导向的资源配置机制 在区域卫生规划的指导下，根据卫生服务需求、主要卫生问题以及卫生资源（总量、结构、功能、层次与布局）的现状，促进对卫生服务"供给方"的资源配置与结构调整；构建总量适度、结构合理、功能定位、层次分明、布局匹配、服务高效的卫生服务体系，对不适应的资源配置格局和服务结构进行调整和重组。对重复建设、服务不足、资源过剩的机构，采取合并或兼并的方式；对管理不当、效率低下的机构，可通过收购、股份合作、关闭等方式进行调整。对层次与需求不匹配的机构，可通过转向社区卫生服务、预防保健服务的方式进行调整。

政府的主要职能 包括合理配置和优化卫生资源。

政府通过制定和推动区域卫生规划的实施，确保充分利用法律、经济、行政手段，充分利用

政府投入和规制的杠杆作用，合理配置卫生资源，引导卫生资源合理流动，优化卫生资源，调整存量，控制增量；通过资源的纵向整合和横向整合，对不合理的资源配置进行调整和再配置；打破隶属关系和所有制界限，改变卫生资源与卫生服务的条块管理和各自为政的格局。

卫生资源的合理配置与优化日益成为世界各国卫生改革的出发点和着眼点。在卫生改革的进程中，资源配置既是反映卫生系统政策和成效的结果，又是卫生改革的核心和杠杆。

（任　苒）

wèishēng zīyuán pèizhì de píngjià fāngfǎ

卫生资源配置的评价方法（evaluation methods for allocating health resources）

研究与评价卫生资源配置的方法很多，主要有资源—效益（效果）分析；投入—产出分析；医疗需要、卫生资源与卫生服务利用平衡 3 种方法。

资源—效益（效果）分析　为了提高人群的健康水平看，选择的范围相当广泛，如改善环境、加强营养、重视预防、改进个人卫生等。资源—效益（效果）分析正是为了解决决策者决定和选择某一方案提供科学依据。在卫生资源规模一定的情况下，最优配置方案有两种方式：①在卫生资源一定的情况下，使目标实现程度最大化，取得效益最大的方案为优，即同样的资源配置效益大的方案为优。②在目标实现程度一定的情况下，需要卫生资源配置少的为优，即同样的效益以所需卫生资源少的方案为优。

投入—产出分析　进行卫生资源配置综合评价的一种分析方法。卫生服务生产过程中的投入产出分析有两种：①把用于卫生服务的资源配置作为投入，把个人接受卫生服务的人数作为产出，目的是选择最佳提高卫生服务量的方案。②把用于卫生服务的经济资源作为投入，把服务效率即健康改善作为产出，目的是选择最佳效果的卫生服务。

投入量和产出量是卫生服务系统中两个相互制约的因素，两者间存在着一种数量关系，可用函数 $P = f(X_1, X_2, X_3, \cdots, Xn)$ 表示。通常 P 为生产函数。从函数关系中，可以看出不同资源的投入量得到不同的产出量。在各种投入量中，存在着一种最佳投入，即其产出量是最大的。投入产出分析法是通过对投入产出的数量依存关系的科学分析，在卫生服务产生规模变动的情况下，投入产出分析有助于决定和选择最优方案，使卫生资源的配置更加合理有效。

需要、资源和利用平衡法　对需要、资源和利用三者的平衡状态进行评价，以反映资源配置与需要和实际利用之间的关系。又称医疗需要、卫生资源与卫生服务利用平衡法。

（任　苒）

wèishēng chóuzī

卫生筹资（health financing）

狭义上指卫生系统为各项卫生活动筹集所用资金。广义上，卫生筹资不仅是为卫生系统筹集资金，还涉及如何在卫生系统中筹集、分配和使用资金，即向哪些人筹资、何时缴费以及如何使用筹集到的资金问题。卫生筹资包括 3 个方面：如何及从何处筹集足够的卫生资金；如何汇集资金以分散与卫生服务付费有关的经济风险，克服使许多穷人无法获得卫生服务的经济风险；如何利用现有资金支付和提供所需的卫生服务，公平有效地提供卫生服务。

研究范围　卫生筹资主要研究范围资金的筹资、资金的分配和资金的使用，以及卫生筹资对卫生系统目标和绩效的影响。卫生筹资研究的基本问题：①卫生筹资系统是否为人群提供了足够的筹资风险保护功能；一个国家卫生筹资机制和功能对其卫生系统目标产生的影响与作用；是否实现了公平筹资的目标。②研究影响卫生筹资功能和机制的因素。一个国家和地区选择卫生系统资金筹集方式受许多因素的影响，包括经济发展水平、政府财政能力、政治意愿、社会和家庭及个人的筹资意识与能力，医疗保险制度、健康意识与卫生发展理念、医疗费用的支付方式；以及包括来自购买者、消费者、提供者和决策者等多个方面的影响。

发展历史　1883 年德国首相俾斯麦颁布了世界第 1 部《疾病保险法》，作为社会医疗保险主体部分法定的疾病基金结束了从中世纪协会的救济基金的历史，德国成为世界上第 1 个建立社会医疗保险的国家，由此标志卫生筹资从个人支付和民间互助共济为主的筹资方式进入社会保险筹资制度的发展历程。率先在世界上建立了以社会立法实施社会保障制度的德国，第二次世界大战后又颁布了一系列法规调整和完善社会医疗保险体制，使得德国社会医疗保险筹资逐步发展成一个比较完整的体系，其社会医疗保险筹资"高收入帮助低收入，富人帮助穷人"的团结互助、社会共济的体现社会公平宗旨逐步成为许多后续建立社会医疗保险筹资国家的典范。

德国社会医疗保险制度的发

展，带动了许多高收入国家的卫生筹资体系与政策的发展进程，推动了世界范围卫生筹资制度的发展。英国国家卫生服务制度（National Health Service，NHS）的构建又标志着税收筹资进入卫生筹资体系的发展历程，税收筹资和社会保险筹资成为许多中高收入国家卫生筹资模式的选择。

20世纪90年代以来，发展中国家的多元化的卫生筹资体系的发展推动了卫生筹资机制进一步的丰富和发展。许多发展中国家采取混合筹资的方式，如巴西政府通过社会保障税筹集卫生资金，不足部分从烟草税中补充。由于一些发展中国家政府逐步加大对卫生的投入和不断扩展筹资渠道，发展中国家筹资水平不断提高，政府卫生筹资的比例逐步提升。印度提出政府卫生投入占国内生产总值的比例达2%～3%，联邦政府必须增加卫生预算，从卫生支出占财政支出的5.5%增加到7.5%，由此在政策层面上保证卫生资金投入的稳定性和具有可持续性。

自德国首次颁布社会医疗保险法后，伴随着德国社会医疗保险制度的发展，德国医疗改革和医疗保险法案陆续颁布和实施。在1988年，德国制定了第1部医疗卫生改革法案，规定了保险义务人的范围、缴费义务、待遇和组织形式等，在十年间陆续修改了相关的法案。1993年1月1日德国出台了《健康结构调整法》，该法令调整了法定医疗保险的结构，改革了费用给付办法，提高个人费用的承担比例。之后，以国家立法的方式确立卫生筹资的模式和水平使其规范化和制度化是各国普遍采用的手段，许多国家在建立和完善其医疗保障制度

时通过法律或政治承诺的方式确立和保证本国的筹资。如印度1949年通过了第1部宪法，其中规定所有国民都享受免费医疗。1988年，巴西的新宪法明确提出保证全体国民享有免费医疗卫生服务的权利，在法律上确保了政府投入的责任和优先性，还颁布了与之配套的多项法律制度。2002年11月泰国通过了《国家健康保障法》，提出实现基本卫生服务的全民覆盖及其规定筹资方式的条款。

由于税收筹资和政府财政能力的有限性以及管理能力等方面的限制，社区卫生筹资成为许多发展中国家的卫生筹资机制的选择。世界卫生组织宏观经济委员会（Commission on Macroeconomics and Health）《为贫困者筹资》的报告中，对低收入国家国内资源筹集和动员推荐了一些策略，其中，将社区卫生筹资作为中低收入国家卫生筹资的可行策略。他们提出，这些国家多数地区的卫生筹资都面临一些突出问题，包括严重的经济局限性、政局的不稳定和缺乏良好的管理；并且，这些国家的政府税收能力较弱，因此缺乏对弱势群体正式的社会保障机制，政府也缺乏对非正式部门的管理。

自20世纪90年代中期后的试点和21世纪初中国的新型农村合作医疗（new country cooperative medical system，NCMS）简称新农合的建立与发展成为发展中国家卫生筹资发展阶段的重要标志，不断完善的新农合的筹资模式不仅解决了中国农村人口基本医疗保障的难题，丰富了中国卫生筹资的理论与实践，还成为发展中国家卫生筹资发展阶段的里程碑。

在卫生筹资逐步发展成为卫

生系统4个功能之一（服务提供、资金筹措、资源开发和监控与管理）之后，世界卫生组织在2000年世界卫生报告中提出卫生系统目标和绩效评估结果，将公平筹资作为卫生系统绩效的指标，对成员国进行排序，标志着卫生筹资的公平性发展成为卫生系统三个目标之一和卫生系统绩效的重要组成部分。由于许多国家卫生系统中公平筹资目标的差距和实现这一目标尚存在许多障碍，从而影响卫生系统绩效和卫生系统目标实现程度，使卫生筹资系统和功能成为许多国家卫生改革的优先选择和政策关注的焦点，卫生筹资日益得到世界各国首脑和卫生政策制定者和研究者的广泛关注。

进入21世纪以来，卫生筹资已成为世界各国政府和人民日益关注的一个中心议题，尤其是如何才能筹措更多的卫生资金和公平、有效地使用这些资金是各国决策者和研究者关心的问题，在低收入国家这一问题更为突出。在许多中低收入国家，筹资障碍使得贫困人口难以获得基本医疗卫生服务，或由于支付医疗卫生服务而导致家庭因病致贫。因此，针对世界各国卫生筹资系统存在的突出问题，2005年，世界卫生组织提出了"全民覆盖"的目标及其筹资方式，倡导通过税收筹资和社会保险筹资的筹资机制实现全民覆盖目标，标志着卫生筹资已进入一个新的发展阶段，许多国家制定了本国实现全民覆盖的日程表，公平筹资成为更多国家完善卫生筹资体系及其卫生改革的立足点和目标。

目的与作用 通过卫生筹资机制、筹资功能和筹资政策来发挥作用和实现其目的。

卫生筹资的目的　确保卫生系统更好地实现卫生系统目标，即2000年世界卫生报告中所提出的卫生系统目标。卫生筹资的目的不仅是筹集足够的资金以维持卫生系统的运转，还要建立卫生服务费用的风险分摊机制，并为卫生服务提供者制定一套合理的经济激励机制，从而保证每个人得到所需的可支付得起的卫生保健服务，实现社会健康保障的宗旨。

卫生筹资的作用　实现卫生系统的公平筹资。卫生筹资目的的实现主要通过卫生筹资机制、卫生筹资功能和卫生筹资政策。通过确定适宜的卫生筹资机制，更好地发挥卫生筹资功能的作用，制定和实施卫生筹资政策，更公平地筹措和更有效地支出卫生经费，让更多的人获得所需的医疗卫生服务。

卫生筹资机制、筹资功能和筹资政策在卫生系统中具有重要的作用。卫生筹资机制与筹资政策对卫生系统目标的实现、卫生总费用支出水平与增长速度，以及健康水平的提高都会产生重要影响，卫生筹资功能直接影响卫生系统的目标实现程度及其绩效水平（图）。卫生筹资在卫生系统中的地位和作用日益提升。2010年，世界卫生组织提出，卫生筹资在过程、结果以及实现卫生系统总目标中起着核心作用。卫生筹资和其他卫生系统组成部分之间存在着重要的联系和相互作用。卫生筹资对卫生系统中间目标的影响，进而影响卫生系统总目标实现的关联。

（任　苒）

wèishēng chóuzī jīzhì

卫生筹资机制（health financing mechanisms）　涉及一个国家或地区筹集卫生资金的方式与途径，以及资金筹措的驱动因素。卫生筹资机制是在卫生系统中，资金筹措各构成要素之间相互联系的方式及其作用。卫生筹资机制包括税收筹资（一般性税收或专项税收）、保险筹资（强制性或自愿性医疗保险缴费）、个人筹资（个人支付）和社区卫生筹资以及来自捐赠、国外援助（称为"外部资源"）等外部资金。

政府税收和社会健康保险的卫生筹资，通常被认为是实现全民覆盖的有效方法。采取这种筹资机制可以充分地保护参保者，抵御疾病风险；可以更好地实现卫生筹资的公平目标。在高收入国家，筹资机制以政府税收和社会健康保险（或国家健康保险）方式为主；中低收入国家则以混合筹资为主，其中个人筹资占较大的比重。不同收入国家的筹资机制分布状况也不同（图）。

从国际视角来看，一个国家医疗保障筹资机制及政策与这个国家的医疗保障制度和卫生系统目标密切相关，同时，医疗保障筹资机制及政策又直接影响了其医疗保障制度和卫生系统目标的实现程度。一个国家或地区筹集卫生系统资金的方法是至关重要的。如果一个国家或地区在获得医疗保健服务时需要个人付费，可能会导致许多人不能得到基本医疗保健服务；可能由此造成许多家庭或个人陷入经济困难的困境，甚至导致家庭破产。任何一种特定的筹资机制的选择会受到历史因素的影响，也会受到社会、经济和政治方面的制约。对于经济发达和发展迅速的国家，政府能够保证可持续的筹资方式，税收筹资体系是较好的卫生筹资机制选择；然而，在政府资金有限的国家，则需要选择其他的筹资机制。在国际上，有些国家以某种筹资机制为主，如英国主要通过税收制进行国家卫生服务所需资金的筹集，德国则主要通过社会医疗保险的方式筹措资金；还有许多国家则采取混合筹资的方式进行医疗卫生资金的筹集。

一个国家应该选择哪种卫生筹资体系，并没有固定的模式。从国际经验来看，并不能简单地说某一种筹资机制就是最好的筹资方式，或认为某种筹资方式在健康产出方面、患者反应性方面和有效性方面具有明显的优势。为了确保卫生筹资系统具有内在的激励机制和所筹措资金使用的有效和公平，世界卫生组织倡导通过预付方式（税收和/或保险）筹集资金的筹资机制。在选择筹

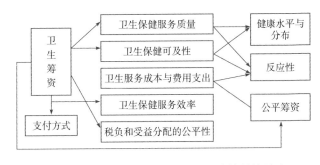

图　卫生筹资对政策目标和卫生系统绩效的影响

参考世界银行，哈佛大学.卫生部门改革与可持续性筹资旗舰培训教材.2002

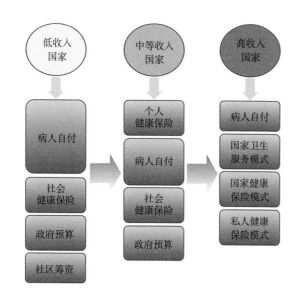

图 不同收入国家卫生筹资机制

参考 World Bank. Health Systems（2006），Disease Control Priorities Project. Washington：The World Bank. 231 页

资机制时，需要考虑许多因素，包括政治体制、经济发展水平与速度、社会价值、文化、政府财政资源的能力、卫生服务提供体系等。此外，从每种卫生筹资机制本身的特征和规律来看，筹资机制的确定还需要考虑以下几个方面的因素：管理的有效性和透明度、资金稳定性、公平性、风险分担程度、资金使用和购买服务的效率。

（任苒）

wèishēng shuìshōu chóuzī

卫生税收筹资（taxed-based health financing）

一种公共筹资为主的筹资机制，即以政府税收作为卫生筹资方式。按照国际上的常用法，税收作为一个资金筹集的主要来源，主要通过税收体系筹资，即可定义为税收筹资。税收筹资包括一般性税收或专项税收。在世界卫生组织的 191 个成员国中，有 106 个国家的卫生筹资以政府税收作为主要来源。

特点 在采用税收筹资的体系中，通常总税收是筹资的主要来源，这种筹资方式能够统筹庞大的覆盖人群的医疗风险，更好地实现风险分担的功能。税收筹资模式在行政管理、风险管理以及购买力等方面易产生规模效应，并且，采取税收筹资机制的国家，多由政府资金来提供或购买医疗服务，更有利于医疗费用的控制。税收筹资有助于提高贫困人口支付基本医疗卫生服务的能力进而实现全面覆盖的特征，有利于使个人现金支出减小到最低水平，减少灾难性卫生支出的概率。在卫生筹资机制中，税收筹资通常用于基本医疗卫生服务筹资，也用于基本公共卫生服务的筹资。

优点 从国际经验来看，卫生税收筹资具有一些公认的优点。最突出的优点：①税收的累进性质决定了税收筹资具有较高的筹资公平性。在这一制度下，以税款形式缴纳税金，个人筹资方式与健康状况、收入和职业无关。②缴纳税金是强制性的，可以避免许多自愿性保险市场的问题，如逆选择和风险选择等。以总税收作为筹资主要来源的国家，通常由政府来提供或购买医疗服务。卫生税收筹资具有行政管理和风险管理的规模效益，有相对较好的购买能力；采取税收方式被认为是公平筹集医疗保障资金的方式，有利于实现公平性目标；也有较好的资金使用和管理效率的筹资机制。随着税收制度的完善，许多国家政府通过调整财政支出结构的途径扩展新增的卫生筹资和开辟新的财政资源的策略。

局限性 不足之处在于国家征税和分配税款的性质：①服从多个目标而导致低效率，服从特权阶级的政治压力。②税收形成财政资金后需通过年度预算来安排。通常以年度收支为基本目标，无法积累社会保障基金，无法抗拒周期性的社会保障风险。一旦遇到经济危机或人口老龄化加快，均可能因缺乏社会保障基金积累而对国家财政造成巨大的冲击。因此，税收筹资具有筹资的不稳定性，易受政治压力或外部冲击的影响的特点，也具有对公营服务管理的有效性以及问责不足等问题。

国际上，卫生税收筹资被认为是实现全民覆盖最为有利的筹资机制，鼓励和倡导各个成员国采取税收筹资的方式，对基本卫生服务通过服务包的方式，以促进医疗保险的全民覆盖。以政府税收作为医疗卫生支出主要来源的卫生筹资制度的代表性国家是英国。1911 年英国通过国家保险法案，规定工资筹资，建立了为低收入工人的全国保险基金，第二次世界大战后则采用了税基制筹资的国家卫生服务体制。同时，税收筹资也适用于为部分医疗卫生服务资金的筹资，如基本公共卫生和基本医疗卫生服务资金的筹集。对于非正规部门就业居民或非就业居民比例较高的国家，一些低收入和未就业人群很难通过社会医疗保险所覆盖，一些难以满足社会医疗保险筹资模式的较高管理要求的国家，也采取税收筹资的方式。

（任　苒）

jiànkāng bǎoxiǎn chóuzī

健康保险筹资（insurance-based health financing）

强制性或自愿性医疗保险缴费。包括社会医疗保险筹资（social health insurance）和商业医疗保险筹资（commercial health insurance）。社会医疗保险由企业和个人按各自的一定比例缴纳保险金的筹资方式，大多数国家采取的一种医疗保障筹资模式。是卫生筹资的主要方式之一。以保险筹资的方式筹集医疗保险基金，无论是在管理效率上，还是法律约束性、公平性和互济性上都有较好的作用是主要的卫生筹资机制。

特点　社会医疗保险用于医疗服务的筹资有 3 个特征：①满足健康需要、参加的强制性、依据社区风险费率筹资。商业医疗保险则是私人的、自愿的、在多数状况下涉及到个体的风险费率，目标是满足个体的需要。②权利与义务对等。被保险人个人和被保险人的单位（即雇主）共同缴纳保险费，政府给予一定资助，筹资风险和不良健康状况风险由所有筹资者承担；通常政府为没有筹资能力的人出资。③调节收入分配的作用。是一种收入再分配方案。

优点　①筹资的累进性。资金的筹集采取税收的形式征收，可以提高筹资机制的保障层级。②具有税收的法律职能。明确了国家、企业和个人的分配关系，

增强了资金筹集的透明度。税收的强制性和规范性特征，有利于克服资金筹集过程中的拖欠、不缴和少缴的现象，确保社会保险资金的筹措。③具有再分配的功能。通常是工薪或薪金较高的纳税人缴纳的税金明显高于工薪或薪金较低的纳税人，在社会保障收益给付的时候，其他支付条件相同，两者领取相同数额的社会保障金，即不管参保人的贡献水平如何，根据参保人的健康需求获得同等的卫生服务。差异程度一定小于缴纳期所出现的差异。因此，在受益与缴纳比中，形成低收入纳税人高分配比例格局。这种筹资方式所筹集的基金具有收入交叉补助机制的优点。④具有明确的服务包。在社会医疗保险体系中，对成员采取确定的服务包方式，将资金用于购买公立和私立提供者提供的医疗保健服务。

局限性　运用保险筹资也存在一些局限性：①在一些发展中国家，社会医疗保险集中在正式部门的雇员，覆盖的人口比例相对少，运用工资税额方式作为主要的资金筹集机制，这也是非正式部门和贫困者难以逾越的障碍。②以社会保险筹资为主的大多数保障项目一定程度体现了公平性，这种公平是对不同地区、不同行业的企事业单位制度上的一视同仁，而不是简单的统一划线。如果通过税法来规定统一的课征率，由于各地区经济发展水平的差异，对与经济发达地区而言，有可能因费率过低而无法满足充分保障；对经济不发达地区的企业和个人来说可能会因费率过高而导致其不堪重负。③社会医疗保险筹资多采取单一比例税率或累进税率，是课征及工薪所得，对资本所得

等非劳动收入一般不课征，即筹资基础窄，如中欧和东欧的社会医疗保险筹资模式。

（任　苒）

wèishēng fúwù gèrén zhíjiē fùfèi

卫生服务个人直接付费（out of pocket of health expenditure, OOP）

包括使用者付费（user fee）和健康保险的个人支付。使用者付费即个体为提供的医疗卫生服务付费的方式，包括医疗服务和公共卫生服务，又称患者直接支付。健康保险的个人支付指个人对参加健康保险中需要自付医疗费用部分的付费。又称共付（co-payment）。见医疗保险。

与税收筹资和社会医疗保险筹资能够改善筹资的公平性有所不同，卫生费用个人直接支付通常被认为会影响可及性、公平性和卫生服务的利用。2010 年世界卫生报告指出，减少与患者直接支付相关的经济困难的发生率是实现全民覆盖的关键指标。如果一个国家和地区缺乏公平的筹资机制，卫生筹资系统主要依赖于个人直接支付，必然会造成很多家庭承受沉重的经济负担进而陷入因病致贫的境地。当一个国家或地区医疗费用自付比例小于 20% 时，出现灾难性的经济负担家庭的比例相对少。但是大多数的中低收入国家医疗费用个人直接支付的比例远大于 20%。在多数非洲国家中，缺乏完善的足以保护家庭免于灾难性支出的卫生筹资系统，因此，家庭因卫生保健支出而变卖家产和借贷现象极为普遍。一项对非洲 15 国的研究反映出，其中一些国家的卫生服务利用中的 OOP 超过 50%，如乍得、塞内加尔、马里等；研究发现，采取 OOP 的家庭中 30% 家庭有过借钱或变卖资产的经历，这

些家庭中的 50% 在上一年曾有家庭成员住院。

2010 年世界卫生报告中将在获取卫生服务时过度依赖个人直接支付费用作为实现全民覆盖的第 2 个障碍。在接受卫生服务时以自付的形式支付费用，不论这种付费是正式的还是非正式的（私下交易），都阻碍卫生服务的利用。对于不得不进行治疗的人群，这一筹资方式最终将导致他们遭受经济困难甚至贫穷。世界卫生组织和世界银行等国际组织认为，如果不改变卫生筹资体系的结构和筹资机制，即使经济增长和卫生投入的增加也难以真正减轻家庭医疗费用的经济负担。

在发展中国家，如果制度设计和管理得当，卫生费用个人直接支付作为筹资的方式之一，在改善可及性和公平性方面也可以发挥一定的积极作用。几乎所有的国家都存在某种形式的个人直接支付。通常，国家越穷，个人直接支付在卫生总费用中占的比例越高，由此产生的因病致贫的概率就越大。只有个人直接支付降低到卫生总费用的 15%～20%，经济困难和贫穷发生的机会才能降低到可以忽略的水平。减少个人直接支付的唯一方式是采取风险共担机制和预付的筹资方式，这也是大多数即将实现全民覆盖的国家采用的筹资机制。中低收入国家卫生筹资系统中一个突出的挑战是要减少个人直接支付的比例，增强卫生筹资的公平性和提高筹资效率。对于大多数的中等收入国家而言，已具有一定规模的社会健康保险制度，但社会健康保险覆盖的人群是有限的，难以覆盖贫困人口和非正式部门的雇员；尚未被社会健康保险覆盖的人群自付比例显然会高于社会健康保险覆盖的人群。多数中低收入国家卫生筹资采取不同职业不同的筹资机制，政府雇员、自由职业者和农民的筹资机制各不相同，筹资的水平、所覆盖的服务项目和自费支付的比例也不相同。

使用者付费 保险筹资制度不健全、卫生筹资资金有限的国家或地区卫生系统重要的筹资来源。又称患者直接支付。是发展中国家较为常见的卫生筹资方式。发展中国家有大量的非正规部门，税收管理相对困难，影响通过足够税收筹资或建立社会医疗保险方式来进行卫生保健的筹资保护。研究表明，如果使用者付费的政策设计和实施较好，并对提供者补偿免除收费的部分，使用者付费可能会促进受益率。在设计和管理得当时，私人医疗保险也可以作为预付和风险分担的方式之一，为政策制定者将有限的公共资金用于那些真正缺乏筹资能力的人群提供了可能。许多发展中国家的社会医疗保险是由私人医疗保险发展演变而来的，通过私人医疗保险，逐步扩展筹资保护，从这个意义上看，其对于发展中国家发展社会医疗保险筹资是有一定意义的。

使用者付费在服务利用方面取得成功的关键因素是为贫困者豁免。世界卫生组织专家对 22 个非洲国家使用者付费的综述中，只有 8 个显示了有增加服务利用的状况。在卫生筹资采取使用者付费体制中，免于穷人付费是很困难的，因此，一些国际组织和学者呼吁废除使用者付费。

有研究证明，使用者付费对公平性的影响是负面的（Alliance HPSR 2004）。如果一个国家或地区缺乏良好的卫生筹资机制而主要依赖使用者付费，将会影响和限制贫困者基本卫生服务的利用。由于 20 世纪 80 年代经济状况持续恶化，为了分担政府医疗投入负担，加纳医疗卫生系统推出了使用者付费的筹资方式。结果导致卫生服务的利用率急剧下降，尤其是穷人对卫生服务的利用率明显下降，并且因倾尽自己的财富寻求治疗的人常常因此而遭受经济困难。

非洲的实证研究显示，消除使用者付费有增加服务利用、可及性和公平性的作用。消除使用者付费的政策应伴随着增加其他的筹资来源的措施，如增加政府预算以填补筹资的缺口。

OOP 与使用者付费和共付的关系 OOP 主要有两种形式，一种是使用者付费，另一种是个人健康保险共付。因此，个人自付包括使用者付费。使用者付费通常发生在缺乏社会健康保险和税收筹资的地方。共付则指在有医疗保险覆盖状况下，医疗费用需要共付的个人支付部分；即使参加了某种形式的医疗保险，个人还需要以共付、起付线等形式进行支付；即使被社会医疗保险制度所覆盖，通常也要采取共付的方式，即除了保险覆盖部分以外，还需要参保者自付部分医疗费用，因此在已有社会医疗保险制度的地方也可发生。

（任 苒）

shèqū wèishēng chóuzī

社区卫生筹资（community health financing，CHF） 一种以社区为主进行卫生筹资的机制。包括社区健康保险（community-based health insurance，CBHI）、微型保险；社区卫生基金；合作健康组织；农村健康保险；社区健康基金和互济基金以及在使用者付费中的社区参与。社区卫生筹资广义上的含义指具有社区控制、自愿和对社区成员卫生保健三个特征的预付，这种筹资机制意味着社区在动员、筹集、分配和管理或监督卫生保健资源中充当重要作用。

社区卫生筹资的产生主要在20世纪90年代。当时在中低收入国家20亿人口的医疗保障和筹资问题始终没有得到妥善解决，其中大部分为农村地区的贫困人口。由于缺乏适宜的医疗保障来保障他们的基本医疗需求，当他们生病的时候，如果选择就医，患者多因住院医疗服务自付而导致家庭陷入贫困或破产，因此他们往往依赖自我医疗，有的家庭放弃治疗等待死亡。在这些国家政府没有能力为农村贫困人口的医疗保障提供足够的资金，即使国家提供了资金，由于缺乏有资质的医生和其他资源的短缺也难以转变成对农村和贫困人口所需要的有效服务。因此，一些国际组织和学者积极倡导采取社区卫生筹资的方式来解决中低收入国家农村贫困人口的医疗保障难题。CHF已在全球普及，但最流行的是撒哈拉非洲地区，主要通过CBHI的方式，其计划有多种形式，在覆盖人口上、提供的服务、规制、管理职能和目标等形式不一。但多数社区卫生筹资计划覆盖的人群较少，在最近的世界劳工组织调查的258个社区健康保险中，大多数是小范围的，覆盖成员较少。在国际上认为中国农村合作医疗制度是社区卫生筹资的特殊例子。

特点 ①资金的动员和筹集主要由社区来组织，医疗卫生服务主要由卫生机构提供并由当地进行管理，社区成员参与对所筹集资金的管理和监督。②社区卫生服务的支付方式既有使用者付费，也有其他的付费方式，如政府补助和捐赠等，共同形成具有预付机制的付费。

优点 尽管社区卫生筹资还有许多不完善之处，在一些国家和地区，作为一种筹资机制已显示出积极的作用，是迈向改善贫困人口卫生保健可及性和抵御疾病成本的社会保障路途的第一步。许多研究已证明，CHF在提供筹资保护和降低家庭灾难性卫生支出方面发挥了作用；尤其是在一些短期内无法通过社会保险提高覆盖率的国家和地区，CHF作为一种补充，有利于促进医疗保险的全民覆盖，改善农村和低收入人口的可及性。世界卫生组织宏观经济委员会已将其作为中低收入国家卫生筹资的可行策略。

局限性 一些国家和地区案例反映出，由于社区卫生筹资计划覆盖的人群较少，限制了其风险分担的能力，因此社区卫生筹资在改善筹资保护方面的作用是有限的，尤其是对极度贫困者的基本卫生服务可及性并无明显益处。在许多国家和地区，社区卫生筹资要形成一定的规模仍是一个巨大的挑战。在发展中国家阻碍人们进入CBHI的主要影响因素是保险金是否可以负担得起、对管理者的信任和其能力、服务包是否有吸引力，以及提供者服务的质量。有的社区筹资计划的实施由于缺乏规范的制度和管理能力也使其功效受到了影响。

（任 苒）

wèishēng chóuzī gōngnéng

卫生筹资功能（function of health financing） 世界卫生组织在2000年世界卫生报告中提出，卫生筹资具有3个功能：卫生资金筹集、风险分担和卫生服务购买。在任何一个国家，无论采取怎样的筹资方式都要围绕着这3个功能。这3个功能中的每一个都涉及到公平和效率。资金筹集功能与基本原则是要体现公平和高效的原则，考虑到谁来支付、支付多少、怎样支付及哪个机构来筹集资金；要筹集足额、可持续的资金，满足人群基本医疗卫生服务提供的需要，并足以防范因病致贫。风险分担功能涉及到资金统筹的范围和统筹基金的数量，要确保一个国家所选择的筹资方式能够满足公平有效地用于人群分担风险的目的。购买职能则是一个广义的概念，包含了基本服务包的设计、服务提供、资源配置和对服务提供者的支付方式等。涉及到确保所筹集的基金能够购买卫生保健服务，并改善卫生医疗服务效率和质量。

卫生筹资功能相互关联，以有效的和公平的方式筹集足够的和具有可持续性的资金，整合和管理不同来源的筹资额使之公平地和有效地分担健康风险，确保以分配有效和技术有效的方式来购买卫生服务。

（任 苒）

wèishēng zījīn chóují

卫生资金筹集（health financing） 对资金筹集渠道、筹集形式的政策规定及其所确定的筹资水平。资金筹集涉及卫生系统从家庭、企业和外部来源中筹资资金，政府通过运用各种筹资和非筹资机制来行使职责，包括直接提供服务、筹资、规制和强制服务的提供。

作用 在卫生筹资体系中，资金筹资功能是否能够发挥良好的作用，不仅与筹资机构有关，与筹资来源与方式也有关联。卫生系统资金的筹集通过不同的筹资来源和方式，主要来源有5个渠道：国家的一般税收、社会保障税、自愿健康保险、在卫生服务时的直接付费和国外援助。

一个健全的卫生筹资系统，资金来源主要是一般税收或社会保障税，典型的以一般税收为主的筹资国家有英国和北欧国家，如瑞典、芬兰和挪威；以社会保险为主的代表性筹资国家是德国、法国、比利时等；中等收入水平的国家采取混合的筹资机制，如拉丁美洲国家。伴随着建立混合型的筹资机制国家日益增多的发展趋势，从国际视角来看，税收和社会保险已不再是两个相互独立的卫生筹资体系。有的国家采取两者兼有的筹资机制，泰国被认为是依靠一般税收和社会保险实现全民覆盖的比较成功的例子。

影响　不同的筹资方式和来源对筹资公平性的影响是各有所异的。税收被认为具有较高的筹资公平性的筹资方式，使用者付费则是最不利于实现筹资公平性的。筹资的公平性是资金筹措机制的一个重要原则，即按照家庭或个人的支付能力进行筹资而不是根据风险能力大小的原则。卫生筹资的公平性表现在两个层面：①健康人群与非健康人群之间的风险分担。②不同经济收入水平人群之间的风险分担。卫生筹资的公平性包括筹资的纵向公平与横向公平两个方面（见卫生筹资公平性）。

一个国家或地区的卫生筹资系统能否健康运行和发挥其作用，不仅取决于由资金筹集的方式，还有怎样分担风险和有效地购买服务。

（任　苒）

fēngxiǎn fēndān
风险分担（risk sharing）　对筹资到的资金的集中和管理，从而避免因卫生服务费用而导致的经济风险的过程。涉及怎样将资金或基金融集，以分担参保人个人难以负担的卫生保健服务的经济风险。

目的　筹资风险的分担是传统的保险机制的核心。风险分担的主要目的是分散与使用卫生服务需求相关的经济风险，即通过风险分担功能，将风险由统筹基金内的所有成员共同分担，而不是由得病的个人承担；进而实现卫生筹资中资金的积累与管理功能，确保个体避免重大的和不可预计的卫生费用支出。风险分担主要通过税收和健康保险的筹资方式来实现。风险分担有两层含义：健康者与非健康者的互助共济，这种风险分担反映了保险的基本原理；富有者与贫困者的互助，这层含义反映了社会的共济意识和团结互助的理念。

作用　风险分担功能通过3个层面，确保一个国家所选择的筹资方式能够满足公平有效地用于人群分担风险的功能：①风险补贴，即对医疗风险从低风险到高风险的交叉补贴。②收入补贴，从富人到穷人的交叉补贴，以体现公平性。③年龄补贴，从生命周期的生产时段到非生产时段交叉补贴。

在卫生筹资体系中，尽管筹集资金、风险分担和购买在确保筹资保护中都具有重要的作用，无论采取何种筹资机制，风险分担是3个卫生筹资功能中最为重要的，因为风险分担功能是通过筹资保护来实现卫生筹资公平性目标和减少家庭经济负担的关键，一个国家或地区的风险分担功能

将决定其卫生筹资体系能否实现公平筹资目标。风险共担的目的是把难以承受的、不确定的、大额的费用转化为负担得起的、确定的、小额的费用。

从国际上看，大多数卫生筹资体系通过预付方式筹集的统筹资金，为参加者提供筹资保护，使其不会因健康花费太多而陷入贫困。实现筹资保护的关键途径是要最大化的为可保的健康风险预付，实现在人口中最大可能的健康的风险分担，由此促进在高风险和低风险个体中健康风险的再分布。预付方式使参保人预先支付平均的预期保险费，缓解不确定性，确保在发生时通过补偿减少经济损失；提供了在高收入和低收入成员中各种公平和有效的筹资选择。风险分担和预付使之在高危险者和低危险者中以及高收入者和低收入者中重新分布卫生费用。风险分担和预付功能主要体现在高危和低危人群（即，风险补助）、富人和穷人（即公平补助）之间的交互补助。基金池越大，则分布这种风险的潜能就越大。

影响　一个国家或地区风险分担的程度将取决于其卫生筹资机制，即采取何种筹资机制来进行卫生系统的筹资，是否具有全民覆盖体系，是采取社会医疗保险还是总税收。不同的筹资机制其风险分担的程度各有所异。通过工资或总收入为基础的资金筹资（与风险的筹资不同，如商业保险）方式的目标是高收入者补助低收入者。当总收入或工资筹资具有累退特征时，不足以提供较好的筹资风险保护。有些国家（如德国）采取在不同的风险人群和不同收入人群中建立了适当的风险分担体系，但是在许多中

低收入国家，风险池的碎片化阻碍了风险分担的有效性。通常，税收筹资和社会健康保险被认为是风险分担功能最好发挥作用的筹资机制。

（任 苒）

wèishēng fúwù gòumǎi

卫生服务购买（purchasing health services）

运用所筹措的基金购买有效的卫生服务的过程。如何公平和有效的使用所筹集的资金，如何在卫生系统中从公立和私立提供者中购买适宜的卫生服务。

作用 ①通过购买功能的实现，能够使卫生筹资的 3 个功能真正发挥作用。②购买与资金筹措功能和风险分担功能一起，通过有效和公平地购买和提供优质卫生保健服务，实现卫生筹资的目的。③通过基本服务包的方式，确保分配有效和技术有效的方式和改善公平性的策略来购买卫生服务，以抵御不可预计的大病经济损失，提供筹资保护。

实施 购买时需要按照效率和公平标准在不同的服务或干预中权衡，需要购买哪些服务或干预。效率标准主要根据成本效果，有利于分析如何利用有限的基金中实现健康结果最大化。公平标准主要依据水平公平和垂直公平的尺度。主要依据两个方面：①所购买的服务是否能够减少个人之间健康状况的不公平。②最需要的人群是否受益。1993 年世界发展报告中提出，在中低收入国家中采取基本卫生服务包的方式，包括公共卫生服务和个人临床医疗服务，是危害人群健康最主要的卫生问题或需要的干预服务，并且具有最好的成本效果。

运用 有利于实现公平和有效使用所筹措的卫生资金的目的，体现购买的特征，将有限的卫生资金优先保证用于符合成本效果的卫生干预中，对中低收入国家而言，尤其是有利于确保基本卫生服务包的筹资；同时，经济合作与发展组织国家（Organization for Economic Co-operation and Development，OECD）国家的经验显示，通过购买功能的运用，促使选择提供者支付方式，有利于有效的控制卫生费用的增长。

影响因素 购买功能的关键是实施这一功能的机构是否采取了良好的购买机制，能否真正向人群提供其健康需要所必需的、基金所能承受得起并具有可持续性的医疗卫生保健服务。购买服务功能能否实现取决于几个影响因素：①运用所筹措的基金购买什么样的服务。如购买门诊医疗服务还是住院医疗服务，购买基本医疗保健服务还是特需医疗服务。从降低个人经济风险的角度考虑，公共资金应该用于购买高费用的服务，如住院医疗服务；但是从服务利用的角度考虑，公共资金应该支付部分门诊服务，特别是慢性病的门诊服务和基本药物费用。②取决于如何提供这些购买的服务。如通过政府预算的公立卫生机构直接提供这些服务，还是通过合同的形式从不同所有制属性的机构来购买服务。

购买与支付的关系 购买是支付卫生服务的过程。有 3 种主要途径：①政府利用一般性政府收入以及保费（有时）直接向其下设的卫生服务提供者下拨预算（买卖双方一体）。②制度上独立的购买机构（如医疗保险基金或政府机构）代表一个人群（买卖双方独立）购买卫生服务。②个人直接向卫生服务提供者购买服务。许多国家都使用组合的卫生服务购买形式。

（任 苒）

wèishēng chóuzī zhèngcè

卫生筹资政策（health financing policy）

针对卫生筹资所制定和实施的相关政策。包括改善筹资风险保护和减少健康不公平的关键的政策工具。

目标 卫生筹资政策目标的确定主要依据卫生系统目标，通过 2 个层次来体现：①促进全民覆盖的筹资风险保护。②促进所筹措基金更公平的分布。公平筹资是卫生筹资的政策目标，也是卫生系统 3 个总目标之一。卫生筹资政策目标用以评价卫生筹资体系的实现程度和绩效以及其对改革的影响。一个国家和地区的卫生筹资政策目标应根据其发展要求和变革来确定，不同地区和国家不同的卫生筹资政策发展的阶段将有不同的政策目标。世界卫生组织 2010 年提出亚太地区的卫生筹资目标，认为全民覆盖是卫生系统筹资的最主要目标，其实现意味着全体人民能够获得各种所需的、质量可靠的个人医疗和预防服务，同时不承担过重的经济负担。因此，全民覆盖将是卫生筹资政策的一个主要目标。

作用 卫生筹资政策的制定与实施直接影响卫生筹资体系的构建、功能及其绩效，并对卫生系统的总目标和中间目标产生影响。通过卫生筹资政策目标的评价，来反映卫生筹资政策的实现程度。评价卫生筹资体系的实现程度和绩效，以及对改革的影响。这些目标来自于 2000 年世界卫生报告中提出的卫生系统总的绩效目标，并考虑卫生筹资安排对目标的影响。对其评价可以从几个方面来考虑：促进公平利用和按照需要提供服务；促进卫生筹资体系的透明化和责任；促进服务提供的质量和效率，以及促进卫生筹资体系管理效率。

问题与发展　中低收入国家和高收入国家的卫生筹资体系面临不同的问题，因其卫生筹资政策关注的焦点和政策开发的重点各不相同。

对于大多数低收入国家而言，首要问题是如何筹集到一定水平的资金以保证基本的卫生服务。2007年，世界卫生组织成员国的统计显示，低收入国家的年人均卫生费用仅为28美元，其中近一半的卫生总费用是以自费支付的形式筹集的。中等收入国家中比较突出的问题是如何减少自费支付比例，改善公平性和提高效率。大多数的中等收入国家构建了一定规模的社会医疗保险制度，但其覆盖的人群是有限的，特别是尚未覆盖贫困人口和自由职业者。不同人群的筹资机制各不相同，其保障程度和自费支付的比例也不相同。高收入国家所面临的主要挑战是提高效率和控制卫生费用的上涨。美国是此方面的典型代表，其卫生总费用占GDP的比重已超过16%。许多经济合作与发展组织（Organization for Economic Co-operation and Development，OECD）国家卫生总费用占GDP的接近或超过10%，如丹麦、法国、德国等。这些国家的卫生费用的迅猛上涨给公共财政带来很大负担，如何控制卫生费用成为其卫生筹资政策关注的焦点问题和卫生改革的出发点。

中低收入国家卫生筹资的突出问题：①政府资金的短缺，包括对基本卫生服务和有成本效果干预的支持和提供卫生服务以满足日益增长的费用方面资金的匮乏。②资金短缺与资金的合理配置方面的问题共存。③卫生筹资政策制定和管理能力低下。中低收入国家面临的主要挑战是如何通过卫生筹资政策的制定，实现全民覆盖，改善卫生筹资的公平性。而高收入国家则面临着如何有效的控制过快上涨的医疗费用，以及如何改善服务提供质量和提高效率的问题。

国际导向　世界卫生组织近年的卫生筹资政策主要提倡加强卫生系统和卫生筹资的联系。提出卫生筹资工作要在加强卫生系统、最终实现全民覆盖的总体背景下进行。世界卫生组织、世界银行等国际组织特别关注中低收入国家的卫生筹资体系改革和政策的制定，倡导实现全民覆盖医疗保险的目标。世界卫生组织通过一系列活动和发布文件、报告和简报的形式，引导各个成员国关注关键的卫生筹资政策的制定和推动卫生筹资体系的改革，提出主要通过征税和社会健康保险或两者结合实现公共筹资，是已接近实现全民覆盖国家的预付筹资的主要形式，鼓励有条件的国家通过社会健康保险和税收方式实现全民覆盖。

第58届世界卫生大会，审议了有关社会健康保险的报告，提出了持续卫生筹资和全民覆盖健康保险的全球性政策导向。提出必须进一步发展许多国家的卫生筹资系统，以便保证获得必要的服务，同时针对财政风险提供保护；提出不管选择的卫生系统筹资来源如何，预付以及资源集中和风险分担都应是防范筹资风险保护的基本原则。世界卫生组织提出应在各国特定情况下做出卫生筹资系统的选择；确认若干会员国正在推行的卫生筹资改革，可能涉及公立和私立做法的结合，

包括采用社会健康保险；以尽快实现全民保险。

预付制　预付制是持续性卫生筹资最重要的因素之一。社区卫生筹资是一种新的预付制度。社区卫生筹资包括总的制度设计、服务包设计、参保与保费的制定、基金的收集、在什么样的地区和社区范围内进行风险和资金的共担、对供方签定合同、对医疗服务机构的支付方式以及社会营销等。

基于社会团结的理念，预付制促使保险基金的统筹和风险分担，促进实现卫生筹资的公平性目标。社会健康保险既是实现预付制的一种形式，也提供了更好的财务风险分担和卫生服务的公平可及。不可能有一种社会保险的模式适合于所有的国家。社会健康保险的制度化需要确定时间表和一系列协调的行动。

整合卫生筹资的功能　针对许多国家在卫生筹资的资金筹措、统筹资源和购买卫生服务3个核心功能采取部门分割的方式的现状，世界卫生组织提出，需要通过好的协调机制和运用法律规制的方式来整合这3个功能。对贫困人口的社会安全网是由政府从税收中支付或由社会保险机构管理。各国应加强对公共或私立医疗机构和医药行业的规制，特别是商业保险和保健机构的管理。评价个人自费在公立和私立医疗机构的政策，改进卫生预算的方法。评估卫生人员的薪酬制度，按绩效支付方式与服务质量挂钩，应开展按人头、按病例和按活动为基础的预算支付方式的试点。对贵重的设备、建筑和医院的规模扩大要改善资金规划。

卫生筹资改革导向　世界卫生组织提出要达到主要的政策目

的和策略，需要各成员国与世界卫生组织总部、地区和驻在国的代表处共同行动。卫生筹资策略的实施将支持各国卫生筹资的改革，需要集中在下列几个方面：①要有一个中长期的稳定水平的卫生筹资投入。②在优先的卫生规划项目上有可持续性财政保证。③减少卫生服务的自付费用。④卫生服务的可及性和筹资的公平性。⑤资源的配置和卫生服务利用的效率和效果。

在国际上，如何为中低收入国家中13亿缺乏卫生保健灾难性支出筹资保护的农村贫困人口和非正式部门雇员筹资的问题日益得到关注。由此，社区健康保险作为一种筹资方式被提出，以改进农村和非正式部门雇员基本卫生保健的可及性。5个重要政策对政府改进社区筹资方案的效率和可持续性是有用的：①增加针对性强的补贴来支付低收入群体的保险费。②为保护免受支出的波动的保险和扩大小风险池规模的再保险。③有效预防和个案管理技术来限制支出的波动。④加强地方规划方案管理能力的技术支持。⑤建立和加强正式融资和提供者网络的联系。

全民覆盖　2000年世界卫生组织在世界卫生报告中第1次提出全民覆盖的概念。按照2000年世界卫生报告的解释，"全民覆盖"（universal coverage）意味着，"对所有居民有效的健康保护和筹资风险；对每个人按照需要和优先选择提供基本的和可提供的健康保健服务包；不管其收入、社会地位或居住地；即对所有人的基本卫生保健的覆盖，而不是对所有人所有的保健服务"。库茨因（Joe Kutzin）进一步限定了全民覆盖的定义，是"以最小的价格

实施有效的风险保护，在深度上，覆盖可支付得起的卫生保健服务包；在广度上，有效的保护人口的健康风险"。

2005年在第58届世界卫生会议上，世界卫生组织正式向成员国提出实现全民覆盖的卫生系统目标，又称为"全民健康覆盖"（universal health coverage）。世界卫生组织要求各个成员国承诺建立本国的卫生筹资体系，从而保证其国民能够获取卫生服务，同时不会因为支付这些卫生服务费用而遭受经济困难。根据这次会议的文件，全民覆盖定义为"以可提供的成本，实现所有公民关键的促进、预防、治疗和康复卫生干预措施的可及性，实现可及性的公平。筹资风险分担保护的原则确保保健的成本从而使患大病的人不会面临筹资风险"。

全民覆盖的目标和政策导向是实现卫生筹资的公平性和筹资风险保护。卫生筹资的公平性是卫生筹资最主要的政策目标。世界卫生组织曾指出，卫生系统怎样筹资将决定人们能否获得必需的卫生保健，以及他们在获得保健后是否会陷入经济贫困中。适当的卫生筹资系统的设计和实施是实现全民覆盖的基本要素。全民覆盖这一卫生政策目标意味着促使各个卫生系统改善基本卫生保健的可及性和筹资风险保护的公平性。

2005年5月，世界卫生大会（World Health Assembly，WHA）58.33决议敦促成员国要开始向全民覆盖迈进，以确保居民得到必需的卫生干预而免于经济上的巨额开支风险。增强卫生服务的预付，按照支付能力决定家庭的缴纳标准以及应付风险，这些都是为了实现这一目标的核心原则。

这一政策导向意味着在健康人和患者中的团结一致和在所有收入阶层中的团结一致的筹资原则。这些社会最贫困人群和最弱势人群的安全网还不足以强大到提高筹资风险保护。

全民覆盖这一政策导向在国际上具有重要意义，其主要是针对一些中低收入国家，即在基本卫生服务公平可及性和资金可得性不足的地方；同时也适用于一些已建立多年筹资体系的发达国家。在一些中低收入国家中，许多卫生服务的卫生筹资依靠个人付费方式。这种付费方式阻碍了人们寻求基本卫生保健或连续性的保健服务，导致他们在寻求保健后由于大病经济负担而陷于贫困。每年世界范围内大约有4 400万家庭或多于1.5亿的个人面临大病卫生费用支出的负担；其中，大约2 500万家庭和1亿人口因病致贫。

对于全民覆盖的筹资方式，世界卫生组织曾指出，实现全民覆盖不能仅靠单一的筹资方式，所有国家必须权衡利弊做出适宜的选择，尤其是对统筹基金的使用方式。由于资金短缺但人们的需求却在不断地膨胀，医疗卫生科技水平也在持续提高等矛盾日益突出，迫使政策制定者不得不在3个核心方面进行权衡：①医疗保险覆盖人口的比例。②可利用的卫生服务范围。③满足需求的纳入医疗保险的卫生服务费用的比例（图1）。对于全民覆盖的实现，按照列出的3个轴，各国通过不同的路径进行权衡和做出不同的选择。

图2反映了向全民覆盖过渡的筹资方式。在缺乏筹资保护阶段，主要采取自付费用的筹资方式；在过渡阶段，则主要采取合

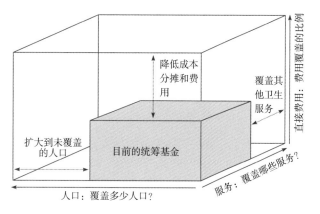

图1　实现全民覆盖过程中需权衡的三个要素

（参考 WHO. 2010 年世界卫生报告，13 页）

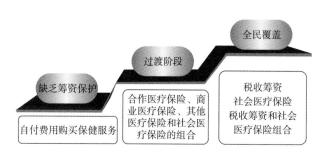

图2　向全民覆盖过渡的筹资方式

（参考 Carrin G，Mathauer I，Xu K，Evans DB. Universal coverage of health services：tailoring its implementation. Bull World Health Organ 2008；86：857-63）

作医疗保险、商业医疗保险、其他医疗保险和社会保险的组合方式；全民覆盖阶段，则主要采取税收筹资、社会医疗保险，或税收筹资与社会医疗保险的组合方式。与发达国家不同的是多数发展中国家实现医疗保障全民覆盖采取混合筹资的方式，同时拥有多种形式的医疗保障资金筹集方式。如泰国、印度尼西亚、巴西、哥伦比亚、卢旺达、巴基斯坦等，泰国是采取混合制的筹资方式来实现全民覆盖医疗保障的一个典范。在过渡时期，泰国医疗保障的全民覆盖主要采取 3 种混合型筹资并存的方式，即税收为基础的筹资；志愿者筹资；强制性保险筹资。

宏观经济与健康和卫生筹资的关联　在 20 世纪 80 年代，由于卫生系统的负面后果，作为结构调整计划的一部分，国际筹资机构限制了卫生方面的公共投资。这些政策已经转换作为联合国规定的具有对妇女和儿童重要的健康指标，以及艾滋病病毒/艾滋病、结核病和疟疾等其他传染病的健康指标的千年发展目标。千年发展目标作为动员国家和国际的资源的基础。进入 21 世纪，在世界卫生组织杰弗里·萨克斯领

导下的宏观经济学和健康的委员会（Commission on Macroeconomics and Health 2001），在研究结果和分析性数据中，倡导对健康领域大规模投资，作为一种刺激经济增长的手段。宏观水平的跨国分析提供了证据支持，在卫生筹资中的风险分担机制，对健康、筹资公平、反应性指标的水平和分布状况发挥了作用。

国际援助与外部资金的筹集　在低收入国家中，国际援助在卫生总费用中占有不可忽视的比例。2006 年的资料显示，在低收入国家中外援资金在卫生总费用的比例平均为 25%。如何保证国际援助的稳定性和如何有效地使用这些资金是低收入国家所面临的问题。国际上辩论的热点问题之一，是如何确保捐助资金流入的相对稳定和协调，使得外部援助不仅解决当前低收入国家卫生系统的资金短缺的问题，同时还能帮助这些国家建立和完善其卫生服务系统。

国际货币基金组织和世界银行估计，增加双倍或更多的大规模资金的国际援助能被有效地应用在善于治理的国家，如孟加拉国、印度、印尼、巴基斯坦、越南以及一些撒哈拉以南的非洲国

家，如埃塞俄比亚。这些国家都有好的政策组合和进一步改进卫生筹资的计划。在《蒙特雷共识》中约定，将在 2002 年联合国筹资发展会议计划国际援助水平加倍，通过每年额外的 200 亿美元的投入，以帮助贫穷国家实现千年发展目标。

（任 苒）

wèishēng zǒngfèiyòng

卫生总费用（total expenditure on health，TEH）　以货币形式作为综合计量手段，全面反映一个国家或地区在一定时期内（通常指一年）全社会用于医疗卫生服务所消耗的资金总额。又称卫生保健总支出。是从全社会角度反映卫生资金的运动过程，分析与评价卫生资金的筹集、分配和使用效果。卫生总费用的各项数据不仅为政府制定和调整卫生政策提供宏观经济信息，是分析卫生保健体制公平与效率的重要依据，为分析和评价区域性卫生资源配置的合理性提供有效的信息，是制定区域卫生规划、编制规划预算的必要条件，也是开展社会与经济效益综合评价指标体系的重要组成部分。

研究历程　卫生总费用的发展历程主要从国际和国内两方面

进行介绍。

国际方面 卫生总费用研究最早始于 20 世纪 50 年代，世界上许多国家首先采用《卫生资金筹集与支出》的调查方法，全面、系统地研究卫生领域的经济活动。1963 年第 1 次使用标准化的调查表对 6 个国家的卫生资金筹集与支出状况进行全面系统的调查，分析一些发达国家和发展中国家的卫生费用。1967 年，艾贝尔·史密斯在调查研究中，试图确定卫生服务的组成及其主要筹资来源，并对费用的支出确定分类标准，以实现国际间数据的标准化。1976~1977 年，日内瓦桑多兹卫生与社会经济研究所同世界卫生组织合作，利用卫生费用调查方法对波兹瓦纳、塞内加尔、卢旺达和多哥的卫生事业筹资和费用支出进行调查，进一步确认了调查方法的可行性。1983 年，艾贝尔·史密斯和麦克共同撰写了《卫生事业筹资计划的编制》一书，详细讨论了卫生费用的概念、调查方法和评价指标。同年，杉地尔撰写了《评价和分析卫生费用的方法》，深入讨论了卫生费用的评价原则，统计信息的收集和处理，以及如何从卫生服务管理角度去分析和利用这些信息。1993 年，为了完成关于"投资与健康"的世界发展报告，世界银行依靠美国的卫生经济学家，利用经济合作与发展组织国家（Organization for Economic Co-operation and Development，OECD）卫生总费用调查研究方法，对全球卫生总费用进行了大规模的系统研究。2000 年，世界卫生组织对各成员国的"卫生筹资与分配公平性"的评估排序中，中国列 188 位，在 191 个成员国中倒数第 4。卫生费用核算体系（system of health accounts，SHA）是目前运用最广泛，并具备国际可比性的综合核算体系和基础核算规则。2000 年，OECD 国家基于 SHA 的卫生费用核算指导手册 1.0 版本问世。2001 年，世界卫生组织（WHO）在 2000 年世界卫生报告中，首次向世界公布了所有会员国 1997 年卫生总费用占各国国内生产总值（GDP）比重及其内部构成。2003 年世界卫生组织、世界银行和美国国际发展部组织编写并出版了《卫生费用核算指导手册》（Guide to Producing National Health Account）（简称《指导手册》）一书，指导中低收入国家的卫生总费用测算。2007 年，WHO、OECD 和欧盟统计署开始了 SHA 2.0 的修订工作，于 2011 年结束。修订后的卫生费用核算体系将会进一步明确卫生费用核算的口径，加强各国卫生总费用数据的可比性，将卫生费用核算账户与国民经济核算账户相结合，成为一个全球卫生费用核算标准。

国内方面 中国卫生总费用研究与测算开始于 20 世纪 80 年代初。1981 年，世界银行派专家对中国卫生部门进行考察，引进卫生总费用概念，介绍国际卫生总费用核算方法，中国政府开始与世界银行合作，首次运用筹资来源法估算中国卫生总费用，从此，拉开了中国卫生总费用研究序幕。哈尔滨医科大学对黑龙江省宁安县、鸡东县、北京市通县、大连市金县、辽宁省康平县等农村地区，以及长春、沈阳、哈尔滨等城市地区的卫生总费用进行了调查研究。1987 年，世界银行对中国卫生部门进行第 2 次考察，世界银行专家与卫生部规划财务司、贷款办等相关业务司局，以及中方专家对卫生总费用测算方法进行了共同研讨，并且确认了 1978~1985 年卫生总费用估计值。"中国卫生经济培训与研究网络"成立后，中国卫生总费用被正式列为"网络"研究课题之一，逐步形成了具有中国特色的卫生总费用研究理论体系和方法学基础，完成了卫生总费用筹资来源法测算指导手册，并进行了现场调查，发表了政策性研究报告，取得课题研究的阶段性成果。1993 年，中国卫生总费用研究与测算进一步发展，基本形成了中国卫生总费用筹资来源法的指标体系和测算方法，为政府制定和分析卫生政策提供宏观经济信息，其测算结果已成为中国政府决策参考依据之一。1995 年，世界银行派专家代表团对中国卫生总费用测算方法和测算结果进行全面系统、深入细致的考察，世界银行专家组向中国政府提交一份《中国卫生总费用评估报告》。这份报告全面客观地反映了中国卫生总费用研究工作取得的成绩和存在的问题。1996 年，卫生部卫生经济研究所在北京举办中国卫生费用核算研讨会和技术方法培训班，并根据自愿原则成立了中国卫生费用核算研究协作组，确定了协作组的活动目标和内容，按照卫生部规划财务司的要求，开展卫生费用核算研究活动，使卫生费用核算从理论研究向经常性业务工作转化，并在中国建立卫生费用核算研究报告系统和信息监测点。截至 2010 年，已有 17 个省（市）参与了卫生费用核算研究协作组。在此基础上，部分市、县也相继开展了卫生费用核算研究，在中国正在建立规范的年度核算制度。

中国政府已经将卫生总费用官方信息发布系统提到议事日程，2002 年 4 月，国家统计局正式发函，同意卫生部发布卫生总费用信息，并在信息发布 10 日内报国家统计局备案。2002 年《中国统计年鉴》公开发布 1995～2000 年卫生总费用测算结果与主要评价指标，标志着卫生总费用已经正式纳入国家信息发布系统。2005年，为了推动中国及区域性卫生费用核算体系的建立，加强卫生系统信息化管理，提高卫生政策决策的科学性，卫生经济研究所组织该领域专家及研究人员对根据由世界卫生组织、世界银行和美国国际发展部联合组织编写的《卫生费用核算指导手册》，进行翻译编印，根据中国卫生事业的特点，编写了一套适合中国国情的卫生费用核算方法，供国内研究人员和实际工作者参考使用，并在哈尔滨市举办全国性卫生费用核算方法培训班，指导各省、市进行卫生费用核算。2006～2007年，中国卫生费用核算研究继续向纵深发展，在世界银行支持下，相继在河北省迁安市、广西壮族自治区鹿寨县和宁明县、甘肃省峡县、武都县和漳县等地对公共卫生费用核算展开专题性研究。这一核算研究主要运用 OECD 推荐的卫生费用核算功能法，结合中国实际情况，对公共卫生费用指标体系设计、现场调查技术方法、数据处理和分析框架等内容进行探索性研究。通过大量现场调查，积累了宝贵经验，基本形成了具有中国特色的公共卫生费用核算体系和核算方法。同时，在广西壮族自治区鹿寨县开展了艾滋病防治费用核算研究，建立了艾滋病防治费用核算体系，全面系统地分析了该地区艾滋病防治费用的资金来源、分配和使用情况，将病种费用核算体系建设和方法学研究又向前推进一步。

2009 年，中国新医改方案出台，方案中指出要加大政府投入，提高卫生费用筹资水平，建立健全基层卫生服务体系。卫生总费用研究重点由总费用水平、结构转变为卫生总费用与医药卫生体制改革的关系，尤其是从卫生总费用水平、结构、来源、比例关系和快速增长影响因素的角度探讨费用控制，如医疗费用上涨幅度远超过居民收入增长和承受能力，政府财政卫生投入显著不足等。公共财政与卫生财政已成为卫生总费用测算和分析的主要关注点之一。

特点 ①卫生总费用是一种信息工具。卫生总费用作为一种经济信息，在许多国家得到广泛应用，而且实践证明对分析和评价国家卫生保健系统公平和效率方面是行之有效的。任务是建立一个卫生费用核算体系，反映一个国家的卫生保健总支出，从不同层次和不同角度反映和研究卫生资金的全部运动过程，评价卫生资金的筹集、分配和使用效果，为政府卫生决策提供重要信息和客观依据。②卫生总费用是一个全社会的概念，卫生总费用反映全社会的卫生保健总支出。不仅反映卫生部门内部的资金运动，还包括卫生部门以外的行政事业单位、国有企业、城镇和农村集体经济单位、私人开业医生、部队、武警、公安、司法等特种部门的医疗卫生投入，以及城乡居民个人支付的卫生费用，还有社会各界、国内外友人、华侨华人对卫生事业的无偿赞助和捐赠。③在动态中了解和把握卫生总费用。卫生总费用研究卫生领域的资金运动。卫生资金通过各种渠道流入卫生领域，表现为政府预算拨款，居民个人付费，企业和

社会卫生投入等，称其为卫生筹资。从出资者角度看，则表现为各类卫生支出，主要表现为政府、企业和居民个人卫生支出。当卫生资金流入卫生领域以后，又表现为各级各类卫生机构的财务收入，即上级拨款和业务收入，卫生机构通过各种形式的业务活动，又使货币资金流出卫生领域，表现为卫生机构各项业务活动支出和基本建设支出。卫生资金在其全部运动过程中，依次经历了卫生资金筹集、卫生资金分配、卫生资金使用和卫生资金补偿这样一个运动过程，这种运动过程又在连续不断的循环。卫生总费用分别从筹资、分配和使用 3 个层次和不同角度反映卫生资金运动，形成 3 套指标体系和 3 种测算方法，其测量结果表现为卫生资金筹集总额、卫生资金分配总额和卫生资金使用总额，通称卫生总费用。④卫生总费用是与卫生政策有关的基础性研究之一。卫生总费用研究成果能否对卫生政策产生影响是卫生总费用发展的关键，如果在这方面不能取得新进展，那么，卫生总费用就有沦为一种形式的危险，至少从政策制定者看来是如此，而且也就没有必要花这么多的精力和资金去开发、研究。从国际组织对一些国家的技术支持和资金资助上看，国际组织对这一领域研究工作十分关注。世界卫生组织已经形成了一套方法，通过在各国的工作人员获取卫生总费用的相关数据，并引用在历年的世界卫生报告中。多数发展中国家的政策制定者也在不同程度上表达了发展卫生总费用核算研究的愿望，并表示出对筹资信息的关注。卫生政策制定者需要建立卫生总费用核算系统，并提供对政策有影响的信息。

但是，由于政策的影响是来自多方面的，也很难讲清楚这种影响到底是什么、影响有多大。虽然没有足够的信息去回答政策决策者提出的各种各样的问题，但是，可以坚信对政策地影响是卫生总费用核算面临的最大挑战之一。

应用　①为制定和实现卫生发展战略目标提供宏观经济信息。卫生总费用测算结果是以全社会卫生保健资金总额及其在国内生产总值（Gross Domestic Product，GDP）中所占比重作为重要评价指标，向决策者展示一个国家或地区在一定时期内全社会卫生保健筹资水平和筹资来源，从宏观角度反映一定社会经济条件下，全社会卫生保健资金的投入规模和力度，以及全社会对人类健康的重视程度，分析与评价卫生总费用发展变化趋势及其重要影响因素。卫生总费用测算结果和基础数据为各级政府制定卫生筹资政策和发展目标提供重要的不可缺少的宏观信息。②为调整和制定卫生经济政策。服务卫生总费用时间序列数据是各级政府制定科学有效、公平合理的卫生经济政策不可缺少的客观依据。卫生经济政策包括卫生筹资政策、卫生资源配置政策、卫生保障体系各项政策、卫生服务价格政策及卫生机构经营管理政策等各项具体经济政策。各项经济政策都会对卫生总费用筹资来源、机构流向和实际使用效果产生重要影响。同时卫生总费用筹资机构、资源分配和费用消耗等方面的数据信息也都十分敏感地反映各项卫生经济政策的合理性和公平性。③适应经济体制转变的需要。在计划经济体制下，中国卫生筹资渠道比较单一，全社会卫生保健资金主要来源于政府预算拨款，

卫生总费用测算的主要任务是核算政府预算卫生支出。随着市场经济体制的逐步建立和卫生改革的不断深入，中国政府采用多渠道、多形式的卫生筹资政策，卫生筹资渠道不断拓宽，因而社会经济体制的转变对卫生总费用的数据来源产生极大的影响，为确保卫生总费用测算结果的可靠性和适用性，及时反映变化中的卫生资金状况，向决策者提供准确的宏观经济信息，有必要在原有的测算方法基础上进一步改进和完善，提供真实的连续的卫生总费用数据。④为区域卫生发展和引进外资提供卫生费用信息支持系统。随着中国区域卫生规划和西部大开发战略的实施，以及国际组织对华卫生援助和卫生贷款项目的增加，需要进行项目的前期评估和成果论证，迫切地需要区域性的基础数据和经济信息。卫生总费用是区域卫生经济信息中最基本和最重要的内容，是制定区域卫生规划、西部卫生发展战略不可缺少的数据基础，也是各种项目社会和经济效益评价的必要指标。因此，迫切需要提高区域性卫生总费用核算能力，尽快建立区域卫生总费用核算信息系统。⑤为政策执行者提供国家级的卫生经济信息。由于自然、文化及历史原因，中国的经济发展极不平衡，地方政府执行者要依据国家宏观卫生经济政策，制定适合当地具体情况的卫生改革措施和计划。本地区的经济和卫生费用信息已成为当地政策制定者的决策依据。以往各地卫生经济统计信息系统比较薄弱，特别是部分贫困地区至今尚未开展卫生费用核算工作。因此在加强国家级卫生费用核算系统建设的同时，有必要考虑建立地方级常规

的卫生费用核算制度，强化省级卫生费用核算能力，提高各地区卫生政策制定者和执行者的管理水平。⑥满足国际接轨的需要。许多国家，尤其是 OECD 发达国家较早地开始全面、系统地测算卫生总费用，并且定期发表卫生总费用测算结果和分析报告。世界卫生组织已经将世界各国的卫生总费用相关数据公布在其年度报告中，世界银行也在其报告中经常引用到相关的卫生费用数据。在这些权威机构发布的一些报告中，各国的卫生费用筹资总额、人均卫生总费用以及卫生总费用占 GDP 的比重是经常被用到的指标。如世界银行在卫生、营养和人口统计数据中指出，2009 年全球人均卫生总费用为 859.86 美元，卫生总费用占 GDP 的比重为10.06%，其中，中国人均卫生总费用为 192.40 美元，卫生总费用占 GDP 的比重为 5.15%。

随着卫生费用核算研究的不断发展和完善，卫生费用核算研究领域将获得拓展和延伸，如利用国家卫生服务调查数据，开展筹资和利用公平性研究、疾病类型费用研究；根据卫生总费用历史数据进行因素分析、数据预测等。作为全面反映卫生资源筹集、分配和使用的权威信息工具，未来的卫生费用核算在改善卫生政策、促进人类卫生事业发展方面发挥更大作用。

（刘国祥）

wèishēng zǒngfèiyòng hésuàn

卫生总费用核算（national health accounts，NHA）　把卫生领域作为一个整体（包括卫生部门和卫生部门之外的其他政府部门和非政府部门的卫生服务活动），以社会作为一个费用核算账户，按照国民经济核算体系进行核算，通

过卫生资金的筹集、分配和使用反映卫生领域经济活动规律的过程。卫生总费用核算是国民经济核算体系（system of national account，SNA）的重要组成部分，是国民经济核算在卫生领域的进一步延伸。国民经济核算是以整个国民经济为核算对象的宏观经济核算，反映的是全国各个部门和不同领域的资金运动过程、资金来源和产品与劳务的使用情况。而卫生费用核算则是采用国民经济核算方法，以整个卫生系统作为核算对象，建立卫生费用核算指标和核算框架，专门研究卫生系统的资金运动过程。卫生费用核算属于部门经济核算，以整个卫生领域为核算对象，专门研究卫生系统的资金运动状况、资金来源和卫生产品与劳务的提供，反映卫生部门和卫生领域特定的经济、内容和客观规律。卫生资金首先从各种渠道流入卫生领域，表现为政府卫生支出、居民个人付费、企业及社会卫生投入等；卫生资金流入卫生领域后，表现为各级各类卫生机构的财务收入，卫生机构通过各种形式的业务活动，使货币资金流出卫生领域，表现为卫生机构各项业务活动支出和基本建设支出（经济用途）。卫生费用核算也就从筹资、分配和使用3个层次反映卫生资金运动。

核算口径 卫生核算的口径有2个要素：①选择一个特定的活动所发生的时期。通常是一个财政年度或一个公历年度。这种选择看似不太重要，但在实际中会产生一些问题。②区分卫生活动和相应的支付活动发生的时间。在实际中需要进行权责发生制与收付实现制的选择。卫生核算应该使用权责发生制核算方法，费

用在发生经济价值的时期内，而不是使用收付实现制方法，现金收支发生后才将费用记录。

核算原则 有以下几个方面。

应用性 卫生总费用测算主要立足于为卫生政策服务，具有较强的应用性，适用于各级政府的卫生计划工作和管理决策，为政府制定卫生发展与改革政策提供经济信息和科学依据。

可靠性 数据来源最大限度地保证具有权威性，不重复计算。所发生的数据误差程度应该是可以接受的，以保证数据的真实性、可靠性和可用性。

可比性 国家及各地区之间卫生总费用核算要按照统一要求的指标体系和资料来源收集和整理数据，确保不同地区、不同时期核算口径和计算方法的一致性，以实现卫生总费用数据的可比性。

及时性 卫生政策分析具有时效性，政府决策部门进行政策分析和决策时，需要卫生决策的信息支持系统，提供大量数据和各种信息，因此，卫生总费用核算应该做到及时、准确。

制度性 建立卫生总费用年度报告制度，由官方定期发布卫生总费用数据信息，并且使卫生总费用核算范围和口径、数据来源、指标分类和测算方法保持相对稳定，必要时进行统一调整和修订，以保证测算结果的连续性和一致性。

政策敏感性 卫生总费用核算是与卫生政策有关的基础性研究之一，需要根据宏观经济形势变化和卫生政策制定者需求，充分利用与开发卫生总费用数据，从不同角度进行政策分析与评价，满足国家宏观政策和卫生部门政策需要。

卫生总费用核算方法在国际

卫生费用核算（national health accounts，NHA）研究与工作中，卫生费用核算体系（system of health accounts，SHA）是运用最广泛，并具备国际可比性的综合核算体系和基础核算规则。关于SHA的《国际卫生核算账户的数据收集制度》于2000年由经济合作与发展组织国家（Organization for Economic Co-operation and Development，OECD）正式出版发行（简称为SHA1.0）。2003年世界卫生组织、世界银行和美国国际发展部组织编写并出版了《卫生费用核算指导手册》（Guide to Producing National Health Account）（简称《指导手册》）一书，该《指导手册》依然是以SHA为理论基础，致力于进一步推广和完善其核算思想与操作原则，主要用于指导中低收入国家卫生费用核算工作。在这一体系中应用了三维的卫生费用核算国际分类体系，即从卫生保健的功能和物品（International Classification of functions of Health Accounts-Health Care，ICHA-HC）、卫生服务的提供者（卫生保健行业）（International Classification of functions of Health Accounts-Health Provision，ICHA-HP）和筹资来源（筹资机构）（International Classification of functions of Health Accounts-Health Financing，ICHA-HF）3种不同的维度来描述卫生系统资金的流动情况。该体系中，是以物品和服务的形式定义卫生保健功能的。核算系统数据表格的标准形式就是从这3个不同维度出发，做出卫生支出的交叉矩阵表。通过这些标准表格的数据可以得到不同提供者提供各种卫生服务活动的卫生费用，从不同筹资来源流向提供者的卫生费用以及不同筹资

来源完成不同卫生服务活动的卫生费用。OECD 卫生费用核算体系最重要的创新之处就是区分了服务功能和提供者，并且可以交叉分析两者之间的关系。各国实践证明了 OECD 卫生费用核算体系的可行性，并且把 OECD 卫生费用核算分类标准当作准国际分类标准。对卫生费用的估计在全面性、连续性和可比性方面均优于以往的核算体系。

SHA1.0 的使用极大地推动了卫生费用核算的发展。随着各国卫生体制改革的不断深化，卫生费用核算的政策方向和研究重点也随之发生了变化。为了更好地适应这一变化，SHA2.0 在 SHA1.0 的基础上做了相应的改进。SHA2.0 提供了卫生核算体系的分析框架，对健康消费支出有了更大的侧重，对预防、长期护理、传统医学有了更详细的考虑，对卫生费用的融资提供了一个更全面的指导，对于进一步加强不同国家间的医疗费用及融资数据的可比性以及从经济整体消费的观点来分析卫生费用的重要性具有指导意义。

中国核算方法的特殊性 在中国卫生费用核算的起源和发展过程中，始终遵循国际核算原则和方法，已经以经合组织《国际卫生核算账户的数据收集制度》第一版为基础，建立了包括来源法、机构法和功能法的卫生费用体系。1995 年世界银行专家组在考察评估中国卫生核算工作的基础上，将经济合作与发展组织国家（OECD）当时的国民卫生核算的概念和标准介绍给中国，并建议中国核算小组按照 OECD 国民卫生核算制度的原则和要求进行卫生费用实际使用法的研究。因此，为了适应改革的需要，为了

进行国际和地区间的比较，满足世界卫生组织的工作要求，1998 年起，中国卫生费用核算小组开始着手卫生费用实际使用法的研究与测算工作。通过与专家及有经验的实际工作者开展研究与讨论，利用现有的资料和信息，初步确定了根据"不同服务的总人次和收费水平"测算实际使用总额的基本思路，并在北京进行了预调查。中国卫生总费用核算结果以平衡表方式进行表示。根据中国现行国民经济核算体系和世界其他国家卫生总费用核算办法，结合中国卫生服务体制特点和常规的信息报告制度，卫生总费用核算采用丁字账式平衡表，对卫生筹资总额和卫生服务提供费用进行综合平衡，以此来勾画和反映全国卫生资金来源及卫生服务产品和劳务提供者之间，以及消费者对卫生服务利用的内在联系（表1）。

表 1　卫生总费用核算丁字账式平衡表

筹资来源	机构流向
筹资总额	分配总额

丁字账式平衡表的左方为筹资方，反映卫生总费用来源，按卫生筹资渠道进行核算，右方为分配方或使用方，反映卫生资源的分配或使用，可以根据卫生机构和卫生服务功能进行划分。由于只能反映卫生总费用的总量平衡关系，却无法

反映卫生筹资与使用各部分之间的平衡，因此，研究者又开发出了二维矩阵平衡表（表2）。二维矩阵平衡表可以在一张表中同时反映两类指标总量和各个项目之间的平衡关系，并且相互制约，测算结果更加准确，对政策分析将发挥更大作用。

二维矩阵平衡表将卫生总费用筹资来源和卫生服务提供者在一张二维矩阵内进行卫生费用的交叉分类，其中每个数据要求同时反映筹资与提供者之间的关系，要求卫生费用筹资总量与卫生服务提供者所消耗的费用总额之间达到平衡，要求筹资的各个分项与不同提供者之间也要实现平衡。按筹资来源和卫生服务提供者分类的二维矩阵核算表是反映从全社会各渠道筹集的卫生资金在各种分配和补偿政策作用下，以各种不同方式流向各个卫生服务提供者的明细情况。

为了满足政策需要，中国卫生费用核算在某些具体口径上与国际口径存在一定的差异。在来源、机构和功能 3 个核算层次中，机构和功能维度在口径划分上与国际基本一致，但是中国来源口径划分上，根据经济体制转轨下财政体制和卫生筹资的特点进行了调整，与国际口径存在一定差别。中国居民现金支出与国际居民现金卫生支出口径一致，国内外口径的差异主要体现在政府卫

表 2　卫生总费用核算二维矩阵平衡表

	医疗机构	公共卫生机构	卫生行政管理机构	其他机构	合计
政府					
社会					
个人					
合计					

生支出和社会卫生支出。

中国政府卫生支出全部来自财政，是各级政府用于卫生的财政拨款，其中包括各级财政用于卫生事业的财政补助和财政为部分人群提供的医疗保障基金补助。而国际广义政府卫生支出是由政府部门和政府控制并主要资助的非营利性机构所筹集到的卫生资金，包括狭义政府卫生支出和社会保障卫生支出。其中狭义政府卫生支出是各级政府部门对卫生的直接投入，主要是政府的预算拨款；社会保障基金则包括社会保障机构筹集的资金，不仅包括政府财政对医疗保障的转移支付，还包括雇主和雇员缴纳的费用。

相对应 OECD 国家的广义政府卫生支出口径，中国广义政府卫生支出除了政府预算卫生支出外，还应包括外援经费和社会保障的非政府补助收入。如基本医疗保险的居民个人缴费、劳保医疗企业的卫生支出、新型农村合作医疗的个人缴费和保险基金的其他收入等。因此，不能将中国的政府预算卫生支出与国际广义的政府卫生支出进行直接比较，否则，将低估中国广义上政府筹资机构在卫生资金筹集中的作用，得出不准确的推论。

(刘国祥)

wèishēng fèiyòng chóuzī láiyuánfǎ

卫生费用筹资来源法 （health care expenditure by sources of funding）

按照卫生资金的筹集渠道与筹资形式收集整理卫生总费用数据、测算卫生总费用筹资总额的方法。是从筹资角度分析与评价一个国家或地区在一定时期内从全社会筹集卫生费用的方法。卫生费用筹资来源法是卫生总费用核算体系的第 1 个层次。

核算口径和范围　卫生资金来源核算从核算区域的筹资者角度出发，回答一个国家或地区用于医疗卫生服务的资金是从哪里来的。为了进行卫生费用核算，必须确定筹资的核算范围、口径以及筹资主体。中国卫生资金的筹资渠道主要有各级政府对于公共卫生事业单位和各项医疗卫生事业的投入；政府预算外社会各界对卫生的投入；居民个人在接受医疗卫生服务时的现金支付（包括享受各类医疗保险的居民就医时需自付的费用）；以及各种医疗保险机构向企业或消费者个人收缴的保费收入。

筹资结构　对筹资来源的卫生总费用核算，反映了政府、社会以及个人在医疗卫生支出资金来源方面的贡献比例。国际上一般将卫生总费用划分为一般政府卫生支出和私人卫生支出，一般政府卫生支出包括狭义的政府卫生支出和社会医疗保障支出，狭义的政府卫生支出指中央政府、省级政府以及其他地方政府对卫生的支出，但不包括政府对社会保障的财政投入。又称为税收为基础的卫生支出。私人卫生支出指商业健康保险和家庭现金付费等非公共性质的卫生支出。与国际统计口径有所差异，中国卫生总费用划分为 3 个部分，即政府预算卫生支出、社会卫生支出和居民个人现金卫生支出。

政府预算卫生支出　各级政府用于卫生事业的财政拨款，包括上级财政拨款和本级财政拨款。上级财政拨款是上级政府财政部门对其下级政府所属卫生机构的财政预算补助。本级财政拨款是本级政府对其所属卫生机构的财政预算补助。按其投入方向划分，政府预算卫生支出用于公共医疗卫生服务和医疗保障两大项，前者包括卫生事业费、中医事业费、食品和药品监督管理费、计划生育事业费、预算内基本建设经费、医学科研经费、卫生行政管理和医疗保险管理费、基本医疗保险基金补助经费，后者即为行政事业单位医疗经费。

社会卫生支出　社会各界对卫生事业的资金投入，包括社会基本医疗保险费（城镇职工基本医疗保险和城镇居民基本医疗保险费）、社会其他保险医疗卫生费、商业健康保险费、非卫生部门行政事业单位办医支出、企业医疗卫生支出、农村居民医疗保险经费（新型农村合作医疗经费）、预算外卫生基本建设支出、私人办医初始投资、公共卫生机构预算外资金收入、村集体经济卫生投入。

居民个人卫生支出　城乡居民用可支配的经济收入支付的各项医疗卫生费用和多种形式的医疗保险共付费用。包括城镇居民医疗卫生支出、农村居民医疗卫生支出和其他医疗卫生支出等。

应用　①时间序列分析通过环比或定基比方法反映全社会对卫生投入的规模、力度及变化趋势。如用来源法测算的卫生总费用反映一个国家或地区卫生筹资总量；用人均卫生总费用反映人均筹资水平；用卫生总费用相对于国内生产总值的比值反应全社会对卫生投入的总体水平，评价一个国家或地区卫生事业发展与国民经济增长的协调程度；通过计算卫生总费用和国内生产总值增长速度可以得到卫生服务消费弹性系数，分析卫生事业发展与国民经济发展的一致性程度。由于卫生总费用相关数据的变化受价格因素的影响，在不同时期缺乏可比性，必须将其调整为可比价格再进行比较。②内部结构分析应用百分条图等统计学工具分析。与评价在一定经济发展水平条件下，该区域内政府、社会、居民个人对健康的重视程度和费用负担情况，以及卫生筹资模式的主要特征和卫生筹资的公平合理性。如通过政府、社会和居民个人筹资在卫生费用中所占比重，反映财政对卫生的投入力度及其变化趋势、医疗保障覆盖程度和筹资能力，以及居民疾病经济负担，评价该地区卫生事业是否能健康、可持续的发展。也可以通过某一筹资渠道占卫生费用比重，反映其对卫生筹资的贡献程度。③结合国家或地区的财政对卫生总费用进行分析。评价财政对本国或本地区卫生工作的重视程度和投入力度，如政府卫生支出占财政支出的百分比、卫生事业费占财政支出百分比、政府卫生支出占国内生产总值百分比等。

（刘国祥）

wèishēng fèiyòng jīgòu liúxiàngfǎ

卫生费用机构流向法 （health care expenditure by providers）

一个国家或地区在一定时期内，测算从全社会筹集到的卫生资金在各级各类卫生机构的分配情况的方法。按照卫生机构类别进行分类，对卫生费用进行测算。从全社会筹集到的卫生资金，主要流向各级各类医疗卫生机构，形成机构的财政补助和业务收入，以不同比例分布于不同地区、不同领域、不同层次的机构中。按照卫生服务提供机构分类，对医疗卫生机构收入进行测算，是卫生费用核算的第 2 个层次，回答"卫生资金流向哪里"的问题，反映卫生资源的配置效率。

核算口径和范围　根据卫生部《卫生机构（组织）分类与代码》（WS218-2002）的界定，卫生机构指从卫生行政部门取得《医疗机构执业许可证》或从民政、工商行政、机构编制管理部门取得法人单位登记证书，为社会提供医疗保障、疾病控制、卫生监督等服务的卫生单位和社会团体。包括医院、疾病预防与控制机构、妇幼保健机构、药品零售机构、卫生行政管理机构等。

指标分类　①医院费用。②门诊机构费用。③药品及其他医用品零售机构费用。④公共卫生机构费用。⑤卫生行政和医疗保险管理机构费用。⑥其他卫生费用。中国从卫生总费用的机构流向结构来看，医疗机构费用（包括医院费用、门诊机构费用、药品零售机构费用）是卫生总费用分配总额的主要组成部分，与此形成鲜明对比的是公共卫生机构费用（包括公共卫生机构费用、卫生行政管理机构费用）只占相当小的比例。

应用　①卫生资源配置分析。卫生费用机构流向核算可对卫生资金在不同部门和不同层次卫生机构的配置和使用进行综合分析和评价，探讨卫生资源配置的公平性和合理性，为调整和制定卫生资源配置政策提供经济信息和客观依据。通过卫生费用机构流向核算结果的时间序列分析，可揭示不同卫生机构特定时期内费用增长情况，一定程度上反映各类机构运营效果的变化；同时也能够揭示卫生资源配置结构的发展变化趋势，提供卫生政策的反馈信息。②卫生总费用的综合平衡分析。综合平衡分析一般采用二维矩阵表进行核算，矩阵表的纵向反映卫生资金的机构流向，横向反映卫生资金来源。通过矩阵表核算一方面可对机构法和来源法卫生总费用进行平衡，找出影响因素，揭示当地卫生领域的客观实际和存在的主要问题；另一方面由于矩阵表要求各子项目内容实现平衡，并且相互制约，使测算结果更准确，反映的结果更详实，发挥更大的政策意义。③拓展分析。通过机构法卫生费用核算结果同卫生机构经济运行数据的比较，可分析各类卫生机构补偿机制；结合机构收费水平等因素，分析患者就医流向等。

（刘国祥）

wèishēng fèiyòng gōngnéng shǐyòngfǎ

卫生费用功能使用法 （health care expenditure by functions）

按照卫生服务功能进行分类，根据卫生服务消费者接受各种卫生服务时所消耗和使用的卫生资源测算卫生费用实际使用总额的一种方法。又称为实际使用法。是卫生总费用核算体系的第 3 个层次。

卫生服务功能的界定　世界卫生组织在《2000 年世界卫生报告》中，将卫生活动定义为"所有以促进、恢复或维持健康为基本目标的活动"。而经济合作与发展组织国家则将卫生活动定义为"机构或个人运用医学、辅助医学和护理学的知识技术，实现下列目标的活动"：①促进健康，预防死亡。②治疗疾病，减少损伤和死亡。③对因患慢性疾病而需要护理的人提供护理服务。④对因损伤、失能和残障而需要护理的人提供服务。⑤提供和管理公共卫生。⑥提供和管理卫生规划、健康保险和其他保健基金。

指标分类　包括个人医疗费用、公共卫生费用、卫生发展费用及其他费用。

个人医疗费用　卫生服务消费者在不同卫生机构接受各类医

疗服务时所消耗和使用的费用总和。包括消费者个人接受各种医疗服务时所消耗的费用，个人在零售药店购药支出和政府对医疗机构的各项补助。不包括个人购买的各种营养保健食品和健身器械。

公共卫生费用 卫生服务消费者在接受由政府和个人购买的，由卫生机构或卫生人员提供的各类公共卫生服务时所消耗的费用总额。包括疾病预防与控制费用、妇幼卫生费用、其他公共卫生费用等。

卫生发展费用 筹集到的卫生资金用于卫生事业发展的资源消耗。卫生发展费用主要包括医学科研费用和固定资产增加值。

其他费用 主要包括政府其他部门卫生支出和卫生行政管理费用等。从卫生总费用的实际使用结构来看，中国卫生总费用以医疗费用（即医疗服务机构医疗服务总收入）为主体，公共卫生费用及卫生发展费用比重偏低，药品费用在卫生总费用中的比重高居不下，"以药养医""以药补医"的问题比较突出。

应用 ①分析资金在不同功能的实际使用结构与合理性。功能法反映一定时期内全社会筹集到的卫生资金用于各类服务的资金水平，以及不同服务功能费用构成。为了反映一定时期内不同功能卫生服务资金投入水平的变动情况，消除不同年份间价格因素的影响进行时间序列分析。由于资源的有限性，用于某一类服务的资金不能用于其他卫生服务，合理的资金使用方式应该向成本效果好的服务倾斜，一般认为公共卫生服务的成本效果好，卫生资金分配应该适度地向公共卫生服务倾斜。②功能法测算的卫生

总费用与来源法和机构法测算的卫生总费用综合分析，反映不同功能服务的筹资和分配状况。如分析各类卫生服务的筹资结构，反映各个筹资主体的投入水平；分析该类服务的筹资模式与其服务性质是否一致，如公共卫生服务筹资是以公共筹资为主还是以私人筹资为主。将功能法卫生总费用和机构法卫生总费用相联系，可以分析各类服务资金都发生在哪些机构，各类服务资金在不同类型、不同级别机构的配置情况是否合理。

（刘国祥）

guójì wèishēng chóuzī gǎigé

国际卫生筹资改革 （health financing reform）

国际卫生筹资改革的目标主要是提高效率和改善公平。卫生筹资主要有 5 种机制：税收为基础的筹资、社会医疗保险、社区医疗保险、商业医疗保险和直接付费。直接付费和商业医疗保险最不公平，前者容易造成家庭特别是低收入家庭沉重的经济负担，后者不能有效地实现疾病风险共担。以税收为基础的筹资机制和社会医疗保险，可提供稳定的财力保护以及筹资的累进性，更具有公平性。从制度层面，国际卫生筹资改革主要是如何从直接付费体系向税收和社会医疗保险体系进化。卫生筹资改革已经成为世界上各个国家建立全民健康覆盖制度（universal health coverage，UHC）的基石。

改革趋势 2005 年世界卫生组织"实现全民健保：改善卫生筹资机制"的报告指出，实现全民健康保障制度的路径是建立以税收为基础的筹资机制或社会保险为基础的筹资机制。国际总的筹资改革趋势是：①从没有风险分摊的个人直接付费到税收筹资

机制或社会保险筹资机制或税收为主的混合筹资机制的变革。②从具有一定风险分摊性质的社区筹资保险、企业医疗保险、商业医疗保险、覆盖特定人群的税收基础筹资机制转换为税收筹资机制、社会保险筹资机制或混合筹资机制。③具有强制性风险分摊特征的税收筹资机制与社会医疗保险两种模式实现转换的变革。④税收为基础筹资和社会医疗保险筹资两种模式形成过程中，其资金筹集方法、风险分摊机制建立和服务购买等具体政策和制度的变革。

很多国家经历了卫生筹资机制的变革。德国是社会医疗保险制度建立最早的国家；韩国由自愿保险转变为强制的社会医疗保险体制；日本由以社区为基础的健康筹资机制转变为强制的社会医疗保险模式；英国国家卫生服务体制（国家健康保险）是世界上税收筹资的典范；泰国通过"30 铢计划"改变了资金筹集来源，实现了全民健康覆盖；西班牙、意大利和法国等发达国家由社会保险模式转变为国民健康保险制度；墨西哥等国家利用政府补助帮助低收入者加入了医疗保险；加纳等非洲经济欠发达国家也开始了社会医疗保险制度的改革探索。

改革拟解决的主要问题 2010 年世界卫生报告"卫生系统筹资：实现全民覆盖的道路"阐述了通过卫生筹资改革解决的主要问题，包括如何筹资到更多的资金；如何降低疾病经济风险；如何提高卫生资金使用的效率以及如何提高卫生筹资的公平性。筹集足够的资金，需要提高卫生在现有政府支出中的地位；提高资金筹资的效率和拓宽筹资渠道

以及提高低收入国家外部支持的力度。通过适当的统筹方式保证服务可及性和实现经济风险的分担，降低个人医疗服务直接付费。提高效率是为了更好地利用资源为健康服务，而不是为了减少卫生投入；提高效率包括减少不必要的药品支出；更恰当地用药；加强质量控制；着力提高医院的效率；探索有效的激励机制和避免筹资分散。提高卫生筹资公平性和改善效率具有同等重要的地位。

改革推动因素 推动各国进行社会保险筹资机制变革的因素包括政治因素、社会因素、经济因素、卫生体制本身及其他如民众意愿等。政治因素包括：政治民主化进程；政治联盟的作用；社会团体比如工会和行业组织的作用；国际政治环境；政权更迭等。经济发展水平是建立社会医疗保险或以税收为基础的筹资制度的重要因素，只有在一定的经济保障基础上，筹资改革才会有财政上的保证。推动各国进行社会保险筹资机制变革的社会因素主要是社会团结的形成、原有社会保障制度的良好基础和法律制度的推动等。改革前的卫生体制及其产生的问题和社会矛盾也是卫生筹资变革的重要影响因素。

（孟庆跃）

Yīngguó guójiā wèishēng fúwù tǐxì gǎigé

英国国家卫生服务体系改革

（UK NHS reform） 英国医疗保障制度，是典型的全民医疗制度，是英国社会福利的一个重要组成部分，也是欧洲福利国家社会保障制度的代表之一。又称国家卫生服务制度（National Health Service，NHS）。英国的 NHS 建立于 1948 年，被英国民众评为政府在 20 世纪所做的影响英国人生活的最大业绩，被世界卫生组织评为世界上最公平的卫生保健系统之一，是世界全民医疗保障的典范。

NHS 的宗旨是按公众医疗需要而不是支付能力为所有人提供平等的免费医疗服务。NHS 由国家提供医疗服务，由医院、保健中心、计划生育机构、学校保健、区域护理、助产士、智残者健康中心、老年人之家、儿童之家、戒毒治疗中心和戒酒中心等机构组成服务网络。全科医生（general practitioner，GP）是 NHS 服务提供的主体，大约 90% 的健康问题是由全科医生处理的。

特点和服务体系 有以下几个方面。

特点 ①覆盖面广。由于政府承担了绝大部分医疗费用，患者就医时不需要支付医疗费用或只需要支付很低的医疗费用，NHS 基本能覆盖所有的人口。②体现了较好的公平性。NHS 的宗旨是按患者的实际需要而不是支付能力提供医疗服务，体现了人人就医平等的原则。③服务体系的层次性。NHS 服务分为初级卫生保健、二级医院服务和三级专科服务。④成本较低，效率较高。

服务体系 英国采用的是公立医疗服务体系与私营医疗服务共存，以公立医疗服务体系为主导的卫生政策。公立医疗服务体系又称国民健康服务，是国家用税收来为全体人民购买医疗服务；私营医疗服务是公立医疗服务体系的补充，主要服务于那些收入较高、对医疗服务要求也较高的人群。NHS 体系分为初级卫生保健、二级医疗服务和三级医疗服务 3 个层次。

初级卫生保健主要是全科医生提供的服务。全科医生不隶属于政府部门，政府部门从全科医生那里为大众购买初级保健服务，并通过合同的方式对全科医生提供的医疗服务进行补偿和管理。政府部门规定包括人员配备在内的全科诊所最低标准。全科诊所一般由全科医生、护士、接待员和诊所经理等组成。NHS 规定每位居民必须指定一位全科医生作为自己的家庭医生，因此，全科医生充当着 NHS 守门人（gatekeeper）的角色。患者只有持有全科医生的转诊单，才能到二级医院免费就诊。

二级医疗服务的提供者是医院。医院根据区域管理设立，由政府的医院管理部门管理，规模由政府根据本地区人口的数量决定。患者出院时医生会把出院后注意事项交待给患者的全科医生。如某专科疾病患者病情较重或属于疑难病症，该专科医生会请在本专科某一领域内的专家帮助，即三级医疗服务。

三级医疗服务指临床某专业内用来解决疑难和复杂病症问题的特殊服务，主要是专科医院服务，并不是按规模划分，也不负责一般诊疗。有些较大规模的医院也设有三级医疗专家服务，这些医院又称综合医院。

英国的三级医疗服务网络呈金字塔形，底部是全科医疗；中间是二级医院；塔顶是三级专科医疗服务。由于 NHS 规定患者需通过初级保健方能转诊至二级医疗服务，然后才能享受三级医疗服务。因此，患者从塔底向塔尖，再从塔尖向底部方向流动。这个网络赋予全科医生守门人的角色，使得大部分健康问题在这个层面上得以处理或分流，并通过健康教育等预防手段得以控制，能够充分合理的利用医疗资源。

改革历史　NHS 历史上经历了以下几次重大改革。

1982 年改革　1979 年撒彻尔政府上台，NHS 面临着很多问题。英国公众对 NHS 期望增加、医疗技术迅速发展、人口老龄化等，导致卫生费用迅速上涨。与此同时，NHS 组织官僚作风盛行、办事效率低下，不能有效地处理管理中的问题。撒彻尔政府从以下几个方面做了改革：政府推出总额预算制，将 NHS 的支出冻结在国民生产总值 6% 左右；机构重组，撤销地方卫生局编制，代之以区域卫生局；国家建立"国家加速发展计划"，专门培养卫生管理人才；提倡疾病预防，缩短住院等待时间，降低服务成本，鼓励患者更多地使用私立医院等。

1991 年改革　NHS 缺乏效率一直是社会关注的焦点，也是卫生改革的核心。1989 年，NHS 发表了 2 个白皮书"为患者而工作"（working for patients）和"关心人民"（caring for people）。让全科医生持有基金，成为患者的代理人，患者可以选择全科医生，而全科医生可以选择医院，全科医生之间以及医院之间必须相互竞争，获得患者才能取得经费。1990 年通过了"国家卫生服务和社区医疗法案"（National Health Service and Community Care Act），为引入内部市场奠定了法律基础。1990 年底，梅杰政府延续了撒彻尔政府的医疗保障改革理念及改革措施，并于 1991 年 4 月，正式引入了内部市场。这次改革的选择方法是，坚持"以一般税收为基础，政府分配预算，向全社会国民提供免费医疗服务"，同时在 NHS 中引入竞争原则，引入导入内部市场机制，实现医疗服务中

"钱跟着患者走"的思想。医疗服务的购买者和提供者分离，要求大型医院以及其他的医疗机构和卫生管理部门脱钩，变成自我管理、自我经营的 NHS 医疗组织。要求卫生部门进行职能转换，从管理者变成购买者，在对比价格和服务质量的基础上，通过合同方式，从公立或私营医疗组织购买服务。对全科医生的措施有，NHS 对全科医生实行按人头付费，将注册居民人头费在全科医生总经济收入中的比重从原来的 40% 提高到 60%，给予在贫困地区开业的全科医生特殊补贴；引进全科医生资金保留计划，一些注册人数较多的全科医生可以直接从卫生管理部门获得预算。

2000 年改革　由于 NHS 制度不断受到批评，投入不足，现有医疗资源不能满足民众的健康需求，2000 年 7 月英国政府出台了旨在增加全民医疗卫生保健体系投资的 NHS 改革白皮书："The NHS Plan：A Plan for Investment, A Plan for Reform"（国家卫生服务制度计划：投资和改革），决定在 5 年内，把 500 亿英镑的 NHS 预算增加到 690 亿英镑；通过合同管理方式，将身份为自我雇佣者的全科医生融入国民医疗服务体系当中，强化全科医生医疗服务提供者职能。按照每 10 万人口约 50 名全科医生的比例进行卫生人力配置，在全国范围内设立拥有经营管理自主权的初级医疗保健基金（primary care trusts, PCTs），全科医生作为独立签约人被纳入所在地区的初级医疗保健基金。NHS 拨出专款，计划在五年内建立国民电子就诊预约系统。加强对医护质量的检测、评估，加强对医疗机构的监控。加大对基础设施的投资和对工作人员的

投入，计划到 2010 年，建立 100 家医院，新增 500 所初级卫生服务中心，至少增加 3 000 个全科诊所。

2008 年改革　进入 21 世纪以来，由于人口结构变化、信息系统快速发展、疾病谱变化，以及对 NHS 更高的预期，NHS 发展面临着新的挑战。2008 年 6 月，英国卫生部提出一个新的方案："High Quality Care for All：NHS Next Stage Review"（人人享优质服务：NHS 下阶段工作回顾）。新方案提出的主要改革措施如下：真正做到以患者为中心，给患者以更多的权利和其对自身健康和治疗的诉求；给予民众更广泛的信息和其对全科医生自由选择的空间。新方案的主体是提高医疗服务质量，NHS 赋予国家临床质量研究所更多对质量监控的权力，建立测量和发布医疗服务质量的信息系统，通过网络系统，NHS 卫生服务人员更容易获取信息以提高服务质量。

存在的问题和挑战　公平与效率一直是卫生服务体系中的关键问题，世界上没有哪一个卫生服务体系能同时满足公平与效率的最大化，英国 NHS 也不例外。

NHS 从成立之初，其宗旨就是为所有英国公民提供免费的医疗服务。经过几十年的发展，虽然中间有多次变革，但这个宗旨一直都没有改变过。可以说，英国 NHS 实现了卫生服务公平的最大化。

在实现公平最大化的同时，不可避免地要影响效率，效率低下最突出的表现就是英国人就诊等待的时间特别长。长期以来，如何缩短候诊时间成为 NHS 需要解决的关键问题。几乎每一届政府在上台前都会提出 NHS 改革方

案，其中最重要的是如何有效地缩短候诊时间。经过几次改革，虽然实施了一些提高效率、缩短候诊时间的办法，但是怎样进一步缩短候诊时间、增加民众对NHS体系的满意度，仍然需要不断地变革。

（孟庆跃 姜小峰）

Déguó shèhuì yīliáo bǎoxiǎn gǎigé

德国社会医疗保险改革（social health insurance reform in Germany） 德国医疗保障制度以其比较健全的医疗体系和较好的服务层次成为社会医疗保险模式的典型代表。是世界上第1个按照福利国家理论建立起社会保障制度的国家，自俾斯麦于1883年首创社会医疗保险制度以来，距今已有100余年的历史。

主要内容 德国的医疗保险体系主要是由社会医疗保险和私人医疗保险两大体系组成。国民基本医疗经济负担主要通过社会医疗保险承担，覆盖人口占全国总人口的85%左右；私人医疗保险作为补充，主要满足高收入人群的医疗保险需求，覆盖人口占全国总人口的10%左右；剩余的5%左右的人群主要是军人和警察，有相应的特殊医疗保障制度。

社会医疗保险 德国的社会医疗保险是医疗保险体系的主体，属于不以风险因素（如性别、年龄、身体健康差异和家庭状况等）计算保费的强制性的社会疾病保险，目的是为国民提供基本社会医疗保障。根据德国有关法律的规定，所有月收入在一定水平（2009年规定月收入低于4 050欧元或年收入低于48 600欧元）以下的公民必须参加社会医疗保险。参加了医疗保险的雇员，其家庭成员中的无业配偶和未成年子女可免缴保险费享受同等的社会医疗保险待遇。社会医疗保险筹资按社会保障专用税制，作为一种"专用税"征收，并由企业（单位）主动缴纳。参保人的缴费率为工资收入的14%，税负原则上由雇主与雇员双方共同承担。对于月收入低于一定限度的雇员，其保险费用全部由雇主承担。对于退休人员及失业人员，其保险费由养老基金和失业保险金承担。由此可见，德国社会医疗保险投保人缴纳的保险费不依据健康状况，主要取决于经济收入，高收入者多缴纳、低收入者少缴纳，不同缴费水平的投保人享受同等医疗保险待遇，是德国"富人帮穷人、团结互助、社会共济、体现公平"的社会医疗保险制度的宗旨。

受益范围 德国社会医疗保险的服务范围、项目和内容覆盖面非常广泛，提供的服务包括各种预防保健服务、门诊和住院医疗服务、处方药品和辅助医疗品、牙科诊疗、康复治疗、就诊交通费用、患病期间的工资和病假补贴等。

管理体制 设立医疗保险局，该局隶属于国家卫生部，主要职责包括负责拟定医疗保险立法草案、法律、法规，制定医疗保险相关政策与规定；负责审批关于保险经办机构（疾病基金会）等事宜，并监管各经办机构的公平竞争与合法经营，但不直接介入经办机构的运营；负责社会医疗保险专用税金即保险基金的分配和调整。保险基金的分配首先是根据专用税率和各经办机构的投保人数，同时根据各经办机构投保人的年龄结构、健康状况、疾病构成及提供保险项目等因素进行调整，最后确定各经办机构的年度基金总额。

德国社会医疗保险经办机构是几百个以上的疾病基金会，经联邦医疗保险局批准成立，是非营利性组织，具有独立法人地位，实行自主经营。疾病基金会是按区域或行业组建，基金会最初约2 000多个，后逐步合并为1999年的453个，现已合并为180个疾病基金会。各个疾病基金会设有自己的理事会，由专家、投保单位雇主和工会方面代表组成。理事会在规定范围内可根据各自的具体情况自主确定保险费率标准，并报请卫生主管部门批准后实施。自1996年以来，为了鼓励竞争，要求疾病基金会对社会开放，投保人或单位可以在各基金会之间自主选择投保，希望通过竞争减少基金会之间费率的差别。

支付方式 德国医疗服务体系严格将门诊和住院分开，社会医疗保险门诊医疗服务主要由私人开业医生诊所提供，社会医疗保险对门诊医疗服务费用的支付可分为2个环节：①医疗保险疾病基金会对医师协会支付实行的是按人头总额预付。具体做法是各疾病基金会按照被保险人数乘以人均年门诊基金标准计算得出的年度基金总额，并提出门诊服务内容及服务质量要求，与医师协会签订门诊医疗服务合同，实行包干使用，超支不补，结余留用。②医师协会对诊所医生的劳务报酬支付采取总额预付下的服务项目积分法。具体做法是每个诊所医生在向被保险患者进行门诊诊疗服务过程中，要根据"诊疗服务目录及其计分标准"对实际提供的每个服务项目记录分数，并按要求报告周期向医师协会填报服务项目及其积分情况，诊所医生每人每年的最高分数也有限制。各医师协会将基金会确定的基金总额或所管辖诊所医生服务总积分，得出每分的分值金额。每个诊所医生的服务量总积分乘以每分分值金额，就是医师协会应该支付给某诊所医生的劳务报酬。

德国社会医疗保险对住院支付实行"总额预算，超支分担，节余奖励"制度下的疾病诊断相关分组（Diagnosis Related Groups，DRGs）、按床日付费和特殊项目付费等3种方式。3种支付方式构成了总额预算的全部。如果执行结果超出了预算，超出部分将由医院和基金会按不同比例分担。如果实际执行结果低于预算，医院可以得到差额的40%奖励金。

私人医疗保险　私人医疗保险属于具有营利性的商业医疗保险，自愿参加。根据规定连续3年工资年收入超过48 600欧元者可自愿选择参加社会医疗保险或购买私人医疗保险。参加私人医疗保险是谁缴费、谁受益，多子女雇员要参加私人医疗保险，费用非常昂贵。参加私人医疗保险者大多是社会高薪阶层，绝大部分为公务员和个体经营者。

改革历史　为解决德国统一后出现的参保人数大幅度上升、保险费入不敷出的矛盾，德国自20世纪90年代起多次进行医疗保险制度改革，目的是将医疗保险支出和保险费率控制在合理范围内。

20世纪90年代医疗保险制度改革　1992年实施的《医疗保险结构法》，对全额报销的医疗保险制度做了重要调整，保险公司、参保人需要按比例共同承担医疗费用。1996年实施的《健康保险费豁免条例》主要针对住院和康复治疗的保险内容进行改革，提高其自费比例。

2003年医疗保险制度改革　2004年初，德国政府实施《社会医疗保险现代化法》改革方案，该项改革被认为是第二次世界大战后德国社会保障制度的一次较大规模的改革。改革的目标主要是控制医药费用的快速增长，增加参保人责任，要求参保人为医疗诊治服务支付更多的费用。改革的主要举措包括：降低缴费率，保费从2003年工资额的14.3%降至2006年的13%；减少社会医疗保险覆盖的项目，包括义齿修复、购买非处方药等不再作为保险项目，并取消了每4年申请1次的为期3个星期的疗养计划；取消病假补贴；参保人必须支付如挂号费等费用；强制实施按病种分类收费制度。

2006年的医疗保险制度改革　2006年7月，德国政府就医疗保险改革达成一致，其中最核心的内容是设立健康基金。该基金成为医疗保险制度主要资金来源。自2008年起，德国公民每人每月所应缴纳的保险金将由法律做出规定，雇主和雇员维持现有的缴费比例。所有保险机构从该基金中获得相同的金额。从现收现付制度过渡到基金积累制度是一个复杂的过程，各医疗机构间的协调及基金的增值任务使这项改革困难重重。同时，该计划还遭到了65%的德国公民的反对，该项改革推迟实施。21世纪初德国医疗保险体制改革的主要目的在于降低保险费用支出、控制保险成本、稳定保险收入。

面临的问题和挑战　德国医疗保险制度面临最突出的问题是基金赤字，医疗保险收入入不敷出。造成赤字的主要原因包括人口老龄化以及新医疗技术带来的医疗费用不断增加；高失业导致

缴费人群减少，保费收入下降；经济增长迟缓；患者就诊缺少"守门人"制度，造成了资源浪费。德国医疗服务提供体系存在着条块分割、缺乏协调合作、效率较低的问题。

（孟庆跃　姜小峰）

Měiguó yīliáo gǎigé

美国医疗改革（US health systems reform）　2010年3月23日，美国总统奥巴马签署了"患者保护及可负担保健法案（Patient Protection and Affordable Care Act，PPACA）"，至此，历时一年多的经过民主党人艰苦斗争的医疗改革终于走完了立法程序。

发展历史　近100年来，医疗改革一直是美国政治生活中的一件大事，多位美国总统、政府官员和多个州为医疗改革的发展做出了重要努力。1965年，林登·约翰逊总统颁布了引进老年医疗保险计划（Medicare）法律，专为老年人提供医疗保险服务，由联邦就业税提供资金支持。同时建立针对穷人的医疗救助项目，即医疗补助计划（Medicaid），该项目由各州进行管理，由各州和联邦政府共同资助。医疗保险改革也是克林顿政府关注的一件大事，由当时第一夫人希拉里·克林顿领导起草了1992年克林顿医疗保险计划（1992 Clinton Health Care Plan），虽然改革计划最后没有得到法律认可，但对美国医改产生了重要影响，包括1996年实施的医疗保险可携带性与责任法案（Health Insurance Portability and Accountability Act，HIPAA），使工人保持医疗保险的覆盖变得更加容易，特别是当他们改变工作的时候。

背景　支付能力和保险覆盖面已经成为美国卫生系统的一个

重要问题。美国医疗保健的支出约占国内生产总值的 16.5%，医疗保健费用上涨的速度要超过工资和通货膨胀，并且医疗费用占国内生产总值的比重预计有继续升高的趋势。美国花在医疗保健上的费用要高于任何一个大国。2015 年美国人均医疗费用是 10 000 美元，人均医疗花费比法国、德国和瑞典高达 2 倍多。

美国是世界上唯一的高收入、工业化但是医疗保险却没有覆盖所有公民的国家。美国 2007 年所有个人破产中，62% 是由于没有能力支付医疗费，而在其他发达国家基本没有听说过因病致贫。美国人口统计局估计，在 2009 年，有 4 700 万美国人根本没有任何医疗保险，而在 2007 年，这个数字是 4 570 万，说明美国没有医疗保险的人口正在增加。美国的预期寿命在世界上排第 38 位，排在大部分发达国家后面。

主要内容 患者保护及可负担保健法案，是联邦的一项法规，包括了很多日后将要生效的与医疗有关的内容，包括扩大医疗补助计划资格，补贴医疗保险费用，为提供医疗保健福利的企业提供奖励，禁止由于参保人过往病史而拒绝提供保险服务，建立医疗保险服务场所以及支持医疗研究。该法案分成 10 个主题，内容包括颁布以后立刻生效的部分、在 2010 年 6 月 21 日生效的部分（颁布以后 90 天）、在 2010 年 9 月 23 日生效的部分（颁布以后 6 个月）和在 2014 年生效的部分等。这项法案主要聚焦在扩大医疗保险覆盖面、控制医疗保健费用和改善医疗保健提供系统，主要措施可概括为以下几个方面：对适合参保但没有医疗保险的个人及雇主进行惩戒性征税；政府通过税额

抵免的方式来帮助个人和企业支付保费；建立以州为基础的医疗福利服务机构，加强医疗保险的竞争性；建立费用调整机制；加强对保险公司的约束；对大额保单征收消费税等。

面临的挑战 虽然患者保护及可负担保健法案获得了通过，仍然面对很多方面的反对。就在法案被写进法律不到一个小时的时间里，13 个州，其中佛罗里达州最先，在彭萨科拉美国地方法院提起一项反对议案的诉讼。随后，另外 5 个州也加入了佛罗里达州的诉讼。因此，奥巴马医改能否顺利推进还需要时间的验证。

（孟庆跃 姜小峰）

Hánguó shèhuì yīliáo bǎoxiǎn gǎigé

韩国社会医疗保险改革（social health insurance reform in Korea）

自 1963 年通过医疗保险法案，到 1989 年社会医疗保险覆盖所有人口，韩国用了接近 30 年的时间实现了医疗保险全民覆盖。

发展历史 1963 年，韩国通过医疗保险法案，鼓励自愿参与的保险计划。但是，由于参保者人数有限，以自愿为基础的医疗保险计划并没有得到发展。1976 年韩国对医疗保险法进行了修订，规定大的公司（超过 500 个雇员）强制为所有的雇员提供医疗保险。1979 年，强制性医疗保险范围扩大到拥有 300 个雇员及以上的公司，1981 年扩大到 100 个雇员及以上的公司，1983 年扩大到拥有 16 个雇员的公司。

医疗保险由独立的医疗保险组织提供，这些组织依托规模不等的公司或工会组织，收入来自雇员和雇主的保费。政府规定所有组织必须提供最低的福利水平。所有的组织都是自收自支，所以当一个保险组织出现赤字的时候，

在第二年通过增加保费水平能够实现平衡。

政府同时建立医疗救助项目。这个项目使用政府基金为最贫困的民众提供免费的住院和门诊服务，为稍高于贫困线的民众提供费用减免的医疗服务。约 10% 的韩国人被医疗救助项目覆盖。

为了将社会医疗保险的覆盖面扩大到农民、个体经营者和小公司雇员，政府在 1981 年 3 个地区发起了区域医疗保险项目试点，在此基础上，政府决定为区域医疗保险项目补贴 50% 的保险费。到 1988 年初，所有农村居民都覆盖了社会医疗保险；到 1989 年中，所有城镇居民也实现了医疗保险的覆盖。表 1 是韩国医疗保险的改革历程。

主要内容 包括以下几方面。

保险组织的合并 到 1998 年，主要有 3 种医疗保险方案：政府雇员、教师及其家属，由单一的保险组织管理；产业工人和他们的家属，由大约 142 个保险组织管理；个体经营者，由 227 个保险组织管理。

1998 年 10 月，覆盖个体经营者和政府雇员及教师的医疗保险组织合并成全国医疗保险公司。在 2000 年 7 月，覆盖产业工人的医疗保险组织合并进全国医疗保险公司，这样所有的医疗保险组织合并成一个单一的全国医疗保险公司。

医疗筹资的不公平，以及覆盖个体经营者的许多医疗保险组织财务上的困境，是这场改革的主要推动力。在合并之前，贫困地区加入保险组织的个体经营者，所负担的医疗保险费占收入的比例，要高于富有地区个体经营者的负担。水平上的不平等，由于被强制加入的保险组织的不同，

表1　1963~1989年韩国医疗保险的改革历程

1963 年	颁布医疗保险法律，允许自愿的医疗保险
1965~1966 年	2 个公司为他们的雇员建立自愿的医疗保险组织
1968~1976 年	发现在经济上对个体经营者来说，自愿的保险运动是不可行的
1977 年	对大公司（超过 500 个雇员）的雇员和家属实施强制的医疗保险
1977 年	政府对低收入者、贫穷的人、残疾人和老年人提供医疗保险（医疗救助项目）
1979 年	对政府雇员、教师和私人机构的工作人员实施强制的医疗保险
1979 年	对拥有 300 个雇员及以上的公司的产业工人实施强制的医疗保险
1981 年	对拥有 100 个雇员以上的公司的产业工人实施强制的医疗保险
1981 年	在 3 个地区的示范基地开始区域医疗保险项目试点
1982 年	除了试点基地，区域医疗保险项目扩大到另外的 3 个地区
1983 年	对拥有 16 个雇员以上的公司的产业工人实施强制的医疗保险
1988 年	对农村居民强制实施区域医疗保险项目
1989 年	对城镇居民强制实施区域医疗保险项目

相同收入的人群要支付不同的医疗保险费。此外，由于人口数量减少、疾病谱变化和人口老龄化，导致农村地区个体经营者支付能力下降，许多在农村地区覆盖个体经营者的医疗保险组织也出现了财务上的困境。医疗保险单一组织作为垄断性购买者，增加了与医疗服务提供者讨价还价的能力。

支付方式的改革　从全民医疗保险开始，医疗服务提供者按照服务项目收费，导致医疗服务数量和强度增加，费用上升很快。即使保险福利范围扩大了，由于很多服务不在保险范围内，患者自费占总的医疗支出的比例下降不是很明显。政府采取按病种付费改革，力图控制费用的快速上涨。1997 年，政府在自愿参加的54 个医疗机构中开展按病种付费试点项目，并在 1998 年扩大到132 个医疗机构，在试点项目的第3 年，参加的医疗机构达到 798家。该试点项目在规范医疗服务提供者行为方面有积极的影响。如减少了住院时间，降低了医疗花费，以及减少了抗生素的使用。

由于该项目遭到医疗服务提供者的反对，按病种付费并没有扩大到所有医疗服务机构。

医疗机构和药房的分离2000 年以前，医生和药师都可以销售药物并从中获利。由于实行按项目付费，医疗服务提供者开的药越多，其利润也越大，造成了药物不合理销售。为了解决这个问题，政府实施药物处方和销售分离，医生专门负责开处方，而药师则专门负责配药。此外，政府还采取措施，促进门诊服务医疗机构和药房的分离。实施该政策后，禁止所有医疗机构雇佣药师来门诊服务，禁止在医疗机构经营场所内建药房。

存在的问题及挑战　虽然韩国用于医疗保健的支出占国内生产总值的比例低于经济合作与发展组织国家的平均水平，但是，人口老龄化、医疗服务提供的低效率、医疗需求增加已经导致医疗费用快速上涨。1999~2004 年间，卫生支出以平均年 8.9%的速度增长，远远高于经济合作与发展组织平均年 5.2%的增长率。社会医疗保险面临的挑战还有私营

机构之间的竞争，造成成本上涨，医疗服务质量却没有改善。在医疗服务提供系统中私营机构的主导地位，给政府控制医药费用过快增长带来了很大的困难。

（孟庆跃　姜小峰）

Xīnjiāpō yīliáo bǎoxiǎn gǎigé
新加坡医疗保险改革（social health insurance in Singapore）
新加坡刚独立之初，居民医疗服务全部由公立医疗机构提供，筹资以税收为主，类似于英国国家卫生服务体系，居民在公立医院就医完全免费。为了控制卫生费用增长，建立可持续发展的卫生筹资体系，政府从 20 世纪 80年代中期开始进行医疗筹资改革。

发展历史　1984 年，新加坡开始推行保健储蓄计划（Medisave），建立个人保健储蓄账户，作为中央公积金的一种延伸。个人储蓄医疗账户是依据法律规定，强制性地以家庭为单位建立医疗储蓄基金，并逐步积累，用以支付日后家庭成员患病所需要的医疗费用。个人账户强调了在医疗保险中的个人责任，鼓励居民合理利用医疗服务，减少浪费。此外，由于个人账户是一种强制性的终生储蓄，老年人的医疗费用由年轻时的储蓄承担，不会转移到未来居民头上，这可以防止人口老龄化给劳动力人口带来的经济负担。新加坡所有在职的工作人员，包括个体业主，都需要按法律要求参加医疗储蓄。参加医疗储蓄的每一个人都有自己的账户。每个人可以用自己的医疗储蓄支付个人或直系家属的住院费用及部分高额的门诊费用。住院费用是由国家补贴、个人医疗账户支付和个人自付三方承担，而不是全额由个人账户支付。

1990 年，新加坡政府开始实

施健保双全计划（Medishield），又称大病统筹计划。由于保健储蓄没有抵御大病和慢病风险的能力，健保双全计划作为补充，对象是所有个人账户的投保者及其直系亲属，属于自愿性的。大病统筹保险金从个人账户中扣除。1994 年，政府还引入了增值健保双全 AB 计划（Medishield Plus），以适应保健储蓄成员更高的医疗需求。

1993 年 4 月新加坡政府推出了穷人医疗救助计划（Medifund），又称保健基金计划。保健基金是新加坡政府为帮助贫困居民支付医疗保险费用而建立的捐赠基金，其目的是保障所有居民都将能得到良好的、基本的医疗保健服务。新加坡政府拨款 2 亿新元，作为创立保健基金的起始基金，并承诺国家经济条件允许的情况下每年追加 1 亿新元。此外，保健基金也接受社会各界的捐款，这些捐赠基金的利息收入可以用于支付穷人的住院费用。那些不能支付住院费用的居民可以申请医疗基金的帮助。

2000 年，新加坡政府建立老年人护理基金（Eldercare Fund），资助那些为老年人提供护理的自愿者组织。2002 年，实行乐龄保健计划（Eldershield），为那些严重残疾需要长期护理的人提供可负担得起的医疗保险计划。乐龄保健计划初期每月缴纳 300 新元，连续缴纳 60 个月可以获得一生的护理，现在为每月缴纳 400 新元，缴纳 72 个月。

资金筹集　保健储蓄筹资由雇主和雇员共同缴纳。根据年龄不同，缴纳保健储蓄的费用占工资总额的 6% ~ 8%，由雇主和雇员均摊。自雇人员的保费完全由自己缴纳。保健储蓄账户有存款

限额规定，超出部分将自动转入会员普通账户，供灵活使用，用作购屋、教育及投资等方面。当保健储蓄账户的所有者超过 55 岁时，可以提取一定的医疗储蓄金。但在账户上要保存一个最低的累计额，是为了保障账户所有者在年老时，有足够的储蓄支付其住院费用。保健储蓄金可以作为遗产，并不缴纳遗产税。健保双全筹资主要由参加人员每人每月缴纳一定的费用。

费用支付　保健储蓄用于支付本人及家庭成员住院的基本费用，原则上不支付门诊费用，但部分昂贵的门诊检查及治疗费用可例外，如化疗的门诊费用。政府对公立医院实行经费补助，床位分为 4 等：A 级（房内 1 ~ 2 个床位）、B1 级（房内 3 ~ 4 个床位）、B2 + 级（房内 5 个床位）、B2 级（房内 6 个床位）和 C 级（房内 6 个以上床位）。各级床位的医疗服务水平一样，只是生活设施有差异，政府对 A 级不给补贴，B1 级补贴 20%，B2 级补贴 65%，C 级补贴 80%。政府补贴体现了质量—价格对称的原则，即患者如果需要高质量、高水平的服务，就需要支付更高的费用。

面临的挑战　尽管健保双全和穷人医疗救助计划提供了新加坡保险制度的"安全网"，但是，失业者等弱势人群不会像其他社会成员那样享有优质的医疗服务。由于新加坡整体国民生活水平较高，即使在公立医院，患者住院的等级越来越高。同时，越来越多的患者到私立医院住院，这一方面与私立医院的管理水平、医疗质量有关；另一方面也由于私立医院医生收入相对较高，公立医院很难留住高水平的医生。

（孟庆跃　邸　燕）

Tàiguó quánmín yībǎo

泰国全民医保（universal health coverage in Thailand）　2002 年泰国建成了覆盖几乎所有泰国公民的医疗保障制度。广为人知的是其"30 铢计划"。

泰国医疗保障改革　2002 年之前，泰国医疗保险大约覆盖了 70% 左右的人口，包括公务员医疗保障计划，是为政府雇员所设计的，提供了包括公务员及其父母、配偶和多达 3 个未满 18 岁孩子在内的福利计划；医疗福利计划，这一计划覆盖了低收入家庭、残疾人、老年人和小学生；1983 年实行的自愿医疗保障计划，主要针对没有参加其他医疗保险和福利计划的人群，包括健康卡计划，该计划覆盖大多数在贫困线以上、但收入不太高的公民，尤其是农民，他们可以决定是否愿意购买此卡，持有这种健康医疗卡可以获得相应的税收补贴，每卡家庭自费 500 泰铢，政府补助 500 泰铢，持卡者可在健康中心或社区医院就诊。1990 年政府又推行了社会保障计划（social security scheme），由政府、雇主和雇员三方筹资，覆盖雇员在 10 人以上民营企业的正式员工，这个计划为雇员由于工作而导致的疾病、残疾以及死亡提供保障。

"30 铢计划"　尽管政府竭力扩大医疗保险的覆盖人群，到 2001 年大约仍有 30% 的人口没有参加任何医疗保险。2001 年他信总理执政后提出了全民健康保险计划或"30 铢治疗所有疾病计划"，向全民承诺建立一个新的全民医疗保险制度，简称"30 铢计划"。在试点的基础上，2002 年泰国政府颁发《国民健康保险法》，"30 铢计划"在全国推行。这一计划的实施使得泰国医疗保

障覆盖率达95%以上，成为中低收入国家中为数不多的、为全体公民提供基本卫生服务保障的国家之一。

服务规则 在泰国所有未被列入职工社会保障计划、公务员医疗保健计划以及尚未获得福利性医疗待遇的公民，只需持身份证到政府指定的医疗部门注册办理相关手续就可以领到一张全民医疗保险卡，到医院看病时，只需出示医疗保险卡及交纳30泰铢挂号费，就可以享受医院提供的一切诊疗服务，包括医药、住院甚至手术费用。

服务内容 "30铢计划"服务内容：免费的预防保健服务和健康促进服务；门诊和住院服务；两次以下的分娩服务；正常住院食宿；常见的口腔疾病治疗等。美容手术、器官移植、肾透析等不在"30铢计划"的免费服务范围内。

在行政组织和管理方面，根据《国家健康保险法》，有3个主要机构负责法律的执行：国家健康保障委员会、卫生服务标准和质量控制委员会和国家健康保障办公室。在筹资与支付方式方面，"30铢计划"的基金主要是通过调整国家卫生支出的结构。国家将过去用于卫生的财政拨款扣除基础设施建设、大型医疗设备购置、教学科研以及艾滋病等疾病防治的专项经费后，全部用于"30铢计划"。另外，新增的近10%的卫生经费也纳入了该基金。无论私立还是公立医疗机构，只要与政府签约，服务提供者都可以得到政府的财政补助。对医疗机构一般采用两种支付制度，门诊服务和住院服务都实行按人头支付制度或门诊采用按人头支付、住院实行总额预算下的按病种付

费制度，政府据此对签约的医院进行财政补贴。泰国政府建立了8 000亿泰铢的专项基金，基金主要来源于一般税收和受益人两部分。人头费根据保险受益者的年龄结构、疾病负担，以及各省特点进行调整，以反映各省卫生服务需要情况。

加强初级卫生保健 "30铢计划"通过按人头付费和加强初级卫生保健来控制医疗费用的增长。每个省设立5~7个初级卫生保健网，负责为公民提供初级卫生保健，并且负责转诊服务。

影响 在卫生服务的公平性方面，泰国全民健康保险是利贫的筹资系统，最贫困家庭从该计划中可以获得最大比例的利益。在全民医保改革之前，泰国的卫生保健公平性很差，公共支出大多用于中产阶级，而低收入者相对利用较少。实行全民医保改革后，社区医院用于穷人的支出要大于省级医院和高校的附属医院。在费用控制方面，"30铢计划"实施后，由于加强了初级卫生保健在卫生服务利用中的作用，只有17.8%的公民在综合医院就诊，82.2%的公民在保健中心和社区医院就诊，并且通过转诊制度，有效控制了卫生费用的不合理增长。

面临的挑战 "30铢计划"只是泰国政府一个过渡性医疗保障政策，最终目的是要把所有泰国公民纳入到保险制度和医疗福利制度中，实现所有泰国公民加入到社会保险中。"30铢计划"无论从对供方支付和对需方的补偿上都还存有很多问题。一方面，由于供方支付方式改变，使得医生和医院的行为发生了变化，从而可能导致医疗服务质量的降低；另一方面，受益人因对该项制度

期望过高，可能引发民众对就医服务质量等方面的不满。

(孟庆跃 邸 燕)

Mòxīgē yīliáo gǎigé

墨西哥医疗改革（Mexican health system reform）

墨西哥自2000年起在医疗保障、服务提供和管理体制等方面进行了一系列改革，其目标是在2010年实现健康保险全民覆盖、保护全体居民免受疾病经济风险的威胁。2004年1月，墨西哥卫生基本法颁布实施，提出建立社会医疗保障体系，大众健康保险（seguro popular）制度的建立是其中最重要的组成部分。

大众健康保险制度 包括以下几个方面的内容。

覆盖人群和服务内容 大众健康保险是为未被正规社会保障制度覆盖的人群提供健康保障，主要针对最贫穷的人群，参保的基本单位是家庭。服务的内容包括两部分，①基本卫生服务包，该服务包在2006年包括9大类249项服务，以及265种基本药物。这9类基本卫生服务包括预防性措施；门诊服务；牙科服务；生殖健康；孕期、生产和新生儿服务；康复服务；急救服务；住院服务；手术服务。②部分三级专科医疗服务。

筹资来源及分配 大众健康保险的筹资来源模仿社会保障制度的三方筹资结构。①联邦社会资助资金。这部分资金相当于联邦政府对参加社会保障制度职工家庭的补助资金，目的是均衡政府对正规就业人员和其他人员的资助。其数额设定为联邦区（即墨西哥城）法定最低工资额的15%。②类似于雇主缴费。由于这部分人群实际不存在雇主，因此其资金由联邦政府和州政府联合承担。联邦政府投入的部分称

为联邦互助资金（the federal soli-darity contribution，ASF），相当于联邦社会资助资金的 1.5 倍。③家庭缴费。根据规定，参保家庭根据其收入水平分为 10 个等级，收入最低的 2 个等级家庭可以豁免缴费，收入第三低的家庭中如果至少有 1 名低于 5 岁的儿童也可以豁免缴费；其他 7 个收入等级的家庭按照收入从低到高要分别缴纳从 57～910 美元的年费。家庭缴费不是大众健康保险的重要筹资来源，即使是对于收入最高等级的家庭，联邦与州政府的补助也达到了 50%左右。

在资金分配方面，主要划分为 3 个基金：①基本卫生服务基金。包括第一和第二方面资金来源的 89%以及第三方面资金的全部，由各州卫生部使用，用以提供基本卫生服务。②大病基金。包括第一和第二方面资金来源的 8%，由联邦卫生部使用，用于提供选定的大病专科医疗服务。③调节基金。包括第一和第二方面资金来源的 3%，这部分资金用于调节各州的支出以及支持基本卫生服务提供能力不足的地区建设基础设施。

服务组织与提供者 理论上，大众健康保险可以向卫生部系统、社会保障系统和私人部门的医疗机构购买服务。在现阶段，参与提供服务的仅限于联邦和州卫生部系统的医疗机构。卫生部系统的医疗机构包括三级卫生服务体系：①基层健康中心（或初级保健诊所）。主要提供初级保健服务，包括牙科、计划生育和配药，每个健康中心为 300～500 个家庭提供服务。②综合医院。包括急救、产科服务以及少量基本的专科服务。②专科服务。包括各州的专科医院以及国家卫生研究院

中的专科医院，联邦转诊医院等。大众健康保险对卫生部系统医疗机构的支付方式根据提供的服务而有所不同。对于基本卫生服务包，按人头付费；对于大病按照病种付费。大众健康保险采取一系列措施提高卫生服务质量，主要措施包括加强基础设施、更新医疗设备和加强人力资源投资。

药品采购、使用与管理 大众健康保险特别增加了提供基本药品的内容。为了保证向大众提供安全、有效和经济的基本药品和控制医药费用，大众医疗保险制度采取了特殊的药品采购和配送制度：①疫苗和基本药物由联邦卫生部统一采购，非基本药物由各州卫生部采购。②卫生部不通过分销商而直接向国内外药品生产厂家采购药品。③通过集中招标采购，药品价格大幅度下降。④卫生部在配送和发放药品时也利用私人分销商的配送和零售网络，并为配送和发放每个药品提供固定的报酬。⑤卫生部系统使用的药品采用最简易的包装，并在包装盒上注明卫生部独家使用。⑥大众医疗保险的参保者可以凭处方在卫生部系统医疗机构或委托的私人零售药店免费或以很低的费用获得基本药物。

管理和运作 大众健康保险由卫生部下属的国家卫生社会保障委员会负责管理与运作。该委员会设有总部以及 32 个州（包括联邦区）办公室。国家卫生社会保障委员会十分重视大众健康保险实施情况的监测和评估，自 2001 年试点以来，每年都收集、比较和分析各州大众健康保险实施情况，并发表绩效分析报告，这些资料对于调整和完善政策，争取公众支持发挥了重要作用。该委员会也十分重视将信息和通

讯技术用于大众健康保险注册管理、就诊信息管理和基本药物发放，提高了效率，为调整政策积累了丰富的数据。

墨西哥卫生改革进展与效果 大众健康保险制度在 2001 年试点时，只有 5 个州参与，当年有 89 960 个家庭加入；2004 年正式实施时，迅速扩展到 29 个州，156.3 万个家庭参与；2005 年，全部 31 个州和联邦区（墨西哥城）都加入了该制度，有 355.6 万个家庭参与，约占全部没有社会保障家庭的 29.9%，占没有社会保障人口的 19.8%，其中有 5 个州实现了全民覆盖。参加家庭主要集中在收入最低两个等级的家庭，占参保家庭的 94.9%。

实施大众健康保险后，从 2001～2006 年，卫生部的预算增加了 69%，而且主要是公共支出增加，初步解决了筹资水平低和公共财政投入低的问题。同时，公共资金投入的公平性也有明显改善。政府对有保障人群的投入与无保障人群的投入比重从原来的 2.3：1 下降到 2：1。

从 2000～2005 年，收入最低的家庭中遭受灾难性卫生支出或因病致贫的比例从 2000 年的 19.6%下降到 2004 年的 9.7%。

大众健康保险制度进展顺利，公共卫生投入支出明显增加，资金分配公平性明显改善，贫困人群卫生保障水平得到迅速提高，增强了低收入者抵御疾病风险的能力。

面临的挑战 由于大多数的参保者属于低收入人群，大众健康保险很难长久维持下去。因此，首要的任务是如何吸引高收入人群加入保险，实现经济风险的共担。再有是如何整合现有的各种医疗保险制度。最后，大众健康

保险需要增加参保人和服务提供者的信任度，需要在卫生服务技术水平，药物可得性，就诊单位选择性，医疗服务等待时间等方面不断改善。

(孟庆跃 邱 燕)

Jiānà shèhuì yīliáo bǎoxiǎn gǎigé

加纳社会医疗保险改革（social heath insurance reform in Ghana）

加纳于 2003 年通过全民健康保险计划（National Health Insurance Scheme，NHIS），最终实施直到 2005 年末。对于正式部门的雇员，NHIS 是强制性加入，除非其能证明加入了另外的私人医疗保险。对于占人口大多数的非正式部门的雇员，NHIS 的加入是选择性的。全民健康保险计划的人口覆盖率从 2005 年的 7%，提高到了 2009 年的 55%。

加纳的全民健康保险计划包括了社会医疗保险和互助医疗保险两个概念。在社会医疗保险部分，对于正式部门的雇员，2.5% 的工薪扣款直接转化成全民医疗保险基金，作为社会保障和全民保险信托基金的一部分；对非正式部门的雇员征收与收入相关的保费，其中对最低收入群体，征收的保费约 8 美元，对最高收入群体，保费大约是 53 美元。在互助医疗保险部分，全民医疗保险法案规定在加纳建立和实施 3 种类型的保险计划：①地区互助医疗保险计划（district mutual health insurance scheme，DMHIS），每个地区都要建立一个，最少参保人员是 2 000 人。②私有的商业医疗保险计划。③私有的互助医疗保险计划。

服务包括门诊和住院服务、口腔卫生、眼保健、急诊和母婴保健，但艾滋病病毒药物治疗、辅助生殖和癌症治疗不包括在内。

所提供的药物基本上来自于全民医疗保险药物目录。服务包基本上涵盖了 95% 左右的健康问题。如何扩大保险覆盖面是加纳社会医疗保险面临的最大的挑战。

(孟庆跃 邱 燕)

yīliáo bǎoxiǎn

医疗保险（medical insurance）

由特定的组织或机构经办，通过强制性的政策法规或自愿缔结的合同契约，在一定区域的一定人群中筹集医疗保险基金，在参保人（被保险人）因疾病而导致健康和经济损失时实施经济补偿的一系列政策、制度与办法。主要补偿病、伤所带来的医疗费用。理论基础在于，虽然对每个人而言，患病或受伤害是不可预测的，但对于一个人群整体而言，则是可以预测的，依据大数法则以及互助共济、风险分担的原则，减轻个体在患病时的疾病经济负担。

疾病经济风险 在现实生活中，受各种不确定因素的影响，人类的活动存在着各种各样的风险，如各种自然灾害、意外事故、疾病、死亡等。这种不利事件发生的可能性或某种事件预期后果估计中较为不利的一面即被称为风险。人类面临疾病、意外伤害事故、年老体弱等带来经济、生理、心理等方面损失，这种由于疾病发生及其所造成的健康损失的不确定性称为疾病风险。疾病风险除具有风险的客观性、不确定性和损失性外，还具有风险危害的严重性、风险的社会性和复杂性等特征，而且疾病风险所造成的损失是人的健康和生命。疾病经济风险指因病伤发生而对患者、家庭以及整个社会所带来的现时及未来经济损失的可能性。这种经济损失包括患者及其家庭为治疗病伤而支付的现时费用，

同时也包括因疾病发生而导致的患者及其家庭获取未来收入的能力的弱化及给未来经济福利带来的危害。

起源与发展 最原始的医疗保险，只是一些民间自发形成的基金会，每一个会员定期缴纳一定的费用，形成基金，在会员患病或因其他事故需要帮助时，可以从基金中获取一定的经济资助，形成了最原始的、具有一定疾病经济风险分担机制的医疗保险。

国际医疗保险制度的发展 1883 年，德国俾斯麦政府推出《疾病社会保险法案》，标志着世界上第 1 个作为政府组织的一种社会保障制度的社会医疗保险制度的产生。《疾病社会保险法案》规定：收入低于一定标准的工人，必须参加疾病基金会；基金会的基金通过雇主和雇员共同交纳保费的形式强制筹集。继德国之后，这种具有社会保障性质、强制性医疗保险制度在欧洲及一些发达国家相继以各种形式推广。1911 年，英国通过《国家医疗保险法案》，1948 年 7 月 5 日正式实施国家卫生保健制度，这一制度的主要内容之一就是实行全民免费医疗。美国主要以商业医疗保险为主，但也有对 65 岁以上老年人以及因残疾、慢性肾炎等接受国家有关部门救济金的人提供医疗保险即老年医疗保险（Medicare）和对低收入人群、失业人群等贫困线以下的人群实行部分免费服务的穷人医疗救济制度（Medicaid）。日本是亚洲国家中最早实施社会医疗保险的国家。1922 年，日本通过《医疗保险法》（1927 年实施）；1938 年，日本政府又颁布了《国民医疗保险法》。这两个法案针对不同人群而制定，前者针对的是工薪阶层，后者针对

非工薪阶层。1972 年，日本还专门为老年人建立了老年医疗保险。

第二次世界大战后，强制性的社会医疗保险制度在发展中国家开始实施。印度在其 1949 年通过的第 1 部宪法中明确规定"所有国民都享受免费医疗"，自此确立了全民免费医疗制度并以此建立起一套公共医疗服务体系，这一体系由国家级医院、邦（省）级医院、地区级医院、县级医院和乡级医院 5 个层次构成，政府在全国范围向一级到三级医疗网免费提供公共资金和管理。巴西 1976 年建立社会保险制度，有关医疗保险规定：工商业雇员、家务佣工和个体劳动者必须参加医疗保险，政府对学生与公共雇员实行特别制度。

2005 年第 58 届世界卫生大会的 58.33 号决议敦促会员国："确保卫生筹资系统包括为卫生保健预付财政缴款的方法，以便在人口中共担风险及避免个人因寻求保健而支付灾难性卫生保健支出和陷入贫困""各国制定向全民保险过渡的计划，以便促进满足民众对卫生保健的需求和改进其质量，减少贫困、实现国际商定的发展目标，包括联合国千年宣言中包含的目标和人人享有卫生保健""确认在管理向全民保险过渡时，每一方案均必须在一国特定宏观经济、社会文化和政治范畴内予以制定"。2010 年世界卫生组织年度报告提出全民健康覆盖，从覆盖的人口、覆盖的范围、筹资中个人比例等 3 个角度考虑。

20 世纪 90 年代以来，许多国家针对本国医疗制度的问题，开始对本国医疗保险制度进行改革。从各国的改革情况看，公平与效率仍是医疗保险制度设计与改革的根本目标，但不同国家的改革侧重点有所不同。发达国家与发展中国家在改革中虽各自重点不同，但推进医疗保险的全面覆盖、控制医疗费用的不合理增长、筹资的多元性、支付方式的改革均为重要内容。

中国医疗保险制度的发展

由于中国二元结构的特征，医疗保险也呈现出城乡的不同，但已向城乡统筹方向发展。

城镇医疗保险制度的发展

1952 年政务院发布的《关于国家各级人民政府、党派、团体及所属事业单位的工作人员实行公费医疗预防措施的指示》是公费医疗制度建立的标志。享受公费医疗待遇的人主要是国家机关及全民所有制事业单位的工作人员和离退休人员；二等乙级以上革命伤残军人；国家正式核准设置的大专院校学生；派驻享受公费医疗单位的干部；在华工作的外籍专家及随住家属等。公费医疗经费由各级政府财政部门预算确定，往往随财政收支情况而"浮动"。1951 年政务院颁布的《中华人民共和国劳动保险条例》是中国第 1 部全国统一的社会保险法规，对职工养老、工伤、疾病、生育、遗嘱等方面的保险项目都做了具体规定，构筑了中国社会保险的基本框架，是中国企业职工实施社会保障制度的基本法律依据。自此，覆盖全民所有制和城镇集体所有制企业职工的劳保医疗制度开始实施，基金来源是按国家规定的统一比例从企业福利基金中提取，劳保医疗经费则由企业自行管理，部分企业还对职工供养直系亲属提供半自费医疗待遇。鉴于公费医疗及劳保医疗所存在的资金使用效率低下、基金分散、独立管理存在的共济不足等问题，1999 年，城镇职工基本医疗保险

制度逐步取代公费医疗和劳保医疗，建立起由用人单位和职工个人"共同负担"的筹资机制，从公费劳保医疗经费各自分散、独立的管理模式转变为基本医疗保险基金的属地化统一管理，从"先垫付、后报销"的补偿方式转变为"统账结合"的方式，建立起对医疗服务供需双方的费用约束机制。自 2009 年开始，建立城镇居民基本医疗保险制度，采取政府扶持与个人缴纳为主的筹资的模式，覆盖了在城镇生活的自由择业者、常住居民及流动人口。

农村医疗保险制度的发展

在政府的支持引导下，1966 年后，合作医疗制度在广大农村地区得到快速发展，与农村三级医疗网络及赤脚医生队伍一起，对改善中国农村居民健康起到极大的促进作用。合作医疗主要呈现 3 大特点，即农民根据自己的意愿自主决定是否参加合作医疗、经费主要来源于农民自己交纳和集体经济的公益金、主要是通过农民群体互助共济来共同抵御疾病经济风险。由于农村经济体制的改革以及传统农村合作医疗的自身缺陷，随着改革开放，合作医疗制度基本解体，农村居民暴露在健康风险之下。2003 年，在政府的经济支持及政策引导下，开始了新型农村合作医疗试点，2008 年实现了 100% 的农村地区、90% 以上农民被新型农村合作医疗制度覆盖。新型农村合作医疗从原来的村、乡级统筹层次提高到最低以县为单位的统筹层次，筹资渠道从农民自筹与农村集体经济支持相结合调整为政府财政支出与农民自筹相结合的模式，保障的水平得到提高，管理机构由政府组建。

2009 年，中共中央国务院

《关于深化医药卫生体制改革的意见》（2009 年 3 月 17 日）明确提出"加快建立和完善以基本医疗保障为主体，其他多种形式补充医疗保险和商业健康保险为补充，覆盖城乡居民的多层次医疗保障体系""城镇职工基本医疗保险、城镇居民基本医疗保险、新型农村合作医疗和城乡医疗救助共同组成基本医疗保障体系，分别覆盖城镇就业人口、城镇非就业人口、农村人口和城乡困难人群。坚持广覆盖、保基本、可持续的原则，从重点保障大病起步，逐步向门诊小病延伸，不断提高保障水平。建立国家、单位、家庭和个人责任明确、分担合理的多渠道筹资机制，实现社会互助共济。随着经济社会发展，逐步提高筹资水平和统筹层次，缩小保障水平差距，最终实现制度框架的基本统一"。中国新的医疗保障体系基本建立。

医疗保险的主要内容　包括筹资、补偿、支付、组织管理、覆盖对象、服务包等内容。筹资涉及医疗保险基金筹集的渠道、方式、水平及各筹资渠道所筹资金的结构等。补偿涉及医疗保险制度对参保人保障的服务范围、补偿的水平及补偿的方式等。支付涉及医疗保险基金及参保者对卫生服务提供者的费用支付方式及监管策略等。组织管理涉及医疗保险的组织结构体系及职能分工、基金管理者相对于政府机构、卫生服务提供者的独立性等。覆盖对象需要观察医疗保险制度是否覆盖到全民，尤其是贫困的人口是否被覆盖等。服务包主要指医疗保险所覆盖的服务内容、费用水平等。

医疗保险的特点　医疗保险具有一般保险的特点，也有其自身的特殊性。

补偿性　医疗保险的保险金给付，不是对被保险人的生命和身体伤害进行补偿，而是对被保险人因保险事故所发生的医疗费用支出和由此引起的其他费用损失的补偿。只有在发生由疾病导致残疾或死亡需要保险公司承担保险责任时，保险金的支付才属于给付性质。因此，多数医疗保险属于补偿性合同。

代位追偿　由于多数情况下，医疗保险适用于补偿原则，因此，当被保险人的医疗费用发生后，如果已经从第三方得到全部或部分补偿，保险公司就可以不补偿或仅补偿第三方补偿后的差额部分。如果事故责任应由第三方承担，而保险公司已经赔偿被保险人，则保险公司享有代位追偿权。

赔付复杂性　人类的疾病种类越来越多，医疗技术日益发展，医疗器械和药品也不断更新，这使得疾病风险的识别和费率的厘定十分复杂。此外，医疗费用支出中存在不少人为因素，医疗保险的合理费用与不合理费用很难区分，从而使得医疗保险事故的数量和损失程度越来越难以估计，具有高度的复杂性。

医疗保险的分类　见医疗保险模式。

健康保险（health insurance）　以被保险人的身体为保险标的，对被保险人因遭受疾病或意外伤害事故所发生的医疗费用或导致工作能力丧失所引起的收入损失，以及因为年老、疾病或意外伤害事故导致需要长期护理的损失提供经济补偿的保险。

广义的健康保险不仅包括对疾病给人们带来的直接医疗费用损失的补偿，也包括对疾病带来的间接经济损失（如误工工资）的补偿，另外，对残疾、分娩、死亡等方面的损失也给予一定的补偿、对疾病预防、健康维护方面给予一定的经济支持。狭义的健康保险又称为医疗保险，主要是对疾病给人们带来的直接医疗费用损失的补偿。实际中，狭义健康保险和广义健康保险这两个概念之间并无非常严格的界限（只是保险程度和范围上的差异而已），因此，这两个概念也常常被混用。

广义的健康保险按照保险的责任可分为疾病保险（disease insurance）、医疗保险（medical insurance）、失能保险（disability insurance）和长期护理保险（long-term care insurance）等。疾病保险，指以保险合同约定的疾病的发生为给付保险金条件的保险。医疗保险，指以保险合同约定的医疗行为的发生为给付保险金条件，为被保险人接受诊疗期间的医疗费用支出提供保障的保险。失能保险又称为收入损失保险，指以因保险合同约定的疾病或意外伤害导致工作能力丧失为给付保险金条件，为被保险人在一定时期内收入减少或中断提供保障的保险。长期护理保险，指以因保险合同约定的日常生活能力障碍引发护理需要为给付保险金条件，为被保险人的护理支出提供保障的保险。

（陈迎春　吴妮娜）

yīliáo bǎoxiǎn móshì

医疗保险模式（model of health insurance）　医疗保险在基金的筹集、补偿、支付、覆盖对象、组织管理等方面的特征及形式。根据不同的划分标准，医疗保险制度可有不同的模式分类。医疗保险的模式通常是从保险基金筹集和使用的角度进行分类，主要有国家医疗保险、社会医疗保险、储蓄医疗保险和商业医疗保险等主要类型。实行医疗保险制度的国家，由于各自的经济发展水平不同、传统文化不同、价值理念不同，其制度运行也呈现出不同的特点，而且，大多数国家在实施的主体医疗保险制度外还有补偿医疗保险，以满足不同人群的需求（表）。

（陈迎春 吴妮娜）

guójiā yīliáo bǎoxiǎn
国家医疗保险（national medical insurance）

由政府直接举办医疗事业，通过税收形式筹措医疗保险基金，采取预算拨款方式补偿公立医疗机构的人力、物力消耗，公立医疗机构向本国居民直接提供免费（或低收费）医疗服务的保险模式。又称政府医疗保险。代表性的国家有加拿大、英国。在以社会医疗保险、商业医疗保险等为主体模式的国家，对公务员、军人和特殊职业人员实现政府直接提供医疗服务；在一些医疗保障体系尚未建立起来的经济不发达地区，对国家公务员与部分国有企业的员工也实现政府直接提供医疗保障。

特点 从英国来看，国家医疗保险模式的主要特点：①以税收作为主要的经费来源。②卫生机构以国家所有为主，政府直接参与卫生服务机构的管理与建设，医疗服务活动具有国家垄断性。③公共卫生和预防服务根据内容分别由各级政府负责提供，政府对医院按照计划给予预算补偿。医院医生为国家公职人员，领取工资。④医疗保险可覆盖全体国民，医疗服务基本为免费服务或低收费服务。⑤医疗卫生资源配置、医疗服务价格等主要通过政府计划调节。

优点 ①卫生保健基金绝大部分来源于税收，政府可以根据资金投入量来控制卫生服务费用总量。②政府直接举办的医疗卫生服务机构占主体，医院基本建设与日常运行经费通过各级财政下拨给医疗机构，或由政府购买私立医疗机构、私人医生的医疗服务。医疗服务具有国家垄断性。③为全体公民提供免费或低收费的医疗服务，体现社会公平与福利照顾。

不足 ①医疗服务的供需双方缺乏费用意识，导致医疗费用增长快，政府财政不堪重负，难以满足国民不断增长的医疗需求，使各国政府将越来越多的公共资金用于卫生费用开支，对其经济和其他社会事业发展产生了不利影响。②卫生资源浪费，各国都存在着比较严重的医疗设备闲置，病床使用率不高。③医疗机构微观运行缺乏活力，不利于改善和提高医疗服务质量和效率。

（陈迎春 吴妮娜）

shèhuì yīliáo bǎoxiǎn
社会医疗保险（social medical insurance）

通过立法形式强制规定雇主和雇员按一定比例缴纳保险费，建立社会保险基金，政府酌情补贴，用于劳动者个人及其家属看病就医补偿的医疗保险模式。是国家立法形式强制实施的一种社会保险制度。社会医疗保险的筹资一般包括雇主、雇员、政府，还有其他的募捐或慈善赞助资金等。患者在就医时，需要自付一定的医疗费用，自付比例不等。以德国为典型代表。

特点 ①由国家通过立法强制实施，法律规定应参保的人员全部都必须参加。②强调权利和义务相对应，要求雇主为雇员缴纳保险费用，雇员个人也要缴纳保险费用，政府一般不承担费用或给予一定的补贴；劳动者享受医疗保险的权利与医疗保险缴费义务相联系。③保险基金实行社会统筹，互助共济。④实行"现收现付"为主，基金管理的基本原则是"以支定筹、以收定付、当年收支平衡"，一般没有积累，也不求盈利。⑤医疗保险一般由中介机构组织实施，政府对其实施宏观监督和管理。⑥医疗保险

表 不同医疗保险模式比较

项目	国家医疗保险	社会医疗保险	储蓄医疗保险	商业医疗保险
资金来源	政府财政拨款	税收、雇主和雇员缴纳的保费	雇主和雇员交纳的储蓄金	雇主和雇员缴纳的保费
保障对象	全体社会公民	特定人群	有收入人群	自愿参保人群
政府责任	政府主办和经营	政府立法、社会举办	政府立法、个人自保	政府监管、市场举办
保障水平	保障基本医疗需求	保障基本医疗需求	保障基本医疗需求	保障多水平医疗需求
费用支付	财政支付	"第三方付费"机制	个人账户支付	"第三方付费"机制
代表国家	加拿大	德国	新加坡	美国

的待遇水平根据医疗保险基金支付能力而定。

优点　①强调健康保障的个人责任，强化了参保人的自我保障意识。②强调社会互助共济，保护弱势群体的健康权益，体现了社会公平。③在法定保障范围中实现疾病风险分担，能提供有力的经济保障，政府在医疗保险中担当中介及仲裁的角色，能较好地协调各方利益，管理成本较低。

不足　①现收现付的基金筹集方式，无法解决医疗费用负担的"代际转移"问题，在老龄化程度较高的国家，这个问题十分突出。②因为主要实行第三方付费，医疗服务供需双方费用意识淡薄，往往导致不合理费用的增加，医疗费用上涨过快。③一些国家社会医疗保险有许多不同医疗保险组织，组织之间在缴费和补偿方面存在显著的水平差异而带来不公平的问题。④在以正规部门为主且纳税依从性较好的国家，通过税收或保险费的方式能够保障稳定地筹集社会医疗保险基金；但是，在拥有大量非正规部门的许多低收入国家，要通过征收税款或保险费的方式筹集社会医疗保险基金存在困难。在以正规组织成员为主的保险系统内，筹资成本较小；而非正规组织成员为主的保险系统筹资成本较大。

（陈迎春　吴妮娜）

shāngyè yīliáo bǎoxiǎn

商业医疗保险 （commercial health insurance）

作为一种商品按市场原则自由经营，由非营利或营利保险公司提供的，消费者自愿选择最适合自己偏好的保险模式。又称私人医疗保险。通过市场机制调节保险市场的供给与需求。私人保险业务面向个体和群体，

私人保险的保险费是根据个体的疾病风险特征和选择风险的保险业规则，通过保险统计测算出来的。征收的保险费应该接近于可能发生的偿付费用加上管理费用和剩余利润。以美国为典型代表，在其他以国家卫生保健制度或社会医疗保险为主的国家，私人医疗保险作为补充保险广泛存在。

特点　①强调参保自愿的原则。②保险机构按照市场规则自主经营，大多以营利为目的。③参保的费用主要由参保人承担或参保人与雇主共同承担。④具有一定风险分担能力，通常是多投多保、少投少保。⑤保险机构通常为金融机构。⑥政府的作用主要是通过制定相关法规规范医疗保险市场的行为。

优点　实行自愿投保，多投多保、少投少保，体现了效率原则；医疗保险体系多元化，对健康需求反应灵敏；主要由市场调节，减轻了政府经营管理的负担。

不足　国民享受健康保障主要受到支付能力的限制，健康公平性差；医疗保险的商业性和第三方付费，导致卫生资源大量消耗和医疗费用过快增长；存在较大风险选择和逆向选择问题。

（陈迎春　吴妮娜）

chǔxù yīliáo bǎoxiǎn

储蓄医疗保险 （medisave）

依据法律规定强制性地以家庭为单位储蓄医疗基金，通过纵向积累以解决患病就医所需要的医疗保险基金的一种保险模式。以个人责任为基础，政府分担部分费用，强调患者应支付部分医疗费。代表国家是新加坡。

特点　①储蓄医疗保险具有强制性。新加坡储蓄医疗保险是中央公积金制度的组成部分，要求所有在职员工，按照工资的一

定比例定期交纳公积金，保健储蓄根据不同年龄确定不同的缴费率。②医疗储蓄账户只限于支付住院费用和少数昂贵的门诊费用。③储蓄账户不存在横向社会资金积累，由投保人一家三代（父母、子女、夫妻）共同使用。

优点　①强调个人对健康的责任，患者分担医疗费用，减少了医疗服务的过度利用。②实行医疗费用的个人纵向积累，有效地解决了费用负担的代际转移问题。③消除传统医疗保险第三方付费形式，让患者对医疗服务有更多的选择。

不足　投保者之间不存在基金的横向流动，社会共济性差，过分强调效率，而忽视了公平性，仅依靠个人账户的积累难以支付大额医疗费用。

（陈迎春　吴妮娜）

bǔchōng yīliáo bǎoxiǎn

补充医疗保险 （supplementary health insurance）

某一主体医疗保险制度外的所有其他保险形式。用于补偿主体医疗保险所未能覆盖的费用和服务，包括主体医疗保险所设定的起付线、共付比及封顶线以上部分的费用，主体医疗保险没有覆盖的卫生服务以及与主体医疗保险覆盖的不同质量或档次的卫生服务。

特点　①主办和经办主体的多样性。按主办机构和经办机构可以分为4种形式：由政府主办和经办的补充医疗保险；由企业（或单位）主办、社会保险机构经办的补充医疗保险；由社会保险机构主办、商业保险公司经办的补充医疗保险；由工会组织主办和经办的职工互助保险。②补充医疗保险设置遵循相对自愿性、客观性、针对性、补充性、动态性和多样性的原则。

作用 ①能增加社会总福利。②满足社会对医疗保险的不同需求。补充医疗保险对主体医疗保险覆盖范围外的费用及服务的补偿让部分具有避险心理并有支付能力的居民能自愿参与补偿医疗保险。

不足 补充医疗保险分担了主体医疗保险制度覆盖范围外的费用及服务，会使得主体医疗保险失去费用控制的作用，或削弱其原有降低道德损害的作用。对参保人，失去或降低费用的约束，可能导致其过度不合理的利用服务；对医疗服务的提供者，如果既为主体医疗保险提供基本医疗服务，又为补充医疗保险提供非基本医疗服务，由于能从补充医疗保险获得更大的收益，就会倾向于提供非基本医疗服务，从而影响基本医疗服务的质量与可及性，也导致医疗费用的不合理增长。

(陈迎春 吴妮娜)

shèqū yīliáo bǎoxiǎn

社区医疗保险（community health insurance）

一个社区中（在一个农村地区、行政区、其他地理区域，或同一个社会经济的或种族的群体）的各个家庭，在政府的引导、集体经济的支持和社会捐赠下以自愿的形式，共同筹集或协作筹集资金，分担社区成员可能发生的疾病经济风险的保险模形。又称微型医疗保险。

特点 ①基于社区而建立，强调社区参与管理，但并非所有者就仅为社区，卡林（Guy Carrin）等人的研究表明，所调查的128个这样的方案中由社区拥有的仅占9%，中央或地方政府占44%，社区外的非政府组织占25%，医院占11%。②受益者往往是被其他形式的医疗保险排除

在外的群体。③参与者往往在非正式部门工作，或是无力支付私人医疗保险的人群。

优点 ①为特定人群尤其是低收入或非正式组织人群提供财政保障，减少卫生服务直接的现金支付和增加卫生服务可利用的资源。②卫生筹资体系的一个有机组成部分，能完善或填充其他卫生筹资方案（如社会医疗保险和政府筹资）的空缺，提高了更大范围人群的医疗保险覆盖水平；或实现建立更大规模筹资体系的第一步。

不足 ①面临可持续性的问题。由于规模过小，抗风险能力弱，极易因为疾病流行及重大疾病的发生而导致基金崩溃；此种方案强调自愿参与，逆选择的问题不可避免；有限的管理技能是影响此种筹资方案可持续性发展问题。②贫困者获益水平有限。社区医疗保险为那些参与了该方案的人群服务获益，受益者往往是相对富裕的人群，但是非常贫困的人无法从该方案中获益。③对服务提供的影响有限，社区医疗保险对卫生服务质量或效率方面的影响还缺乏有力的证据。

(陈迎春 吴妮娜)

yīliáo bǎoxiǎnfèi

医疗保险费（health premium）

由政府规定或保险合同约定的投保人应缴纳的投保险费用额度。包括纯保险费和附加保险费。附加保险费主要用于保险管理支出。

保险费率 应缴纳保险费与保险金额的比率，即保险费率＝保险费/保险金额。保险费率是保险人按单位保险金额向投保人收取保险费的标准。保险人承保一笔保险业务，用保险金额乘以保险费率就得出该笔业务应收取的保险费。

保险费率一般由纯费率和附加费率两部分组成。习惯上，将由纯费率和附加费率两部分组成的费率称为毛费率。纯费率又称净费率，是保险费率的主要部分，是根据损失概率确定的。按纯费率收取的保险费称纯保险费，用于保险事故发生后对被保险人进行赔偿和给付。附加费率是保险费率的次要部分，按照附加费率收取的保险费称附加保险费。是以保险人的营业费用为基础计算的，用于保险人的业务费用支出、手续费支出以及提供部分保险利润等。

医疗保险费 为分担疾病带来的医疗费用风险，由政府规定或保险合同约定的投保人应缴纳的医疗保险投保险费用额度。医疗保险费通常包括：对被保险人给予补偿的费用、管理费、风险储备金，部分营利性私人保险还需考虑利润。可以用公式表述：

医疗保险费＝医疗服务补偿费+管理费用+风险储备金+利润（私人保险）

式中：医疗服务补偿费指为补偿被保险人因疾病而发生的医疗服务费用而支出的保险基金；管理费用指用于维持医疗保险机构组织和开展业务所需的费用；风险储备金指用于抵抗意外风险的储备金；利润主要是在私人保险中营利性保险机构承担医疗保险后所期望获得的利润，社会医疗保险不包含此项。

医疗保险费率类型 可分为社区统一费率和个体特征定价。

社区统一费率 承保人对一个区域内所有群体收取相同保险费的做法。由于逆向选择导致医疗保险计划中存在的吸收健康人群的倾向，并会造成社会再分配中的不公平现象，为了解决这些

问题，一些国家在一定程度上引入了强制性社区统一费率，即不管参保人既往疾病情况如何，对同一个区域内的所有群体收取相同的保险金。通常是具有较高医疗风险的人群获得更多的服务利用及保险金的补偿，即低风险人群补贴高风险人群，但也出现低收入人群补贴高收入人群的问题。

个体特征定价　考虑参保者的偏好及其风险的大小来确定参保者应缴纳的费率水平。通过设计不同的保险范围、费用分担措施及不同的保险费率来满足参保者的个体偏好。但在根据个体特征定价中需要考虑部分低收入人群无法购买基本医疗保险的问题，需要获得政府的直接补贴。

保险费率测算方法上的特点　商业性医疗保险机构在保险费的确定上，需考虑市场竞争因素、考虑利润和分红的额度、考虑保险安排等；社会医疗保险机构在保险费的确定上，要考虑公平性、效率性以及个人、单位、政府乃至社区的经济承受力等因素。

保险费率厘定的原则　保险费率的厘定应遵循充分性、公平性、合理性、稳定灵活性和促进防损原则。

充分性原则　所收取的保险费足以支付保险金的赔付及合理的营业费用、税收和公司的预期利润，充分性原则的核心是保证保险人有足够的偿付能力。

公平性原则　保险费收入必须与预期的支付相对称；同时，被保险人所负担的保险费应与其所获得的保险权利相一致，保险费的水平应与保险的种类、保险期限、保险金额、被保险人的年龄、性别等相对称，风险性质相同的被保险人应承担相同的保险费率，风险性质不同的被保险人，则应承担有差别的保险费率。

合理性原则　保险费率应尽可能合理，不可因保险费率过高而使保险人获得超额利润。

稳定灵活原则　保险费率应当在一定时期内保持稳定，以保证保险公司的信誉；同时，也要随着风险的变化、保险责任的变化和市场需求等因素的变化而调整，具有一定的灵活性。

促进防损原则　保险费率的制定有利于促进被保险人加强防灾防损，对防灾工作做得好的被保险人降低其费率；对无损或损失少的被保险人，实行优惠费率；而对防灾防损工作做得差的被保险人实行高费率或续保加费。

保险因子　反映实施医疗保险后参保人对医疗服务利用的增加程度。由于参加医疗保险，降低参保人对医疗服务价格的敏感度，在相同价格水平下，参保人会更多利用卫生服务。保险因子主要受保险补偿比的影响，补偿比是反映医药费用随补偿比变化的指标，又称赔付率，指保险机构对保险人发生的保险范围内的医疗费用的补偿比例，是确定医药补偿费的一个重要因素。传统意义上保险因子指当补偿比为 R 时的医药费用是无补偿比（$R=0$）的 f_i 倍，一般认为补偿比在 20% 以下时，基本没有保险因子刺激作用，所以一般将 20% 作为补偿比的有效起点。因此，更合理的定义为保险因子指补偿比为 R 时的医药费用是某一对比补偿点 R_0 时的 f_i 倍。

保险因子的计算公式为：

$$f_i = 1 + B \times R$$

（传统定义）

$$f_i = 1 + B \times (R - R_0)$$

（修正定义）

式中 f_i 表示保险因子；R 表示补偿比；B 表示待定系数；R_0 表示对比补偿点，一般取为 20%。

获得保险因子的方法　主要有 2 个：①借鉴类似地区的经验数据。②开展预试验，设计具有一定梯度的补偿比的保险项目，搜集试验前后的医药费用及有关资料，利用简易估算法或数学模型法确定保险因子。

医疗纯保险费　用于对参保者接受医疗服务后，在医疗保险补偿范围内发生的医疗费用的补偿。又称医药费用补偿金。纯保险费的测算是保险费测算的核心，需要根据疾病发生的概率及严重程度、参保者卫生服务利用的特征、保险覆盖的范围、物价的变化、保险的激励效应等充分考虑。主要采取简易测算方法进行测算。

理论上，纯保险费可用下述公式测算：

人均纯保险费＝人均医药费基数×增长系数×保险因子（f_i）×补偿比（R）

式中，人均医药费基数指上年度或测算前几年的人均年医药费水平。

风险储备金　为应付超常风险或由于费率厘定误差而造成保险基金出现赤字而筹集的在纯保险费之外的专用后备基金，主要用于超常风险发生时，保障参保人的基本权益和保险基金安全。纯保险费的测算主要以通常风险为依据进行测算，但实际生活中，若干年或许多年可能会发生疾病的大规模暴发或流行、巨大灾害造成的外伤等超常风险，而且可能会导致按照通常风险测算的纯保险费出现超支。若这种情况发生，承保者就不能对投保人完全履行其赔偿或给付责任，违背了保险费率制定时的充分保证原则。因此，在实际计算保险费时，要把偏离"平均"情况的风险考虑进来。对于社会医疗保险而言，为了使所筹集的保险基金能更好地分担参保人的疾病经济风险，风险储备金的提取应考虑适宜的水平，一般不超过保险费的10%。影响风险储备金的因素主要有保险覆盖面、保险对象的风险波动程度和超常风险发生的概率等。根据大数法则，保险覆盖面越大，风险分担能力就越强，保险系统的风险波动性就越小，风险储备金的提取比例则越低。保险对象的风险波动程度与人群的人口学状况有关，如人口老龄化等。医疗保险面临的超常风险主要有地区性的疾病流行、大规模的自然灾害、疾病谱的变化、地区经济的大幅度波动以及其他特殊原因。

（陈迎春　吴妮娜）

yīliáo bǎoxiǎn fèiyòng fēndān
医疗保险费用分担（health insurance cost sharing）

医疗保险受益人（被保险人）在利用医疗服务的过程中所发生的医疗费用，由受益人和保险机构共同承担，其中受益人承担的部分费用即对医疗保险费用的分担。

费用分担的作用　由于有了保险机构作为第三方付费人帮助参保人支付医疗费用，在需求价格弹性的激励下，需方会更多利用医疗服务。当需方分担了部分医疗费用后，相应也加强了其医疗费用成本意识，促使其关注医疗费用，合理有效地使用医疗服务。为了控制参保人的道德风险，有效控制因参保人的过度需求造成的医疗费用不合理上涨，通常采用费用分担的方法来控制需方的卫生服务利用行为，达到合理使用医疗服务和控制医疗费用的目的。费用分担的难点在于如何设置合理的起付线、共付比和封顶线等费用补偿方式，从而最大限度地减轻被保险人的疾病经济风险，同时又防止过度利用卫生服务，以实现维护社会公平与有效控制不合理医疗费用之间的平衡。一些研究成果显示共付比设置在20%~80%范围内比较合适。

费用分担的缺陷　费用分担的方式使得低收入人群因为需要自付部分费用而使其医疗服务需要的满足受到制约，而高收入人群可能更多占用卫生资源、更多获得保险基金的补贴，带来医疗保险的不公平问题，出现低收入人群补贴高收入人群的问题。

费用分担的方式　医疗保险成本分担的方式包括起付线、共付比、封顶线、止损线及混合模式。

起付线　被保险人在接受医疗服务时，需要先行自己支付的一定数额的医疗费用。又称免赔额、门槛费。保险机构事先规定了医疗保险费用支付的最低标准，当参保者就医时，首先自己支付这一最低标准以下的费用，对超过此标准以上部分则由保险机构全部或部分支付。

设置方式　按具体运用时个人支付程度的不同，起付线设置的方式主要有：①以服务次数为单位计算起付线。即每一次诊疗要先自费一定额度后才能从保险机构得到支付，其特点是有利于控制就诊次数。但由于每一次自费额度不可能过高，只能用于控制较小额度的自费费用，所以对被保险人医疗需求行为影响力较小。②以一段时间内累计数额计算起付线。当被保险人在一定时期内个人支付医疗费用达到规定数额后，保险机构将支付其剩余的费用。其特点是起付线较高，对医疗需求行为的影响也较大，但个人负担也较大。③以家庭或个人的医疗保险储蓄作为起付线。家庭或个人定期定额储蓄一部分医疗保险费用，要求就诊时首先动用个人账户中的资金，当个人账户中的资金用完后，保险机构从统筹基金中支付其剩余费用。这种起付线方法的个人支付程度最高，因而对医疗需求的影响也最大。同时由于个人支出来自专门账户，个人的经济负担并不是很大。缺点是医疗保险公平性和共济性不足，削弱了公民对医疗服务公益性的意识；另外个人账户中将有大笔资金沉淀，不能用于医疗卫生事业。

起付线的作用　①有利于集中有限财力，保障高费用疾病的医疗，实现风险分担。②参保人承担起付线以下的费用，有利于增强参保者的费用意识，减少浪费。③将大量的小额医疗费用剔除在保险支付之外，减少了医疗保险结算的工作量，降低了管理成本。

起付线的负面影响　起付线过低，可能导致参保者过度利用卫生服务，不利于医疗费用的控制；起付线过高，会超过部分参保者的经济承受能力，抑制其正常的医疗需求，可能使部分参保者不能及时就医，小病拖成大病，反而增加医疗费用；此外，参保者的积极性会下降，从而造成保险覆盖面和受益面下降。

共付法　广义上指被保险人参保后，仍需与保险人共同承担因疾病而导致的医疗服务费用，扣除保险、按比例补偿、限额保险等均属于共付。狭义上指参保人与保险人按比例分担医疗费用，即根据合同约定或政府的相关规定，参保人按比例需自付的医疗服务费用。又称按比例补偿、共付保险（co-insurance）。

共付的影响　采取按比例分担的目的是使参保者与保险机构共同承担费用风险，减少道德损害的发生。按比例分担对参保者的影响主要与其共付比例的高低有关。根据医疗服务的需求价格弹性理论，共付比例过低，医疗服务利用对价格缺乏弹性，被保险人费用意识差，费用控制作用小，存在明显的道德损害；随着共付比例增加，医疗服务利用的价格弹性增加，费用控制力度逐渐加大；共付比例过高，超越了被保险人的心理和经济承受能力，将会抑制正常的医疗需求，损害低收入者和高费用患者的利益和健康，失去了保险的意义。

共付比例的设置　确定适宜的共付比例是实施按比例分担的关键，共付比例应根据被保险人的心理和经济承受能力、保险项目和范围来确定。基于效率和资源合理使用的角度，随服务利用机构级别的提高设置越高的共付比例；基于公平的理论，对于弱势群体，如老年人、儿童、贫穷者降低共付比。

封顶线　保险机构对被保险人医疗费用补偿额设立一个最高限额，保险机构只支付限额内的费用，超出限额部分的费用由被保险人承担。封顶线的特点设计医疗保险制度时，在以收定支、收支平衡的原则下，统筹基金不能承担无限责任，对于超过基金补偿能力的部分由个人自付，或通过建立补充医疗保险的办法来解决，其目的在于保证医保基金的收支平衡。

封顶线的影响　在社会经济发展水平和各方承受能力比较低的情况下，医疗保险只能首先保障享受人群广、费用比较低、成本效果较好，各方都可以承受的基本医疗；有利于限制被保险人对高额医疗服务的过度需求，以及医疗服务提供者对高额医疗服务的过度提供；有利于鼓励被保险人重视卫生保健，防止小病不治酿成大病，提高被保险人的身体素质。但在保险方式单一的情况下，封顶线的设置难以对大病、重病医疗提供有效保障。封顶线的设立依据医疗技术发展的无限性及其带来的医疗费用的增长与医疗保险基金的有限性之间的矛盾，促使对被保险人的支付额给以限定，以保障医保基金的安全。封顶线的确定需要综合考虑被保险人的收入水平、医疗保险基金的风险分担能力、医疗救助情况等因素，需要通过建立各种形式的补充医疗保险对超出封顶线以上的疾病给予保障。

止损线　被保险人所应承担的合理医疗费用的最高限额。被保险人所付的自付额和共担额达到某一规定的限额后，在这一限额以上，保险公司补偿被保险人发生的所有剩余合理费用。止损是一种风险管理办法，其目的旨在帮助个人解决因重大或长期疾病所引发的灾难性医疗费用，防止巨额医疗费用使家庭在财务上进入困境。在许多国家和地区，保险系统内建立其止损机制，以最大限度降低被保险人的负担。对医疗机构改革支付方式，如按人头付费，医疗服务供方也将面临超支风险。医疗服务供方可以针对可能存在的亏损而购买再保险以降低机构的损失。再保险可为单个患者或全体患者提供一个详细的防止亏损的限额，一旦现实的支出超过了规定的限额，再

保险公司就将支付全部或大部分费用。

混合模式　采取多种需方费用分担方式相结合的方式。混合模式使各种方式互为补充，将有利于达到更好的效果。在现实中，中国许多地区即采用了混合支付方式，如对低费用段实行起付线；中间费用段采用共付的方式，由需方和保险方按一定比例支付；对高费用则采取封顶法，超过高费用段部分通过购买补充医疗保险的方式。

（陈迎春　吴妮娜）

yīliáo bǎoxiǎn fùgài

医疗保险覆盖（health insurance coverage）　医疗保险所能保障的人群范围、使参保人能获得卫生服务的程度，以及疾病经济风险得以分担的程度。

医疗保险覆盖的目标　世界卫生组织（WHO）的成员国于2005年承诺建立本国的卫生筹资体系，从而保证其国民能够获取卫生服务，同时不会因为支付这些卫生服务费用而遭受经济困难。这一目标被定义为全民覆盖，又称全民健康覆盖，这也是医疗保险覆盖所要实现的目标。在此目标指引下，国家需要考虑的是在可用资金允许的范围内，将人口、卫生服务、卫生费用的覆盖范围扩大到哪种程度。不同国家将通过不同的路径实现全民覆盖，具体取决于各自的起点以及开始的方式。如在一些只有社会精英覆盖在卫生服务范围内的地区，首要任务是迅速实现让人人都有医疗保险的制度，无论贫富，即使统筹基金承保的服务范围和医疗费比例相对较小。与此同时，在一个基础广泛的体系内，只有少部分人没有医疗保险，那么该国家可能最初选择有针对性的方法

来确定哪些人是被排除在医疗保险体系外的，从而采取措施确保他们获得医疗保险。在此类情形里，这些国家能够为穷人提供更多的医疗保险，和（或）承保更高比例的卫生服务费用。

费用覆盖　医疗保险所能分担的费用的比例。如人群由于必须立即支付服务费用而遭受经济困难或不能使用卫生服务，全民覆盖就不可能实现，几乎所有的国家都存在某种形式的患者直接支付费用。减少对患者直接支付依赖的唯一方式是通过统筹社会资金，鼓励风险共担、预付款方式，降低患者直接支付费用，WHO提出患者直接支付费用占卫生总费用的15%～20%，经济困难和贫穷发生的机会才能降低到可以忽略的水平。

人口覆盖　医疗保险受益的人群范围。为实现基本卫生服务对每个人的公平可及，医疗保险系统应尽可能地将贫困人口、脆弱人群纳入其覆盖范围。医疗保险的人群覆盖不仅需要考虑让所有的人都能享有具有风险分担能力的医疗保险制度，同时，需使参保人群公平享有基本卫生服务。医疗保险基金的筹资水平、服务包、保险的可携带性、一国保险制度的整体设计等均影响医疗保险在人群覆盖上能否实现全民覆盖。

中国医疗保险全民覆盖的实现路径　整体制度设计在中国实现全民覆盖的制度设计方面，需要规划如何整合不同的医疗保险制度，以平衡制度间的巨大差异，实现实质上的全民覆盖。专门性制度设计在基本医疗保险基础上，探索建立以医疗救助制度为基础、以低收入人群为对象的医疗公平补充保险，专门解决贫弱人群医

疗服务利用和费用问题。同时，要重视贫弱人群非医疗经济负担，提高卫生服务的可及性，如对贫困人群就医给予补助，以解决其交通成本、就医食宿费用的问题。财政转移支付制度的设计需要完善制度和办法，使得中央向地方转移、省内财政转移，更加有利于经济欠发达地区卫生事业的发展。在新农合筹资制度中，可以考虑根据家庭收入实行差别筹资。

服务覆盖　参保人的受益范围，即保险人按照医疗保险合同或法律规定等对参保人所承担的责任和内容，所能为参保人保障的服务范围。又称服务包。服务包由卫生服务项目范围、病种范围、费用补偿水平、获得服务或补偿次数等形式来确定。服务包的确定与医疗保险的目标、筹资水平、参保人卫生服务需要等直接相关。对于社会医疗保险而言，医疗保险参保人的受益范围主要为基本医疗服务项目，包括各种基本的治疗性服务、辅助性服务和基本药物等。基本医疗保险服务包的设计应以保障居民基本医疗服务需求为重点，同时，必须与一国或一定区域范围内的社会经济发展、文化发展及居民健康问题相适应。基本医疗保险服务包以外的内容可由补偿医疗保险覆盖。

医疗保险的服务　主要包括诊疗项目范围、服务设施范围、用药范围、费用范围、疾病范围等。诊疗项目范围按照合同或规定，参保者接受医疗服务后所能获得补偿的诊疗服务项目范围。许多诊疗服务项目具有可替代产品，但其成本差异较大，为了控制医疗成本的不合理增长，医疗保险保险人常设定一些诊疗项目作为参保者可保险的项目，而其

他项目作为除外责任或减少补偿水平。服务设施范围能纳入医疗保险补偿的医疗机构服务设施范围。指由定点医疗机构提供的，参保人在接受诊断、治疗和护理过程中必需的生活服务设施，主要包括住院床位及门（急）诊留观床位的费用。用药范围纳入医疗保险补偿的药品范围。药品也是具有较强替代性的产品，为了控制服务成本，通常设置药品补偿目录范围，超出药品目录范围的基本医疗保险基金不予补偿，属于药品目录范围内的，根据保险条款，对甲类和乙类目录的药品按照相应标准和补偿程序支付。医疗保险基于控制道德风险和不合理医疗服务利用的目标，通过设置补偿的起付线、封顶线、共付比等方式实现参保者的费用分担。

（陈迎春　吴妮娜）

yīliáo bǎoxiǎn shìchǎng

医疗保险市场（medical insurance market）　进行医疗保险商品交易的场所或领域的总称。是保险经济活动与市场机制的有机结合体。

医疗保险市场的基本特点　包括以下几个方面。

信息不对称性　医疗保险市场中三方主体（保险人、被保险人、医疗服务提供者）有其各自不同的目标。医疗保险的经营对象是伤病发生的风险，而伤病发生的信息在被保险人与保险人间存在信息的不对称，治疗伤病所需服务因医疗的专业性和技术性导致医疗服务提供方与保险方的信息不对称，因此，出现了风险选择、逆向选择及道德损害。

医疗消费的不确定性　医疗保险保费定价主要考虑疾病发生率、伤残率、疾病持续时间及费

用水平，但是，每个个体疾病发生具有不确定性，而且因为个体差异、环境因素的变化，医疗消费支出水平也存在不确定性。

医疗保险合同的期限性 医疗保险合同以补偿性合同为主，也存在给付性合同。医疗保险合同中，主要是现收现付制，也有长期或终身性医疗保险合同，这就决定了医疗保险市场的特定的期限特征。

主要提供健康保障功能 医疗费用保险主要补偿因疾病或意外事故所导致的医疗费用支出，残疾收入保险主要补偿因疾病或意外事故所致的收入损失。

医疗保险市场的市场失灵

逆向选择、道德损害和风险选择是医疗保险市场失灵的主要表现，是因为医疗保险市场中信息的不对称性和外部性等问题所致。因此，单纯依靠市场的力量难以满足社会对医疗保险的需求。需要加强政府的干预。

医疗保险市场政府干预

在医疗保险市场，政府干预体现在对医疗保险的提供、医疗保险的筹资、医疗保险的覆盖要求、保障水平、监管等方面。政府可以利用法律的手段规范被保险人的参保、保险人的纳保行为，消除保险人与被保险人之间信息不对称带来的问题，避免逆向选择和风险选择的发生。政府通过加强监管，规范各方主体的行为。在筹资方面，政府一方面具有立法确定筹资目标的责任；另一方面也承担主要出资人、对弱势群体给予救助的责任。

(陈迎春)

yīliáo bǎoxiǎn xūqiú

医疗保险需求 (demand for health insurance) 医疗保险需求方在一定的时期内，在一定的医疗保险费（价格）条件下，愿意并且能够购买的医疗保险数量。即对医疗保险机构一定价格上所提供的经济保障的需求量。

医疗保险需求的经济理论

包括消费者追求效用最大化，以及财富所带给消费者的效用服从边际效用递减法则等。

消费者追求效用最大化 由于疾病经济风险发生的不确定性、个体不可预测性，为了使效用最大化，消费者必须在自我保险（不购买保险）与购买保险中做出选择。自我保险会使消费者面临两种可能性：①一旦患病将蒙受较大的经济损失，但这种概率很小。②不患病而没有任何经济损失。而购买医疗保险，消费者需要预先支付一笔小额的保险费，会有一个确定的经济损失，而且有可能不会发生疾病。消费者是否选择购买医疗保险，主要看那种选择给消费者带来的效用最大。

财富拥有的边际效用递减法则 尽管人群对财富的偏好存在共性，但是随着人群的财富不断增加，财富带给消费者的总效用也在不断增加，但其财富的增加带给人群的边际效用将会递减。因为财富的额外增加所获得的满足程度与个人所拥有的财富多少有关。只要消费者支付保险费后个人拥有财富的实际效用仍然大于预期效用，消费者就愿意购买医疗保险。随着保险公司收取的保险费用的提高，消费者支付保险金后的总财富量将会减少，其对应的实际效用也随之减少。当实际效用减少到等于自我保险的预期效用时，该消费者对是否购买保险就无所谓了。如果保费继续增加，总财富减少，使实际效用下降到预期效用水平之下，那么消费者就不愿意损失那么多的

财富来购买医疗保险，就会选择自我保险。因为此时的自我保险的预期效用高于购买医疗保险的实际效用。

医疗保险需求的影响因素

影响医疗保险需求的因素很多，归结起来，主要有以下几类：疾病的风险程度、保险的价格、消费者收入水平、保障的程度、风险偏好及其他因素等。

疾病风险程度 疾病风险程度对医疗保险需求的影响主要表现为两个方面：①疾病发生的概率。当疾病发生的概率越小，消费者对医疗保险的需求越小；而当疾病发生的概率越大，消费者对医疗保险的需求越大。②疾病损失的幅度。疾病的预期损失幅度越大，消费者对医疗保险需求量也越大。

医疗保险价格 价格（保险费）越高，医疗保险的需求就越小；反之，价格（保险费）越低，医疗保险的需求就越大。

消费者收入水平 对于医疗保险而言，往往收入很高或很低的消费者对医疗保险的需求相对不大。是因为收入高的消费者，因疾病导致的财富损失和购买医疗保险所导致的财富损失对其财富总量的影响不大；而对于低收入的消费者来说，一方面受支付能力的影响；另一方面参与保险的预期效用曲线和总效用曲线基本重合，降低了他们对医疗保险的需求。

保险的保障程度 保险的保障程度与保险费率直接相关。在相同价格水平下，随着保险保障内容、补偿水平的提高，保险的需求量也随之提高。

其他因素 利率的高低、消费者避险的心态、消费者受教育程度、医疗费用负担方式、消费

者年龄和健康状况、消费者的保险意识等都会对医疗保险的需求有一定影响。

健康需求风险的偏好类型

分为风险厌恶者、风险中立者和风险偏好者。

风险厌恶者 (risk-averse) 当面对具有相同预期货币价值的投机时，风险厌恶者喜欢结果比较确定的投机，而不喜欢结果不那么确定的投机。风险厌恶是一个人在承受风险情况下其偏好的特征。用来测量人群为降低所面临的风险而进行支付的意愿。在降低风险的成本与收益的权衡过程中，厌恶风险的人群在相同的成本下更倾向于做出低风险的选择。如通常情况下在一项投资上接受一个较低的预期回报率，因为这一回报率具有更高的可测性，就是风险厌恶者。当对具有相同的预期回报率的投资项目进行选择时，风险厌恶者一般选择风险最低的项目。

风险中立者 (risk-neutral) 通常既不回避风险，也不主动追求风险。选择资产的唯一标准是预期收益的大小，而不管风险状况如何，是因为所有预期收益相同的资产将带来同样的效用。

风险偏好者 (risk-seeking) 面对具有相同预期货币价值的投机时，风险偏好者喜欢结果不那么确定的投机，而不喜欢结果比较确定的投机。又称风险寻求者。只有确定性的报酬超过预期收益时，才会考虑选择确定性盈利的方式，否则就会选择冒险以期获得更高收益。

（陈迎春 吴妮娜）

yīliáo bǎoxiǎn dàodé sǔnhài

医疗保险道德损害 (moral hazard in health insurance) 医疗保险的利益方利用自身掌握的信息优势造成保险费用不合理增长和医疗资源过度消耗的机会主义行为。又称道德风险。医疗保险市场涉及的 3 类利益方：需求方、供给方和支付方。由于当前第三方支付方式的特殊性，参保人患病后向医疗保险机构申报的赔偿额取决于患者和医生的决定，所以，道德风险就主要表现为需求方的道德风险和供给方的道德风险。

需求方的道德风险 由医疗服务价格的需求弹性造成的经济激励机制的理性反应称为需方的道德风险，指当风险共担机制使得医疗服务的边际成本下降而造成的服务利用量的增加，也指由于保险所带来的对于降低损失的激励因素下降。需求方的道德风险主要表现为被保险人的过度消费，即患者在投保之后由于实际承担的医疗费用下降导致其对医疗服务的需求上升的现象。在投保人追求自身利益的同时，造成许多不必要的浪费，使有限的卫生资源不能用在真正需要的人身上，侵犯了别人的应得利益，使社会整体利益受到损失。

供给方的道德风险 供给方的道德风险主要表现为诱导需求。见供方诱导需求。

价格弹性与道德风险 需求价格弹性指卫生服务价格的变动带来卫生服务需求变动的反应程度。由于医疗保险的介入，医疗卫生服务获得所需要的医疗费用有了第三方付费人，实际上是改变了卫生服务需求者获得卫生服务的价格水平，激励其更多的利用卫生服务，而其中可能会存在过度的、不合理的利用卫生服务而造成医疗保险的需方道德损害。但不同的医疗服务，其需求价格弹性不同，道德损害的程度会有所不同。当某种卫生服务需求完全无弹性时，即对医疗服务价格无反应，而保险费为纯保费时，人群会为抵御疾病风险而购买这项保险，也不会发生需方道德风险问题。当卫生服务需求价格弹性>0 时，保险减免的幅度越大，需方利用卫生服务的边际成本越小，服务利用水平越多，需方道德风险发生的概率越大。

道德风险的后果 由于有道德损害行为的存在，医疗保险会增加消费者医疗服务的需求量，直到医疗服务的边际效用等于购买医疗服务的边际成本时才停止，而此时，真正的边际成本比边际效用大，造成了卫生资源的浪费，使医疗保险价格上涨；当医疗服务利用增加而医疗保险价格上涨时，低风险人群的医疗保险需求会减少，缺乏支付能力的人群会被排斥在保险系统外，而保险抗风险能力减弱。

医疗保险中道德风险的规避路径选择 根据道德风险的产生原因和各自特点，道德风险的规避路径同样分为需求方和供给方两类。

医疗保险需求方的路径选择 建立合理的费用分担机制。对于被保险人的过度消费问题，有效的控制方法是通过合约建立费用分担机制。设置起付线、共付比和保单限额；扩大拒保范围，将那些道德风险发生频率较高的病种、服务项目等排除在承保项目的范围之外；建立逐级转诊及守门人制度，促进需方合理流动。

医疗服务供给方的路径选择 改革支付方式，由后付制向预付制转变；建立医疗服务信息系统，促进信息的公开透明；加强对供方服务行为的监管。

（陈迎春 吴妮娜）

yīliáo bǎoxiǎn nìxiàng xuǎnzé

医疗保险逆向选择（adverse selection in health insurance）

由于消费者比保险机构更了解自己的疾病风险情况，他们在健康时，往往参加医疗保险的意愿不强；而有病时，则更愿意参加保险的情况。

影响　逆选择使低风险投保人被排挤出保险市场，参保者多为高风险者，导致医疗保险失去了风险共担的作用；保险机构面临经营风险；而保险机构为了保障收支的平衡必然提高保险费率，保险费提高又阻碍需要保险的人进入保险市场，从而导致保险市场进入恶性循环。

防范策略　强制要求每个符合医疗保险规定的社会成员必须参与医疗保险。医疗保险强制性的刚性参保原则，有利于最大限度地降低逆选择发生；通过雇主团体或家庭团体保险计划，而不是个人的保险合约来投保，能控制一定程度的逆选择；通过信息甄别机制使得存在私有信息的投保人有积极性真实揭示自身的风险信息并参保，以促进更多人群参保。

（陈迎春　吴妮娜）

fēngxiǎn xuǎnzé

风险选择（risk selection）

医疗保险市场信息的不对称，保险机构为了获取更大的利润（或规避风险），尽可能地吸收高收入、年轻、健康的人参加医疗保险，而将具有高疾病风险的老年人、残疾人、低收入人群等直接排除在保险范围之外。此行为常被称为保险机构的"撇奶油"行为，指保险机构将人群进行分类，倾向于把保险卖给健康、年轻的低健康风险人群和高收入人群，而给年老体弱的高健康风险人群和低收入人群设置苛刻的条件。

影响　保险机构的风险选择使得部分高风险、高成本的人群转嫁给社会，致使社会保险的公平性降低。

控制策略　最有力控制保险机构风险选择的策略是强制性要求保险公司不得以任何理由阻止符合政府规定的消费者参保；通过市场竞争促进保险人吸引更多参保人投保。

（陈迎春　吴妮娜）

yīliáo bǎoxiǎn hétóng

医疗保险合同（health insurance contracts）

医疗保险投保人与保险人签订的约定双方权利与义务关系的协议。按照保险合同，投保人负有支付保险费的义务，保险人承担赔偿或给付保险金的责任，被保险人的健康为保险目标。投保人按照保险合同，当被保险人遭受疾病和损伤而带来健康和经济受损时，由保险人向被保险人或受益人补偿其医疗花费或收入损失。

医疗保险合同的特征　有以下几个方面。

补偿性　在医疗保险中是对被保险人因为疾病、损伤或生育在医院医治所发生的医疗费用或其他费用损失的补偿，投保人支付的保险金具有补偿性质，与人身保险的保险金通常具有的给付性质不同。

医疗保险受益人为被保险人　医疗保险是为被保险人提供医疗费用的补偿，使他们获得治疗，被保险人得到的保险金基本上是以被保险人的存在为条件的，无需指定受益人。

医疗保险合同多为短期合同　除少数承保特定健康风险的医疗保险（如癌症保险、长期护理保险等）外，医疗保险基金多采取"现收现付"的原则，因此其保险期多为一年。

医疗保险合同的内容　医疗保险是以被保险人的健康利益为目的而投保的，除适用一般人寿保险的宽限期条款、复效条款、不可抗辩条款等条款之外，由于医疗保险的风险具有变动性和不易预测性，赔付风险和道德危害的可能性大，因此在医疗保险合同中有为核保目的而设计的条款，如可续保条款、既存状况条款、职业变更条款、理赔条款、超额保险条款、防卫原因时间限制条款等。

一般特殊条款指个人或团体医疗保险共同采用的一些特殊规定，如年龄、体检、观察期、等待期、免赔额、比例给付和给付限额条款等。

个人医疗保险的特殊条款　个人医疗保险是保险公司与保单所有人之间订立的一种合同，是对某一个人或某几个人提供保障的保险。这类保险的被保险人不能选择保障范围，但可以就给付水平、可续保条款等与保险人进行协商。在医疗保险中，被保险人还可以选择自负额的计算方式，是每次保险事故自负额还是年度自负额；在残疾收入补偿保险中，被保险人可以选择免赔期、观察期和给付期的不同组合。不同的选择，保险费率也不同。个人医疗保险的独特条款包括可续保条款、既存状况条款、职业变更条款、理赔条款、超额保险条款和防卫原因时间限制条款等。

团体医疗保险的特殊条款　团体医疗保险是保险公司与团体保单持有人（雇主或其他法定代表）之间订立的医疗保险合同，对主契约下的人群提供保障。为此，保险人可以在一份团体医疗保险单中提供多种团体保障，也可以为每一种保险保障签发独立的团体保单。团体医疗保险的特殊条款包括：既存状况条款、转换条款、协调给付条款等。

医疗保险的定价形式　医疗保险的保险费体现了投保人权利与义务的对等，只有按时缴纳足额的医疗保险费，才能享受。从保险公司的角度讲，保险公司为了保证有充足的资金用于保险金给付，也必须从医疗保险投保人那里收取足够的保险费。投保人需要缴纳的保险费就是医疗保险产品的价格，确定医疗保险产品价格的过程就是医疗保险的产品定价。医疗保险的定价通常有两种形式：社区统一费率和个体特征定价。

（陈迎春　吴妮娜）

yīliáo bǎoxiǎn de guǎnlǐ chéngběn

医疗保险的管理成本（administration cost of health insurance）

用于医疗保险业务管理方面的费用。一般包括：①医疗保险管理机构人员的薪水、奖金、福利开销。甚至包括一些直接提供医疗保险服务医生的薪水以及医疗设备的添置和更新费用等。②医疗卫生服务监督、出差、劳务支出。③广告宣传、人员培训、会务、资料报表等公务开支。④对先进单位和个人的奖励。⑤保险机构资产的折旧及维护费用等。⑥考察调研费用。

影响管理成本的因素　主要包括以下几个方面：①保险覆盖面。投保人越多，管理费率越低。②保险管理体制。统一管理的强制性社会保险的管理费率一般低于分散管理的商业保险，通过医疗机构结算的管理费就远低于直接对投保人进行费用赔付的管理费。③保险项目。住院或大病医疗保险的管理费远低于一般门诊医疗保险。④对服务供方监督控制的强度。⑤管理手段。

（陈迎春　吴妮娜）

wèishēng fúwù gōngfāng zhīfù

卫生服务供方支付（provider payment system）

卫生服务的支付方（又称第三方，即政府、医疗保险公司或社会）补偿卫生服务供方（医院、医生）所提供卫生服务的方式。即货币由政府、医疗保险公司或其他资金持有者手中转移到卫生服务供给者手中，以补偿卫生服务供方提供服务所消耗的人力、物力和财力的方式。

发展简史　支付方式的研究与发展是随着医疗保险或政府等第三方组织的发展而发展的。在缺少第三方付费的情况下，医疗服务与其他一般性服务或商品一样是按服务项目付费的。随着医疗保障制度的建立和发展，如何科学、有效地支付服务供方，以确保卫生服务提供的效率与效果以及有效地控制医疗服务成本就成为付费方关注的焦点。医疗卫生服务供方支付方式的实践与研究就应运而生。学术论文中，有记载的卫生服务供方支付方式实践和研究多始于20世纪70年代。

为了控制医疗费用的过快增长，各国的第三方普遍意识到按服务项目付费的后付方式不利于医疗费用的控制。因此，开始尝试采用各种预付制的支付方式，以平衡医疗服务供方和医疗费用支付方之间的经济风险。20世纪70年代初，美国健康维持组织（Health Maintenance Organizations，HMOs）的建立，对初级卫生保健服务供方的支付方式就采用了按人头付费（capitation）的方式。1977年后，日本政府为了控制医疗费用的过快增长采用了总额预算（global budget）的支付方式。在对住院医疗服务的支付方面，最重要的研究成果，是美国耶鲁大学经过近10年研究于1976年完成的以病种为支付单元的按疾病相关分组（diagnosis-related groups，DRGs）的支付方式。后经美国国家卫生财政管理局批准于1983年10月1日用于政府对Medicare或Medicaid住院服务的支付。1993年澳大利亚、1997年韩国、2004德国等在对住院服务的支付方面相继使用了各自研制的按病例组合的支付方式。在对医生的支付方面，除了按服务项目付费、按工资以及按人头付费外，1992年美国试行的"以资源为基础的相对价值标准（Resource-based Relative Value Scale，RBRVS）"补偿医生劳务的方法是很重要的一项支付方式改革。通过比较医生服务中投入的各类资源要素成本的高低来计算每项服务的相对价值，以这个相对价值作为确定各项服务报酬的依据。日本、韩国、中国台湾等国家和地区也先后按照RBRVS方法重新测算修订了医生补偿的价目表。

1995年巴纳姆（Barnum H.）、库茨因（Kutzin J.）、萨克瑟尼安（Saxenian H.）为了更全面掌握各种不同支付方式对服务供方产生的激励作用、管理成本以及实施条件，系统概述了当时各国采用的典型支付方式。世界各国有关支付方式研究和实践还在发展与深入。典型的医院支付方式有：按服务项目付费（fee-for-service）、按床日付费（per diem）、按住院人次付费（per admission）、按病例付费（case-based）、按疾病相关分组付费（diagnosis-related groups，DRGs）、项目预算（line item budget）和总额预算（global budget）。典型的医生支付方式包括：按服务项目付费（fee-for-service）、工资（salary）、工资加奖金（salary plus bonus）、按人头付费（capitation）、医疗资源相对价值比例（resource-based relative value scale，RBRVS）。在实际应用上，各国更倾向于使用多种典型支付方式的混合形式，并随着时间地发展不断调整，以确保控制成本、提高效率以及改善服务效果。对公共卫生服务的支付方式分为对公共卫生机构和人员的支付方式两类。典型的公共卫生机构的支付方式有按服务项目付费、按人头预付、按绩效支付等。公共卫生人员的支付除了可以采用按服务项目、按人头支付和按绩效支付外，还有按工资以及工资加奖金等方式。

支付方式的分类　有以下几种。

按支付的先后　分为预付制（prospective payment）和后付制（retrospective payment）。预付制是在医疗服务提供之前，支付方按事先核定的费用标准向卫生服务供方进行补偿的方式。后付制是在医疗服务提供以后，根据实际发生的费用向卫生服务供方进行补偿的方式。

按支付对象的不同　分为医生支付方式（physician payment）和医院支付方式（hospital payment）。医生支付方式指资金支付方补偿医生服务的方式。医院支付方式指资金支付方补偿医院提供服务所消耗人力、物力和财力的方式。卫生服务供方支付有多种方式，各种方式之间的主要区别在于支付单元（unit of payment）的不同。支付单元指补偿供方服务的最小计费单位。如将支付单元定义为每一项服务项

目，通常称这种支付方式为按服务项目付费（fee-for-service，FFS），如将支付单元定义为床日，则称这种支付方式为按床日付费。

支付方式的关键要素　①经济风险分担。不同的支付将改变服务支付方与服务提供方之间的经济风险分担，有的支付方式使费用支付方承担更多的经济风险；有的支付方式使服务提供方承担更多的经济风险。②激励机制。不同的支付方式对服务提供方产生不同的经济激励，有的支付方式激励服务提供者提供更多的服务；有的支付方式激励服务提供者提供不足的服务；还有的支付方式激励服务提供者更加关注服务提供的质量。③支付方式的管理成本。付费方、医疗服务提供方和消费者在实施各种支付方式时都会产生管理成本。对于付费方来说，管理成本包括支付行为和质量监管的成本；对于医疗服务提供方，管理成本包括直接的补偿管理成本和支持有关管理条例所需的成本；对于消费者，管理成本可能是与供方有关的文书工作带来的成本。④实施条件。不同的支付方式可能有不同实施条件要求，有的可能要求具有良好的信息系统；有的可能要求具有良好的管理能力等。选择何种支付方式应从以上4个方面进行分析。

不同支付方式的适用范围　①在预付制中，总额预付制广泛地运用于初级卫生保健和公共卫生服务。这种支付方式最大的挑战是确定合理的预付总额；按项目列支预算的支付方式则将预算划分为人员工资经费、药品经费、设备经费和维护经费等多项专项资金，并按一定的标准进行支付，其优点在于支付机构的操作比较

简单，管理成本较低，但由于专项经费不能挪用，在一定程度上限制了卫生服务提供者选择最优的投入组合提供服务。②后付制主要包括按服务项目付费、薪金制等。很多国家的保险计划开始对成本低、效益高的预防性卫生服务引入按照服务项目付费，这种支付方式有利于激励服务提供者提高服务能力，但有可能导致提供者提供不必要的服务，因此这一支付方式往往被要求与更为严格的监管相结合，或与其他支付方式混合使用。按人头付费能激励提供者提供更多预防性服务，因此较多地运用于基层医疗卫生机构。③薪金制一般与按绩效支付联合使用。薪金制的优点是不会激励卫生服务提供者过度提供卫生服务，管理成本和监督成本比较低，但单纯依靠这种制度难以保障卫生服务提供的效率。按绩效支付，建立与病种相联系的绩效考核制度以及适宜的支付标准是这一支付方式面临的主要挑战。

支付方式与医疗保险学的关系　由支付方式的定义可知，支付方式是研究医疗保险公司补偿医疗供方服务的经济补偿方法。不同的支付方式会对医疗保险基金的收支平衡产生特定的影响，并直接影响到医疗保险基金的使用效率、质量和医疗服务的成本控制，因此，医疗服务供方的支付方式与医疗保险有着密切的关系。医疗保险是筹集卫生服务资金的重要手段，支付方式是使用医疗保险基金的机制与方法。

支付方式的重要性　卫生服务支付方式的设计是整个医疗卫生制度的关键，不同的支付方式对医疗卫生服务供方行为形成不同的经济激励。作为理性的经济

行为者，医生、医院都或多或少地会对相应的经济激励做出反应。支付方式产生的激励机制在一定程度上改变了服务的提供内容、服务时间，甚至临床医护质量和服务质量，进而影响到医疗服务提供的效率和效果以及医疗卫生服务系统的成本控制、可持续性发展和患者满意度。

发展趋势　国际的支付方式发展趋势是构建综合的支付方式，以确保服务供方与资金支付方实现经济风险分担，平衡支付的预付与后付，比较易于管理与操作，还要与社会经济发展水平相适应。

（马　进　赵　明）

yīshēng zhīfù fāngshì

医生支付方式（physician payment system）

政府、医疗保险组织或患者为补偿医生服务支付给医生费用的方式。常用的医生支付方式包括按服务项目付费、按人头付费、按工资支付以及按工资加奖金的方式支付等。

现状　在德国，门诊保健医生是按服务项目付费的。为增加自己的收入，医生有增加服务的激励。在荷兰，初级保健医生是按人头支付费用的，而专科医生是根据前一阶段的服务量设定固定服务量标准后支付的。通常按人头支付的初级保健医生有减少服务的激励，而专科医生可以通过增加服务量来增加收入。中国医院医生的支付方式通常采取工资加奖金的支付方式。一般奖金与服务项目的数量挂钩，因此，医生有增加服务量的激励。这也是导致中国医疗费用增长过快的重要原因之一。

分类　有以下几种方式。

按服务项目付费　支付方根据医生所提供服务类型和数量对其进行经济补偿的方式，其支付单元为服务项目。采用这种支付方式的国家或地区一般都通过各种形式制定统一的项目收费标准。按服务项目付费的支付方式在发达国家和发展国家都很常见。其特点如下。

风险分担　在按服务项目付费的支付方式中，付费方具有较大的经济风险。付费方无法控制各种项目提供的数量，从而控制不了最终需要支付的费用总额，所以可能导致其总预算的赤字。与此相反，服务供方的经费风险相对较低，唯一的经济风险就是确保各项目成本的总和低于项目收费总和，即使个别项目成本高于价格也不要紧，通常可以通过提供更多的成本低于价格的项目来确保总收益的结余。

激励机制　也正是因为按服务项目付费的风险分担机制的原因，为了追求更多的经济收益，医生有较强的动机提高服务能力，增加服务项目的数量和提高服务项目的质量，并愿意接受较为复杂的病例。这种支付方式可以导致卫生服务的过度利用，诱导不必要的医疗服务，即所谓的供方诱导需求。当存在第三方付费时，这种情况尤其突出。

在按服务项目付费的补偿机制下，单纯地通过控制医疗服务项目的收费水平来控制医疗总费用的办法是无效的。如在加拿大魁北克省，1971～1976年冻结对医生的补偿费率后，人均卫生服务利用量以每年9.6%的速度增长，到1976年，人均服务利用量比1971年高出58%，这表明医生为了保持收入水平，在面对价格控制时，倾向于提供更多的服务及增加患者的就诊次数。因此，为了实现控制总费用的目的，这种支付方式通常要与总额预算的支付方式结合起来一起使用。

按服务项目付费的支付方式对供方的激励为：增加就诊患者数量；增加提供给患者的服务数量；增加疾病严重性的报告。因此，这种支付方式导致服务成本增加，提供不必要的过度服务，进而影响服务的效率和质量。

管理成本　按服务项目付费的支付方式管理成本通常很高。按照详细的服务项目进行补偿，需要记录服务的数量和种类。验证医院提供服务的数量、质量以及必要性通常是十分困难的。因此，无论是服务的提供方，还是付费方，都需要掌握所有服务的项目和收费，都要在审计方面投入大量的人力和资源，以确保信息的及时、准确和可靠。

实施条件　按服务项目付费在提供卫生系统生产效率方面具有一定的积极作用，其具有供方诱导需求的激励机制，因此易于导致卫生总费用的迅速增长。采用按服务项目付费时，需要同时使用需方的费用分担机制，在一定程度上可以控制总费用的不合理增长。另外，实施供方之间的竞争，有助于提高服务的质量。

工资　医生按照规定的时间工作并完成指定的一些工作，进而领取固定数额的工资作为其服务的补偿。工资水平一般是由资金持有者（政府、保险公司或管理保健组织）直接制定，医生接受，或与医生执业组织谈判达成，并且随着医生年龄、经验和医生职位的不同而不同。在一些国家，工资是根据国内不同医生级别来定的。

风险分担　医生一旦接受工作，就获取了相应的工资，因此，医生的收入与其提供服务的数量、质量和复杂程度之间没有直接联系。这就是说，医生没有承担任何的经济风险，干多干少都可以获得相同的工资，易于产生"大锅饭"。而付费方则要承担所有的经济风险。

激励机制 工资这一支付制度缺乏对医生工作的激励。可能导致服务提供的低效率，提供不足的医疗服务，对转移复杂服务给其他服务者具有激励作用。没有激励医生提供过度服务的机制。

管理成本 实施工资制一般讲管理成本较低，管理效果一般不很理想，易于产生行政官僚主义。要准确评价医生工作的努力程度或激励医生提高工作效率都需要额外的管理成本支出，如组织评优活动等。

实施条件 在计划卫生保健体制下，普遍采用这种对医生的支付方式。采用工资支付需要制定各种不同医生的工资等级。按工资支付结合相应的医生工作绩效考核，有利于避免工资支付所产生不良激励机制的改善。

工资加奖金 付费方在一段时间内，按照一定的标准支付医生工资补偿其基本医疗服务外，对其超额完成的服务量予以资金奖励的支付方式。这种支付方式是为了避免单纯按工资支付导致的医生服务数量不足的问题。

风险分担 付费方承担工资部分的经济风险，服务供方承担奖金部分的经济风险。

激励机制 按服务数量予以奖励医生的支付方式，对医生有增加服务患者数量的激励，不具有提高报告每例患者疾病严重程度的激励，但有选择较轻患者的潜在激励机制。

管理成本 管理成本略高于按工资支付，要求能够准确记录医生的服务数量。

实施条件 类似于按工资支付的实施条件。

对于工资加奖金的支付方式，如果工资份额占医生总收入比重较小，奖金将对医生产生较大的经济激励。奖金又是按服务数量的多少发放的，容易导致医生诱导患者不必要的需求。如在中国，由于采取工资加奖金的支付方式补偿医生的服务，大处方、大检查现象比较普遍。中国某些医院的剖宫产率高达 80%，而世界卫生组织建议的标准仅为 20% 左右。

按人头付费 在有限的一揽子医疗服务范围内，按每个被保险人单位时间内的固定费用补偿供方，而不论实际服务情况的一种支付方式。这是一种预付制的支付方式。这种特定的一揽子医疗服务一般以合同的形式予以约定，其中以基本医疗服务和家庭护理服务最为常见。按人头支付可以使卫生筹资部门更易于预测和控制卫生服务总费用。

风险分担 按人头数支付使得供方要承担一定的经济风险，因此按人头支付方式具有激励供方控制成本，提供符合成本效益服务的作用。

激励机制 按人头支付方式给了供方最大限度地降低成本以便收支差异最大化的经济激励机制。促使供方寻求并尝试各种降低成本的办法，采用较低成本的治疗方案，并开展预防保健工作。然而并不是所有的激励机制都是有益的，按人头支付也可能促使供方选择低风险的被保险人以降低其服务人群的成本，并限制服务的数量和质量。按人头支付方式的效果还受到支付覆盖服务范围的影响。如果支付是给初级保健供方的，且只覆盖这一级服务，

那么初级保健供方就有了通过尽可能转诊以最大限度地降低成本的激励机制。如果按人头支付覆盖的服务项目没有产生向其他的、更昂贵的供方转诊的激励机制，那么这种方式才可能提高服务效率。

管理成本 按人头支付的管理成本倾向于高于总额预算支付方式的管理成本，但可能低于按服务项目付费的管理成本，因为不需要处理各种项目补偿的细节问题。

实施条件 由于存在医生提供不足服务，降低服务质量以及转移患者的风险，因此，管理能力是实施按人头支付方式成功与否的关键。在管理水平不高的国家或地区引入按人头付费方式应该非常慎重。最好的办法是先以试点的方式引入按人头支付方式。另外，竞争有助于供方提高质量。如果保险受益人有权定期重新投保其他竞争性的服务供方，那么该支付方式对服务质量潜在的不利影响就会减轻。因此，竞争性的按人头支付方式在医生数量相对较多的城市地区比在竞争有限的地区更适合。对各种竞争性供方的信息充分了解是消费者获得满意服务的重要保证。政府部门可以通过收集和公布有关保险范围、消费者权利、卫生服务供方业绩和消费者满意度等方面的信息，以此帮助消费者获得满意的服务。

按绩效支付 卫生服务的支付方为指定的服务项目设定目标和相应的绩效指标，并依据医生的工作绩效进行支付。对于不同的服务内容，绩效的考核指标也不同。医生完成的绩效越好，支付的水平也就越高。按绩效支付的关键是根据不同的服务项目制

定目标，并衡量服务实施的结果达到预期目标的程度。这一支付方式将支付和绩效以及卫生保健提供者的贡献直接联系起来。

风险分担 付费方和服务提供方都有经济风险。服务提供方提供服务得不到患者满意，考核目标不能完成，即使花费了服务成本也可能得不到补偿或得不到全额补偿。如果提供方一再改进绩效，付费方就要支付提高绩效的补偿，付费方难于控制总支出额，因此也承担一定的经济风险。

激励机制 具有激励服务提供者提供更多绩效要求的服务的作用。但在管理与监督机制不健全的情况下，也可能导致医生欺骗行为的产生，虚报自己的服务绩效。

管理成本 需要根据不同服务设定不同的科学的、可操作的绩效目标，并要准确记录医生绩效的信息系统，操作相对复杂，管理成本也比较高。

实施条件 需要有比较完善的绩效考核机制和信息系统的支持，还需要付费方具有较高的管理能力，以及信息公开和患者自由选择医生。否则，这种支付方式很难达到预期目标。

按合约支付 卫生服务的支付方事先与医生签订合约，规定医疗卫生服务的对象、内容、数量、质量和支付标准等一系列的内容，并根据合约的执行情况对医生进行支付的方式。这种方式能通过对合约的设计对医生的行为进行规范，但对合同的制定与监督执行都有较高的技术要求。实际上，按合约支付是按绩效支付的一种。

风险分担 根据合约的设计，通常付费方和服务供方都会承担一定的经济风险。

激励机制 激励服务供方获得更多的合约。但在获得合约后，有提供不足服务的潜在激励。

管理成本 为了检查医生执行合约的情况，需要记录医生的各项与合约有关的活动，因此，按合约支付的管理成本相对较高。

实施条件 需要付费方具有良好检查医生履行合约情况的能力，要求付费方具有专业人才来执行检查工作。

优惠券购买 政府通过对受助群体发放优惠券，减免医疗费用来提高医疗服务的可及性与公平性。一般情况下，政府针对特定人群，按人口学特征（如年龄）发放适用的医疗服务优惠券，受助人可根据实际需要持券购买医疗服务。优惠券以记名的方式发放，并不准许进入流通领域或转让。该方式对接受优惠券的受助人口有统一、严格的界定，并且按一定的方式对优惠券的使用情况进行审核，避免非救助对象利用优惠券逃避付费。这种支付方式主要适用于政府对弱势群体的医疗救助。

风险分担 经济风险主要有政府承担，服务供方不承担经济风险。

激励机制 激励服务供方争取更多的服务对象，控制每例服务的成本，对服务提供者有提供不足服务的激励。

管理成本 管理成本相对不高，但服务提供方需要记录所提供的服务以便获得优惠券的补偿。

实施条件 通常仅用于政府对弱势群体的医疗救助，因此，采取这种支付方式先决条件是能够识别给予支付的人群。同时要有比较完善的监督与管理系统以防止欺诈。

（马进 赵明）

yīyuàn zhīfù fāngshì

医院支付方式（hospital payment system） 为补偿医院医疗服务成本，政府、医疗保险组织或患者按照一定的标准向医院进行支付的方式。目前常用的医院支付方式有按服务项目付费、按床日付费、按住院人次、按病种以及总额预付等。

现状 中国医疗机构中仍然普遍采取的按服务项目付费的支付方式。国际和国内实践证明，按项目支付方式是导致卫生服务过度提供和卫生费用上涨的主要诱因。

20世纪80年代中期后，随着医疗费用的迅速上涨，中国各地在对公费、劳保医疗及城镇职工基本医疗保险制度的改革中，逐渐探索出按人头定额包干制支付、按人均门诊费用支付、按平均费用支付、总额预算制等新的支付方式，使医疗费用得到一定程度的控制，其中尤以按人头定额支付和总额预算制支付方式效果最明显。这些支付方式与传统的事后按项目支付方式有明显的不同，具有了预付制的某些性质和作用。以首批医保改革试点的镇江为例，从1994年最初的改革开始，其支付方式先后经历了"按服务单元付费" "总量控制、定额结算" "统筹基金费用总量控制" 和 "总额预算、弹性结算和部分疾病按病种付费相结合" 各种不同的支付方式。

分类 有以下几种方式。

按服务项目支付 根据医院所提供服务类型和数量对其进行经济补偿的方式。采用这种支付方式的国家或地区通过各种形式制定统一的各种项目的收费标准。按服务项目付费的支付方式在发达国家和发展中国家都很常见。

如荷兰、韩国、德国、法国等国家都有相应的服务价格表。中国多数地区仍然采用较为传统的按服务项目付费的支付方式，但使用的项目价格表不尽合理，没有以成本为基础制定的项目价目表，由于历史的原因通常劳务项目定价较低，高新医疗技术项目定价较高。在这种情况下，在一定程度上助长了高新医疗技术的过度使用，以及高新医疗设备的购买，形成成本推动型的医疗服务成本上涨。

按床日支付　根据患者的住院日数和每床日的费用标准支付提供方的支付方式。供方经济风险在于每床日的服务成本。不能控制总住院日数，就不能控制总的医疗费用，因此，付费方承担医疗总费用超支的经济风险。此种支付方式对服务供方具有延长住院时间、减少每日服务数量、增加患者数量的激励作用。从而导致医疗服务的低效率，成本增加的问题。管理成本相对较低。这种支付方式主要适用于患者住院时间长短不一，每一住院人次的住院费用离散度较高，而床日费用比较稳定的项目，如精神病医院、老年护理院的住院服务。

按服务人次支付　根据实际提供的服务人次，按照每一人次的费用偿付标准（门诊或住院）为供方支付医疗服务费用。供方承担了一定的经济风险，包括每次服务的成本和每一病例的服务数量。但有可能出现供方诱导患者就诊次数的现象。由于总的服务次数不确定，因此付费方承担总的医疗费用可能超支的经济风险。激励服务供方增加服务人次数，减少对每一病例的服务数量。导致服务质量较差，成本控制效果差，医院喜欢收治病情较轻的患者。管理成本相对较低。按服务人次支付主要适用于每次服务内容相对比较固定的服务的补偿，如体格检查。

按病例支付　根据某个病种或病例所涵盖的全部服务数量，预先确定一个补偿价格，用来对医院进行补偿。每一个病例需要补偿的数量是根据医疗服务支付者和供给者双方共同计算出来的。付费方和服务提供方都承担一定的经济风险。服务供方承担每一病例治疗成本的经济风险。积极效应是医生有很强的动机控制每一个病例的成本。其消极效应是医生更愿意选择低成本患者；医生会产生降低服务质量和减少服务数量的动机。以病种为基础的支付制度需要有先进管理信息系统予以支持，管理成本比较高。按病种支付对服务供方具有提供不足服务的激励，因此如何防止服务供方提供不足的医疗服务是实施按病种支付重要实施条件。通常需要规范每个病种的临床诊疗路径，并对其实施有效的监督。

按病例组合调整的住院人次支付　根据国际疾病分类法，将住院患者疾病按诊断分为若干组，每组又根据疾病的严重程度及有无合并症、并发症分为几级，对每一组不同级分别制定价格，按这种价格对该组某级疾病治疗全过程一次性向医院进行支付。按疾病诊断相关分组（diagnosis-related groups，DRGs）是其中的典型。以病种组合调整的住院支付方式与按服务项目支付方式相比，供方承担了更多的经济风险，供方的收入不仅与每项服务的成本有关，而且还与为每例患者提供的服务数量有关。激励减少每一病例的费用；选择较健康的、费用较低的患者；在诊断不是很明确的条件下，医院可能会将患者分组到高补偿水平的 DRGs 组中；缩短住院时间。短期内控制成本是有效的，长期看成本控制效果还不清楚，对服务质量存在一定的负面影响，一定程度上激励供方提高了服务效率。按病例组合调整的付费方式是一个复杂的系统，管理成本对于付费方和医疗服务提供者来说都很高。这种支付方式的管理成本要远远高于按人头付费或按服务项目付费。按病例组合调整的住院人次付费方式的管理成本很高，但其所带来的收益也远远大于补偿本身。实施条件：①按病例组合调整的住院人次付费方式要求具有良好的信息系统和计算机网络系统。②能很好地设计病例组合，使服务提供者选择较轻患者的动机降到最小。③要实现节约成本的目标，需要服务提供者掌握各种医疗方案的成本，按照成本效果的原则提供医疗服务。④在竞争的医疗服务市场中，这种支付方式才会发挥更大的效用，其更适合具有较多服务提供方的城市地区。⑤信息的透明与公正，以及患者的自由选择将更大地促进这种支付方式发挥提高效率的作用。

DRGs 支付方式的发展　在 1983 年前，美国 Medicare 的支付方式主要是采用按服务项目付费，结果医疗费用增长失控，政府统计部门计算年均赤字 200 亿美元，医疗保险面临破产的边缘。为控制医疗费用的过快增长，耶鲁大学首先提出按疾病诊断相关分组补偿医疗服务供方的方案。将 13 006 份病例，经过电子计算机处理，分成 400 多种疾病诊断分类，根据患者年龄、性别、手术项目、并发症、住院时间、诊断内容等情况，制定标准费用，同一诊断组中的每个患者均按此固定偿付额支付给医院，而不再按实际医疗费用来支付，医院对有并发症患者可申请追加支付，但不能超过付款总数的 2%。该方式把为患者提供的医疗服务的全过程看成一个计量单位，看成一个确定服务价格的标识。根据诊断、年龄、性别、治疗结果将患者分为若干组，每组又根据疾病的轻重程度分为若干级，对每一组不同的级别制定相应的偿付费用标准，医疗保险机构按这种费用标准向医院偿付。该方式的指导思想是通过统一的疾病分类定额偿付标准的制定，达到医疗资源利用标准化，即医院资源消耗与所治疗的住院患者的数量、疾病复杂程度和服务强度成正比。该方式的费用公式为：总费用 = Σ DRGs 费用标准×服务量。相对按服务单元收费而言，按病种付费分解服务次数的难度要大一些。按病种付费方式的费用制约力度强于按服务单元，在一定程度上促进了管理和成本核算。对于医疗质量的影响，依医院反应有所不同，但从整体而言，促进了医疗质量的提高。但费用标准的制定需要大量的信息资料和较高的技术，操作难度大。且程序复杂，管理费用高，推广使用受到一定限制。

从 1983 年 10 月 1 日起，美国开始以法律的形式在 Medicare 实行按诊断相关分组的支付方式，即 DRGs。由 480 多个疾病诊断组构成，分别制定了每组的价格，开始主要适用于老年医疗保险住院患者除医生技术费以外的部分，如住院生活费、护理费、检查费、处理费等，后来逐渐扩大到享受其他医疗保险的住院患者。结果表明，实行 DRGs 支付方式后，65 岁以上老年人的住院率每年下降 2.5%，平均住院天数也从 1982 年的 10.2 天，缩短到 1987 年的 8.9 天。在其他各种控制价格方法的联合作用下，1995 年平均住院天数已缩短到 6.7 天。

世界上有二十几个国家实施了 DRGs 的支付方式，包括德国、澳大利亚、匈牙利、韩国等。

DRGs 是世界公认比较先进的支付医院的方式，但 DRGs 也还有不足，如只考虑通货膨胀影响的常规费用，没有考虑新的劳务费用和新技术的费用；如何为一个患者进行恰当的 DRGs 分组以及现行的分类表没有考虑患者疾病的严重程度等。

DRGs 体系仍处于发展中，许多问题尚有待解决。如是否存在诊断时，依据疾病编码的支付费用高低，将其就高而不就低的现象；如何对治疗质量和推诿患者进行监控；某些医生专业的支付是否应包括在 DRGs 价格中；在扩大支付基本单元过程中，DRGs 是否是一个过渡性步骤等。

中国许多定点医院开始尝试应用 DRGs。北京、天津、四川等医学院校和管理部门陆续开展 DRGs 的研究。研究的方向主要有：黄惠英等完成的"诊断相关分类法在北京地区医院管理可行性研究"；天津医院系统工程研究所马骏等人的"病种 DRGs 新模式研究"；解放军第 43 医院张音等人"采取自动事件检测（automatic incident detection，AID）算法树型模型的讨论"。虽然尚限于范围较小的实验研究，但已经初步证明 DRGs 对促进中国医疗保险制度的改革，充分、合理地利用现有卫生资源具有一定的理论价值和实用价值。

按绩效支付 在建立医院综合绩效考核评价指标体系的基础上，根据综合绩效表现对医院进行支付。在按绩效支付的机制下，卫生服务提供方需要承担绩效不能达到支付方要求的风险。同时，支付方也需要根据支付能力制定适当的补偿标准，否则将给购买者带来财政压力。由于绩效与医院所获得的支付直接相关，医院有较强的激励采取综合措施全面提升绩效。按绩效支付需要制定精细的绩效评价指标体系，根据实际情况建立评价体系调整机制，利用信息技术来监测和评价医院绩效，对支付方的财务状况进行风险评估和预测，因此有较高的管理成本。该支付方式需要建立一套可操作的绩效评价机制，绩效评价内容包括患者满意、管理效率、资产运营、教学科研（针对教学性医院）与社会效益等方面。对医院绩效进行比较时，应充分考虑到每个医院所面对的病例组合都不尽相同，并对评价指标做出适当的调整，对不同类型和规模的医院评价方法也应有所区别。

按项目列支预算 在一定的时期内（通常是一年）按机构支出费用的种类（如工资、办公经费、设备经费、维修费等）向医院支付一定数额的资金，用于对医院提供医疗服务的补偿，每项资金专款专用，不得挪用。按项目预算的资金数额既可以是固定的也可以是可变的。付费方具有较大的经济风险。这种支付方式并未将预算与服务的过程和产出质量挂钩，医院获得预算后，可能并未完成或很好地完成应有的医疗服务。对医院有高估预算的激励，而没有对医院提高经济回报效率的激励。可能导致医院工作效率低下，质量不高。医院管理者通常缺乏成本意识和改革意识，机构倾向于少提供服务，不关注患者的健康结果和公众满意度，存在潜在的增加医院固定资产、扩大规模的激励。这种支付方式管理成本相对不高，各分类预算通常是基于上年预算加一定的百分比拨付。通常适用于付费方与服务提供方有统一的管理部门的医疗服务体系，如前苏联社会主义国家。

总额预算　在一定时期内向医院支付固定数额的资金，对医疗服务成本进行补偿。医院可以在预算额度内自由使用预算资金。预算总额的确定主要根据历史消耗、工作内容、人力与耗材支出、服务数量和服务绩效等方面的内容。服务提供方承担较大的经济风险。一定的预算需要完成确定的产出，当完成确定产出的预算超支，则超支部分将完全由服务提供方承担。支付方要确保服务供方确实完成了应提供的服务，而没有偷工减料。一方面激励服务供方降低成本，提高效率；另一方面也有负面效应，激励其提供不足的服务。总额预算的管理费用由资金支付者和服务提供方共同承担，其带给付费方的管理成本一般较低，管理成本与预算分配公式的复杂程度相关。付费方定期对服务供方业绩的评价是总额预算必须支付的成本之一。然而供方的管理成本会随着其对预算自主权的增加而增加。一个运行良好的系统要保持责任、质量和业绩，必须有供方的常规财务报表和服务信息的提供及付费方定期审核的制度。这个系统的文书和管理成本大大地低于按服务项目付费或按病例组合支付的管理成本，因为后者不仅需要更为详尽的记录，而且还有频繁发

票往来和支付发生。总额预算对服务供方有提供不足服务的激励，可能对其所提供的服务质量产生影响。因此，在使用总额预算的支付方式时，必须建立收集和评价质量信息的制度，制定质量检测标准，明确质量评估责任和程序，建立良好的预算协商程序。评估和调整总额预算需要严格和公开的行政程序。没有预算调整余地（"硬"预算）的总额预算方式具有激励降低成本的作用。如果预算总额制定的不合理，会对服务质量带来不利的影响。

（马进　赵明）

gōnggòng wèishēng fúwù zhīfù

公共卫生服务支付（public health service payment）

政府和社会组织为保障公民享有公平健康权力，通过建立一定的制度对各种组织所提供的包括改善环境卫生、控制传染病、提供个人健康教育、进行疾病的早期诊断和治疗服务等一系列公共卫生服务进行支付的方式。

公共卫生服务的支付方式分为对公共卫生服务机构的支付方式和对从事公共卫生服务人员的支付方式。公共卫生服务机构的支付方式主要有按条目预算支付、按工作人员数确定的总额预付、按工作内容确定的总额预付、按服务项目付费、人均标准定额按服务人口支付等方式。对从事公共卫生服务人员的支付包括薪金制、薪金加奖金、按照绩效支付等方式。各国对于公共卫生的支付一般结合多种支付方式，以保障对公共卫生服务供给的补偿。公共卫生服务的支付方式类似于医疗服务的支付也可以采用按绩效支付、按合同支付以及按优惠券支付的方式。

（马进　赵明）

gōnggòng wèishēng fúwù jīgòu zhīfù fāngshì

公共卫生服务机构支付方式（payment to public health institutes）

通常指第三方，主要是政府为补偿公共卫生服务机构所支付给公共卫生服务机构费用的方式。公共卫生服务机构通常指提供公共卫生服务的机构。在中国主要包括疾病预防与控制机构、卫生监督机构、健康教育机构、妇幼保健机构、传染病院、精神病医院和基层卫生服务机构等。

按条目预算支付　按项目条目支付给公共卫生服务机构资金的方法。每项目资金都是专款专用，不能挪用。财政对疾病预防控制机构按条目预算支付的有人员经费、公用经费、基础建设经费和专项业务经费。按条目预算支付的优点是资金提供者容易操作和监督，只需要通过审查账目和工作记录，保证专款专用。但不能根据具体情况灵活调节项目间的资金，限制了服务提供者根据具体情况选择最优资金使用方案的可能性。

总额预付　公共卫生机构的总额预付方式类似于医院的总额预付方式。总额的确定方法分为按工作人员数和按工作内容两种。按工作人员数确定的总额预付指按照机构中每名工作人员的支付标准和工作人员总数，在一定时期支付一笔固定数额的资金给公共卫生服务机构。按工作内容确定总额预付指按照服务提供者从事的工作，确定支付总额，服务提供者可以在相应的工作内容范围内自由支付资金。

按服务项目支付　见医院支付方式。

按人头支付　见医院支付

方式。

（马进赵明）

gōnggòng wèishēng fúwù rényuán
zhīfù fāngshì

公共卫生服务人员支付方式

（payment to public health workers） 政府或其他第三方为补偿公共卫生服务人员支付给其费用的方式。常用的公共卫生服务人员支付方式包括按服务项目付费、按人头付费、按工资支付以及按工资加奖金的方式支付等。见医生支付方式。

（马进赵明）

wèishēng zǒngfèiyòng fēnxī yǔ píngjià

卫生总费用分析与评价（analysis and evaluation of total health expenditure） 运用宏观经济统计分析方法，对卫生领域经济活动诸方面的反映、判断、分析与评价。基本特点是综合性、系统性和时效性。卫生总费用分析与评价一般选择以年作为时期，在年度综合分析的基础上，可以突出某一方面进行重点分析。

基本方法 ①应用统计方法。卫生总费用分析评价指标是反映卫生领域经济活动过程的某一方面或整体状态的评价指标，运用该分析评价指标可以对其运行过程进行深层次分析评价，以揭示其变化规律。②经济周期分析方法。着重于经济发展的动态过程，从时间上考察各种经济变量的特征，分析各种经济关系及其变化规律，以及变量间相互作用影响的统计分析方法。③预警监测方法。提高分析的时效性是卫生总费用分析未来发展的重要方面之一。预警监测方法是其发展的基础，研究卫生总费用预警监测方法，建立卫生总费用预警系统，是卫生总费用研究的重要内容之一。④短期计量经济模型。为了加强卫生总费用宏观分析，需要建立计量经济模型。由于中国正处于经济体制改革时期，有些经济关系尚未稳定，统计资料尚不完整，给这项研究工作带来一些不便。随着经济体制改革的不断深化和信息系统的不断完善，未来会建立适合中国国情的计量经济模型。

评价指标 根据卫生费用的测算方法设定评价指标，主要有筹资来源法的评价指标和机构流向法的评价指标。

筹资来源法的主要评价指标 卫生总费用筹资主要从筹资水平和筹资结构两个方面进行评价。一个国家或地区在一定时期内，从全社会筹集到的卫生资金总额。从筹资来源角度测算卫生总费用，用于评价全社会卫生投入水平，反映不同筹资渠道对卫生总费用的贡献程度。一般分为政府预算卫生支出、社会卫生支出、居民个人现金卫生支出三部分，用当年价格或可比价格来表示。

人均卫生总费用 消除人口因素对卫生总费用影响，按照每人平均享受的卫生费用水平计算的卫生总费用人均值。用来分析评价不同国家或地区人均卫生资源拥有量。一般使用当年价格和可比价格表示。国际比较时，按官方汇率折算为美元。

卫生总费用占国内生产总值（GDP）百分比 反映一个国家或地区在一定时期内，一定经济发展水平下，对卫生事业的资金投入力度，评价全社会对卫生工作的支持程度和对居民健康的重视程度。

卫生总费用构成 卫生总费用各部分之间的比例关系，根据中国卫生政策分析需要，中国卫生总费用构成分为政府预算卫生支出、社会卫生支出、居民个人卫生支出分别占卫生总费用比重，反映中国（或某地区）卫生总费用筹资结构，以及政府、社会和居民个人对卫生支出的负担程度，分析与评价卫生筹资政策。

卫生消费弹性系数 卫生总费用增长速度与国内生产总值年增长速度之间的比例关系，是世界各国用来衡量卫生发展与国民经济增长是否协调的重要评价指标。卫生消费弹性系数大于1，说明卫生总费用增长速度快于国民经济增长；弹性系数小于1，说明卫生总费用增长速度慢于国民经济增长；弹性系数等于1，说明卫生总费用增长速度与国民经济增长速度保持一致。一般情况下，卫生消费弹性系数略大于1，才能保持卫生事业稳步发展。

机构流向法的主要评价指标 按照卫生服务提供机构进行分类，卫生费用分配总额测算指标分为以下6个部分。

医院费用 流入到某地区各级各类医院的卫生费用总额。医院费用主要包括城市医院、县医院、社区卫生服务中心（含街道卫生院）、乡镇卫生院、其他医院费用，2009年各级医疗机构的医疗费用占医院费用的比重，如城市医院41.04%、县医院13.03%、社区卫生服务中心2.10%、乡镇卫生院6.15%、其他0.29%，通过这些数据分析居民的就医流向。

门诊机构费用 流入到某地区各级各类门诊机构的卫生费用总额。门诊机构主要提供门诊患者的诊断治疗服务和社区家庭卫生保健服务，这类机构一般不提供住院服务。门诊机构主要包括门诊部、诊所、卫生所、医务室、社区卫生服务站、村卫生室等。

公共卫生服务机构费用 流

入到某地区各级各类公共卫生机构的卫生费用总额。公共卫生机构包括群体及个人公共卫生项目的管理和提供机构，公共卫生机构费用主要包括专科防治机构（如结核病、职业病、口腔病、眼病、寄生虫病、血吸虫病、地方病、精神病、麻风病、性病等防治所或站）；疾病控制中心（防疫站）；卫生监督所；卫生监督检验机构；妇幼保健机构（包括妇幼保健院、所或站）；采供血机构；急救中心；健康教育所站；食品和药品监督管理机构；计划生育机构；其他卫生事业机构（如临床检验中心、麻风村、精神病收容所、乡防保所、农村改水中心等）各项活动费用。

药品及其他医用品零售机构费用　流入某地区零售药店对个人或家庭提供的医用药品和其他医用商品的费用总额。

卫生行政和医疗保险管理机构费用　流入某地区卫生行政和医疗保险管理机构的资金总额。卫生行政管理机构指主要从事卫生部门管理工作，以及全局性卫生政策工作的机构；医疗保险管理机构主要指从事城镇职工基本医疗保险、城镇居民基本医疗保险和新型农村合作医疗管理工作的机构。

其他卫生费用　上述项目未包括的卫生机构费用。在中国主要包括各级各类卫生机构的固定资产增加值（资本形成）、干部培训机构费用和医学科研机构费用。

（刘国祥）

jíbìng jīngjì fùdān

疾病经济负担 （economic burden of diseases）　由于疾病、伤残（失能）和过早死亡给患者本人、家庭以及社会带来的经济损失和预防治疗疾病所消耗的经济

资源。从经济学研究的角度，研究者更关注其引起的社会经济损失和给人群带来的经济消耗。疾病经济负担包括医疗保健成本、社会、工作单位、雇主、家庭和个人对疾病所付出的成本。如果能减少和消除疾病，社会也可以减少疾病成本，从而获得相应效益。

简史　1993 年，世界银行在《1993 年世界发展报告——投资与健康》中首先提出了关于全球疾病负担 （global disease burden, GDB） 的概念，并用此概念研究世界各国，尤其是发展中国家和中等收入国家在控制疾病优先重点和确定基本卫生服务包的策略。疾病负担是将早亡造成的损失与由于疾病伤残或失能造成的健康损失结合起来考虑疾病给社会造成的总损失，其本质上是研究一定社区疾病和健康状况的一种社区诊断方法，使用这种方法研究世界各国的疾病负担，并用这种方法进行比较性研究，即为全球疾病负担研究，常用伤残调整生命年 （disability adjusted life year, DALY） 为单位进行测算。疾病负担是监测一个国家或地区国民宏观健康状况变化情况的重要信息。获得综合、动态、准确的疾病负担相关数据，是正确地制定卫生政策、满足卫生需求、合理配置卫生资源的基础。

研究内容　包括疾病的流行病学负担和经济负担两个方面。

疾病的流行病学负担　可通过下列指标进行研究，如病伤的发病率和患病率、死亡率、门诊和住院率、药品利用情况、健康调整期望寿命 （health-adjusted life expectancy, HALE）、伤残调整生命年 （disability-adjusted life years, DALY）、与健康有关的生存质量

（health-related quality of life, HR-QoL）、减寿年限 （years of potential life lost, PYLL） 等效用指标。

卫生经济学研究的内容主要是由疾病引起的经济负担，即疾病负担中的疾病经济负担，用经济学的方法来测量机体的痛苦、伤残、失能或死亡带来的经济损失。疾病经济负担可以从不同的角度来研究。通常把疾病经济负担分为两部分：直接疾病经济负担和间接疾病经济负担。中国卫生部信息统计中心的报告揭示：2005 年中国疾病直接经济负担为 9 753 亿，间接负担约 13 853 亿，两者合计为 2.4 万亿，占当年 GDP 的 12.6%。

疾病经济负担　应用开展疾病经济负担研究在卫生经济学领域中具有如下应用。

了解不同病种引起的社会经济损失　同一时期不同疾病的经济负担不同，相同疾病在不同时期的经济负担也不同。研究疾病经济负担及其变化趋势，了解疾病和伤害对于居民个人和社会的影响。

确定卫生干预项目的优先重点　卫生资源是有限的，如何使有限的卫生资源发挥最大的作用。要想回答这个问题必须考虑成本和效果，即确定当前重大的卫生问题，将卫生资源投入到成本效果比最高的项目或领域中去，以产生更大的社会经济效果。

进行基本卫生服务的成本—效果分析　疾病经济负担的减少是卫生干预措施或项目所带来的社会经济效果，对各种卫生干预措施或项目进行经济学评价，以找出成本更低、效果更好的干预措施或项目。1993 年世界银行在世界发展报告中提出的基本公共卫生服务及临床服务，是根据疾

病负担大小以及干预措施的成本效果来选择的。由于各国的疾病谱不同、收入水平不同，基本公共卫生服务和基本医疗服务需要结合本国实际进行设计。基本的公共卫生服务包括：扩大免疫（包括乙肝疫苗、维生素 A 及常规 4 种疫苗）、学生卫生项目、吸烟饮酒控制、性病艾滋病预防及其他公共卫生干预措施（如健康教育、危险因素预防、媒介控制及疾病监测）等。在基本医疗服务方面则包括结核病治疗、儿童疾病综合管理、计划生育、围生期保健、有限临床治疗（包括感染及小创伤治疗、并发症、诊断、镇痛，根据资源多少选择治疗项目）。

有助于卫生资源的合理配置 应根据疾病对社会经济发展的影响和疾病经济负担的大小以及干预措施的成本效果，按照公平、利贫原则，建立卫生资源配置标准，促进卫生资源优化配置。是促进健康公平、消除贫困、实现人人享有基本医疗卫生保健服务的必要条件和有效途径。

影响因素 疾病经济负担分为 2 部分：疾病直接经济负担和疾病间接经济负担，其影响因素也可以从这两个方面进行分类。

患者的年龄、性别、婚姻状况、文化程度不同，其直接疾病经济负担也可能不同；疾病是否容易诊断、疾病的类型、严重程度、治疗手段及其效果等，也是影响直接疾病经济负担的重要因素；患者是否利用卫生服务；提供卫生服务的机构及地理位置；患者是初次就医还是复诊；患者是否拥有医疗保障及保障形式；患者对卫生服务的预期等，都能够影响直接疾病经济负担的变化。

影响间接疾病经济负担的因素主要从两个方面看：①社会经济发展水平。一般而言，社会经济发展水平越高，个人的教育培养费用越大、生产能力越强，每损失一个 DALY/QALY 的经济成本当然就越高。②社会的文化发展水平。社会越是文明进步，对人的价值越是认同，愿意为健康投入的越多，间接疾病经济负担也就越高。

测量指标 采用一系列流行病学和经济学信息和指标来反映疾病经济负担，包括发病、死亡、残疾（失能）、生活质量、病休时间等指标。

平均期望寿命 某个年龄尚存人口今后预期的平均存活年数。各国由于经济与卫生条件等的不同，期望寿命也有差异。一般而言，女性的期望寿命高于男性。2010 年世界卫生统计报告中指出，2008 年全球平均期望寿命为 68 岁，其中女性平均期望寿命为 70 岁，男性平均期望寿命为 66 岁。中国平均期望寿命为 74 岁，其中女性平均期望寿命为 76 岁，男性期望寿命为 72 岁。

死亡指标 测定疾病经济负担的死亡指标有粗死亡率、疾病死亡专率、死亡比、早亡等。当进行经济学测算时通常用这类指标计算其引起的减寿年数和带来的疾病经济负担。同时，应当知道疾病死亡引起的经济负担在人群中的差别相当大，受年龄、性别和疾病种类的影响，在进行经济学测算时应该高度重视。

粗病死率 在一定时间（年、季、月）内死亡总人数与该地区同期平均总人数之比。反映居民总的死亡水平，用于探讨病因和评价防治措施。死亡率可按照不同性别、年龄、疾病等特征计算死亡专率，如年龄别死亡率。

死亡专率 按不同疾病计算的死亡率，也可以按不同年龄性别组计算死亡专率。

死亡比 由某一种疾病引起的死亡人数占总死亡人数的比例。2010 年世界卫生统计报告中指出，2008 年低收入国家儿童死亡率的中位数为 109‰，相应的高收入国家为 5‰。2008 年全球平均婴儿的死亡率为 45‰，平均儿童的死亡率为 65‰，平均成人的死亡率为 180‰。

减寿年数 计算不同病种死亡者总的寿命减少年数，主要用于估计损失的生产劳动时间。世界卫生组织将每一起死亡失去的生命年定义为"在一个低死亡人口中该年龄的预期寿命与死亡时的实际年龄之差"，或将早亡定义为"实际死亡年龄与低死亡率人口中该年龄的预期寿命之差"。2010 年世界卫生统计报告中显示，2004 年低收入国家每千人口早产死亡率损失寿命年为 234 人年，中等收入国家每千人口早产死亡率损失寿命年为 103 人年，高收入国家每千人口早产死亡率损失寿命年为 55 人年。

发病指标 发病率或患病率。发病率是一定时间（年、季、月、两周）内特定人群（每人、千人、万人、十万人）某病新病例的发生频率。患病率则是在一定时间内特定人群中某病新老病例数与这一人群总数的比例。在实际研究中，往往使用年发病率、年患病率、两周患病率指标。以结核病为例，2010 年世界卫生统计报告指出，2008 年全球结核病平均发病率和患病率分别为 140/10 万和 170/10 万。患病或发病者数往往并不等于实际接受治疗人数。尤其对于贫困人口而言，患者受到支付能力和其他因素的制约，即使患病也不能去接受医疗保健服务，因此实际接受治疗的人数会明显少于患病者数或发病者数。在计算疾病经济负担时，如果采用患病率或发病率指标会夸大疾病的直接经济负担，可以考虑采用医疗服务利用率指标。医疗服务利用率指标主要有就诊率与住院率。就诊率是一定时间（年、季、月、两周）内特定人群中某病就诊人数或人次数与总人口的比率。一般采用两周就诊率指标。住院率是一定时间（年、季、月、两周）内特定人群中某病住院人数或人次数与总人口的比率。通常采用年住院率指标。

伤残或失能指标　患者患病以后可能会发生暂时性或永久性伤残或失能，给生活质量造成不同程度的影响。伤残的权重值可以通过社区调查来确定，也可以通过专家咨询来获得。在研究过程中，发现虽然同一种疾病造成的伤残不尽相同，同一种伤残在不同国家中影响生活的程度也不一样，但世界各地的不同人群对伤残或失能严重程度的评价却十分接近。如大多数人认为失明比耳聋更严重，四肢瘫痪又比失明更严重。根据伤残或失能的严重程度不同，可以将残疾或失能分为6类并赋予相应的权重值，0代表完全健康；1代表死亡，各种残疾失能状态的权重介于0~1。

病休或其他时间指标　患者患病以后往往会导致不能正常上班或上学，给工作或学习带来损失，因此，要考虑使用某些时间指标以便计算疾病间接经济负担，包括病休的误工时间、休工休学天数、医院病床占用天数、卧床天数等。

应注意的问题　在研究疾病经济负担时，要考虑研究的目的以及医疗卫生服务供需双方的特点。研究中应注意以下几个方面的问题。

疾病经济负担的合理性问题　医疗费用的不断上涨，导致疾病经济负担不断加重，其中，既有合理的一面，也有不合理的一面。如新旧药物的替代，科技发展和高新技术的出现给诊疗带来帮助的同时也导致医疗卫生服务成本上升；另外，医疗服务价格的调整，人口老龄化，疾病谱的改变（发病率、患病率的上升），新病种的出现以及民众对健康投资的重视等，都可能带来经济负担的增加。但现实中也存在某些不合理增加经济负担的现象。如滥用药物或滥用高档药物，进行不必要的检查、治疗、巧立名目乱收费或重复收费，出现医疗过错或事故，发生医源性疾病等，都可能导致患者承担不合理的额外的经济负担。无论疾病的经济负担合理不合理，就患者而言，这既不是夸大或缩小负担，也不是假象中的负担，而是实实在在发生并要承担的负担。研究疾病经济负担的合理性，分析不合理负担的来源以及大小对于卫生经济政策的制定、卫生服务市场的管理以及减轻患者的不合理负担有着相当的重要性。

发病率与就诊率的问题　经济学观点认为：卫生服务需要与需求是不一样的，只有有购买力的需要才能转化为现实的需求。在发病或患病时，并非所有的患者都会或能够就诊，实际就诊人数往往少于患病人数，越是贫困地区越是如此。在这种情况下，用发病率或患病率指标来测算疾病经济负担可能会与疾病的实际经济负担存在差别。反过来，如果发病率或患病率资料不准确，漏报严重，也会对疾病经济负担的测算产生影响。

数据资料的代表性问题　从医疗机构中收集住院费用时，如果患者在一年内分别在几家医院住过院，则这种方法就无法直接回答或无法准确回答患者一年平均住院次数以及全年的疾病费用消耗，更无法回答自购药品费用的多少，是否使用康复或保健等卫生服务及其年支付多少费用等问题。此外，调查样本的选择同样关系到数据资料的代表性问题。

不同疾病之间的可比性问题　在不同疾病之间进行疾病经济负担的比较时，要注意方法上的可比性。调查疾病直接经济负担的方法途径不同，或计算疾病间接经济负担所采用的方法不同，都可能使测算结果产生很大的差异。不同的方法在测算中的结果差异可以从同一种疾病用不同方法测算的结果差异中反映出来。

应用领域的扩展　中国国民健康面临着双重疾病负担，①传染性疾病，包括艾滋病（acquired immune deficiency syndromes, AIDS）、严重急性呼吸综合征（severe acute respiratory syndromes, SARS）、乙肝等。②慢性疾病，包括循环系统疾病、恶性肿瘤、糖尿病等。同时，中国的疾病经济负担也出现了逐年增加的趋势，疾病经济负担的应用领域也应得到扩展。

疾病对家庭造成的不良影响　越来越多的慢性病患者需要得到家人的照顾，家人因为疾病发生一定的经济损失和心理负担，因此，研究疾病负担也应当考虑到患者的行为及其家庭情况，疾病经济负担评价也应当考虑到疾病对患者家庭所产生的影响。尽管国内外在这一方面已有一些研究，但就研究进程来看还应当解决以下几个方面的问题：①已开展的研究病种过于局限。对不同疾病给家庭造成的负担及其在整体家庭负担中的重要程度研究较少；缺乏不同类型家庭中不同成员的疾病负担研究；在综合评价疾病经济负担以确定卫生优先领域时，未考虑到疾病的家庭负担对卫生优先领域的确定所产生的影响。②社会负担研究局限。在疾病社会负担研究方面，以往的研究多集中在疾病造成社会劳动力损失和经济损失方面，主要从经济这一单一维度来评价疾病对社会所产生的影响，但众多学者多年的研究经验表明，疾病引起的社会负担应当是多维度的，疾病会对社会经济、人群心理、商业贸易、社会秩序、政府形象等方面都产生影响。以 2003 年严重急性呼吸综合征（SARS）的暴发为例，其对中国社会造成了多方面的影响，造成的损失更是不可估量。对于疾病造成的综合损失的研究很少。③疾病经济负担的研究。能够帮助确定卫生干预项目的优先重点，但真正要控制疾病，减缓疾病经济负担的增长速度，寻找疾病经济负担的影响因素就变得尤为重要。中国的很多研究都对疾病负担的影响因素做出了一定的分析，但仍停留在人口学特征等因素的研究，对疾病经济负担影响因素的研究较少。

（刘国祥）

jíbìng zhíjiē jīngjì fùdān

疾病直接经济负担（direct economic burden）

治疗疾病所产生的直接费用或资源消耗。直接经济负担可以分为直接医疗费用和直接非医疗费用，其中直接医疗费用是在医疗保健机构所消耗的经济资源，包括：患者在医院门诊就诊、住院等的费用；在药店购买药品的费用；国家财政和社会（包括企业）对医疗机构、防保机构和康复机构等的投入等各个方面。直接非医疗费用指在非医疗保健部门所消耗的资源，包括：社会服务费用；患者的额外营养费用；患者就医所花费的交通、差旅费用等。

研究内容 根据 2010 年美国圣迭戈市发布的《圣迭戈市慢性病疾病经济负担》报告，2003 年美国慢性病总的疾病经济负担为1.3 万亿美元，其中直接经济负担为2 770亿美元，占慢性病总疾病经济负担的 21.31%。2007 年，中国卫生部统计信息中心胡建平等在《中国卫生经济》杂志发表《中国疾病经济负担宏观分析》一文指出，2003 年中国全部疾病直接经济负担总计为6 590.40亿元，其中，感染、产科和围产疾病1 168.17亿元；慢性非传染性疾病（以下简称慢性病）为4 847.73 亿元；损伤和中毒537.09亿元。慢性病占全部疾病直接经济负担比重最大，达73.56%。全部疾病直接经济负担构成中，门诊费用所占比例最高，为 54.79%；其次为住院费用，为33.79%，两者合计高达 88.58%。根据 2008 年中国第四次国家卫生服务调查和 2008 年卫生统计年鉴数据测算结果，中国 35 岁及以上成人归因于吸烟的 3 类疾病（恶性肿瘤、心血管疾病和呼吸系统疾病）的疾病经济负担为2 237.2亿元，其中直接经济负担为 390.8亿元，占 17.5%，直接经济负担中门诊治疗费用为 267.0 亿元；住院费用为 94.5 亿元；交通、伙食和陪护费用为 29.4 亿元。

数据收集 包括直接医疗费用和直接非医疗费用。

直接医疗费用 一般可从两种途径收集。从医疗保健机构调查和患者调查。

医疗保健机构调查 从医疗保健机构病案的记录中可收集到所有病种住院患者在住院期间发生的住院治疗费用及相关信息、年总门诊费用以及平均每日门诊费用等，而单一病种的门诊费用或因某种疾病患者发生的年门诊费用却几乎无法直接从医疗机构中收集到。因此，从医疗保健机构中收集有关直接医疗费用尽管数据可靠、资料集中、耗时耗费较少，但不能反映特定病种的患者所支付的直接医疗费用总额。

患者调查 向医疗服务对象调查收集直接医疗费用可以有两种方式，一种是回顾性调查，另一种是追踪调查。前者调查耗时较少，由于记忆久远误差相对大，准确性不高。后者是患者发生一笔费用记录一笔费用，调查结果误差小、准确性高，但需要耗时较长且需花费一定的调查费用。

注意事项 直接医疗费用的调查中需要注意，大多数患者都有自购药品的行为，自购药品发生的费用应归入直接医疗费用，这部分费用在医疗机构记录中不能调查获得，只能从患者调查中获得。在疾病经济负担的研究中，自购药品引起的直接经济负担需要引起足够的重视，尤其是慢性病患者，自购药的费用比例不容忽视。保健康复费用在部分病种中发生，应当计入直接医疗费用中。

直接非医疗费用 一般采取患者调查的方法获得。主要调查内容包括交通费、伙食营养费、住宿费、陪护费等。这部分费用的伸缩性较大，在直接经济负担中占有相当比例，不能忽视。在疾病经济负担的实际研究中，不少研究人员由于要方便调查或因外地患者地址难查、通讯困难等原因，会有意无意地收集家住城市或就近的患者进行调查，这样，交通费、住宿费和伙食费都会大大减少，当测算人群疾病经济负担时，结果会缩小疾病直接非医疗费用引起的负担水平，不能真正表达其经济负担。

(刘国祥)

jíbìng jiànjiē jīngjì fùdān

疾病间接经济负担 (indirect economic burden of diseases)

由于疾病、伤残（失能）以及过早死亡使有效劳动时间减少和劳动能力降低，从而引起社会和家庭目前价值和未来价值的损失。狭义上指生产力损失，包括患者本人工作时间减少或工作能力下降带来的损失，陪护人员工作时间减少带来的损失。广义上还包括家务劳动损失，即非市场生产力损失。疾病间接经济负担是疾病经济负担的重要组成部分，如果不计入的话，就会低估疾病对个人收入和社会经济所造成的影响。尤其对于某些预后效果差、对人体功能影响严重的疾病来讲，间接经济负担是其重要的经济负担。疾病间接经济负担具体包括：因疾病、伤残和过早死亡而损失的劳动时间所带来的经济负担；因疾病、伤残而导致个人工作能力的降低所带来的经济损失；患者的陪护人员损失的工作时间所带来的经济损失；由于疾病和伤残导致个人生活能力的降低所带来的经济损失；由于疾病和伤残给患者本人及其家属所造成的精神负担等5个方面。

研究内容 一般从患者和社会两个角度进行研究。从患者角度研究疾病的间接经济负担，主要是患者及其家庭由于疾病和陪护等造成缺勤从而损失的收入。通常使用抽取样本进行询问调查的方法，从社会角度研究疾病的间接经济负担，主要是由于早死和伤残造成患者工作时间减少、工作能力降低，从而形成的社会经济损失。首先将有效工作能力的降低转化为有效工作时间的减少，计算由于早死和伤残导致减少的有效工作时间，通过工资率法、人均国民生产总值法等将有效工作时间的减少转化为经济损失。在实际研究中，要注意与所从事研究的目的相结合，不能面面俱到，避免人为增加研究成本；同时，还要注意这些经济损失都要考虑时间因素，未来收入要折算成现值才有可比性。一般采用伤残调整生命年 (disability-adjusted life years，DALY) 和质量调整生命年 (quality-adjusted life years，QALY) 来衡量疾病的间接经济负担。其基本原理是以期望寿命为标准，计算出疾病经过伤残调整人年或质量调整人年后对人群所造成的寿命损失，将此寿命损失再转化为社会经济损失（将寿命损失转化为社会经济损失时，一般以人均 GDP 为基础，再结合各年龄段的生产力权重计算出疾病所带来的社会经济损失即为疾病的间接经济负担）。根据 2010 年美国圣迭戈市发布的《圣迭戈市慢性病疾病经济负担》报告，2003 年美国慢性病总的疾病经济负担为 1.3 万亿美元，其中间接经济负担为 1 万亿美元，占慢性病总疾病经济负担的 76.92%。2007 年，中国卫生部统计信息中心胡建平等人在《中国卫生经济》杂志发表的《中国疾病经济负担宏观分析》指出，2003 年全部疾病间接经济负担总计为 5 419.32 亿元。其中，感染、产科和围产疾病 539.42 亿元，慢性病 3 732.81 亿元，损伤和中毒 1 011.99 亿元。慢性病占全部疾病间接经济负担比重最大，达 68.88%，其次为损伤与中毒，占 18.67%。根据 2008 年中国第四次国家卫生服务调查和 2008 年卫生统计年鉴数据测算结果，中国 35 岁及以上成人归因于吸烟的 3 类疾病（恶性肿瘤、心血管疾病和呼吸系统疾病）的疾病经济负担为 2 237.2 亿元，间接经济负担为 1 846.4 亿元，占 82.5%，间接经济负担中最主要的构成是：由早亡引起的经济损失为 1 822.8 亿元，由休工引起的经济损失为 23.6 亿元。

数据收集 疾病、伤残、死亡给社会带来的经济损失，通过劳动力有效工作时间的减少和工作能力的下降而产生。在患者因疾病损失有效劳动时间的同时，可能有父母、子女、家属、亲友或陪护等人因照顾患者损失了有效劳动时间。间接经济负担无法通过医院途径进行收集，只能向患者及家属调查。调查间接经济负担与调查直接经济负担一样，可以有回顾性调查和追踪调查两种方法，两种方法的优缺点与直接经济负担相似，所不同的是间接经济负担的收集可能不但需要向患者调查，同时还要向社会经济部门进行调查，如社会工资、国民生产总值等，向社会经济部门收集什么数据应视所选择计算间接经济负担的方法而定。

(刘国祥)

jíbìng jīngjì fùdān cèsuàn

疾病经济负担测算 (measurement of economic burden of diseases)

在卫生经济学领域下主要包括直接经济负担的测算和间

接经济负担的测算。

直接经济负担测算 步骤和方法。

步骤 从患者角度看，直接经济负担主要包括直接医疗费用和直接非医疗费用两个部分。计算可以分为以下 5 个步骤：①确定直接疾病经济负担的范围。根据费用的发生原则确定费用的具体指标。中国大多数医疗机构实行的是按服务项目收费，发生在卫生部门的费用就是所有的检查治疗项目、药品和材料耗费的价值总和；发生在非医疗部门的费用则主要是患者和患者家属就医时所发生的交通费、食宿费、患者的营养费以及专人护理的护理费等；确定是计算所有疾病的经济负担还是某一种（如高血压）或某一类（如慢性病）疾病的经济负担。②确定疾病经济负担的测算期限。为了便于获取资料以及进行比较分析，必须根据调查的目的，确定疾病经济负担的测算期限，明确起止时间点。③确定调查的样本。在计算某个国家或地区的疾病经济负担时，不可能对所有的资料进行全面调查，通过统计学方法来确定一个合理有效的样本，通过样本人群相关资料和数据来推断总体情况。④确定样本人群在医疗保健机构与非医疗保健机构所发生费用的调查方法。对于在医疗保健机构发生的费用，可以通过查阅医疗保健机构的病案记录、询问调查等方式获得；对于在非医疗保健机构发生的费用，主要采取询问调查方法来获得。⑤直接经济负担的计算。只要把某地某病的平均直接疾病经济负担水平以及该地某病患者总数指标相乘，就可以计算出该地某病直接经济负担总额。

方法 ①上下法。获取全国的或地区的医疗总费用信息，按照一定的标准分配到患病人群中，可得到疾病的总费用和例均费用。该法的优点是数据收集省时省力，缺点是即使拥有完善的卫生服务登记资料也只能测算直接医疗费用，无法估计直接非医疗费用。②分步模型法。把医疗费用分成多个部分，对每一个部分分别建立数学模型，通过数学模型计算各部分的医疗费用。该法可以对人群医疗服务利用和费用做全面研究，并分析年龄、收入、性别等因素对医疗费用的影响，有较强的科学性，测算精度较高，但对资料的要求也高。较为常用的四部模型法是对门（急）诊利用、门（急）诊费用、住院利用和住院费用建立模型。

间接经济负担测算 步骤和方法。

步骤 间接经济负担是计算由于对过早死亡和伤残失能造成个人工作时间的减少、工作能力降低，以及由此造成的社会经济损失。计算可以分为以下 4 个步骤：①计算目标人群由于某种疾病造成的死亡所减少的有效工作时间，主要用减寿年数来表示。②将目标人群由于某种疾病造成的伤残失能所降低的工作能力转化为有效工作时间的减少，主要用伤残失能指标、平均期望寿命、发病率、伤残率等指标。③计算目标人群因为某种疾病造成的早亡和伤残失能所减少的有效工作时间的总和。④将有效工作时间的减少转化为用货币单位表示的经济负担总额。

方法 ①现值法。西方经济学家常用工资标准来计算疾病的间接经济负担，其理论依据是均衡价格理论。工资标准也称"工

资率"，即按一定的工作时间规定各个工资等级的工资额度。工资标准可以有小时工资标准、日工资标准、月工资标准，甚至年工资标准。具体的算法是：工资标准乘以因病损失的有效工作时间（人年）。②人力资本法。根据劳动价值理论，国民生产总值或国民收入都是由劳动力劳动创造的，劳动力因疾病损失的有效工作时间，其经济价值应等于这一时间内劳动力所创造的价值。因此，用人均国民生产总值或人均国民收入来计算每人年工作损失所带来的间接经济负担。③支付意愿法。支付意愿法与以上两种方法不同，其出发点并不是患者从实际治好某种疾病中得到的客观好处或心理好处，而是测量患者为获得治好该疾病的这种结果愿意或打算支付的货币数量。从这个意义上讲，在疾病间接经济负担的测量中，支付意愿是患者为避免特定疾病所愿意付给的货币值，可以通过调查患者愿意支付多少钱以换取由于疾病所损失的健康和工作日。④摩擦成本法。摩擦（新员工的聘用、培训、替代人员从不熟练到熟练）成本法的基本思想是疾病导致生产损失的数量取决于组织为恢复生产所花费的时间。利用这种方法估计疾病的间接经济负担时需要回答几个问题：摩擦是何时发生的、磨合期（他人接替工作期间所造成生产损失的时间跨度，取决于员工需求量和人力供需比例）持续时间、磨合期间经济损失的计算（实际生产损失的价值或保持正常生产所需的额外成本）以及怎样估计疾病的中期宏观影响（误工影响劳动生产率、影响单位产量的劳动成本，从而影响到机构的市场竞争力）。⑤其他方法。在西方国

家，测量疾病间接经济负担的方法比较多，除上述方法外，还常见到一些其他方法。如隐含法，即根据相关领域中现有的某些规定作为测算依据，如用人寿保险等的赔偿规定估计因病死亡给社会带来的经济损失；如培养法，即计算将一个人培养成劳动力或培养到一定年龄所需要的费用，并作为疾病死亡造成的经济损失，这种方法多在估计未成年人或刚参加工作的年轻人死亡给社会造成的经济损失时使用。

（刘国祥）

wèishēng jīngjìxué píngjià

卫生经济学评价 （health economic evaluation）

在医疗卫生领域，应用卫生经济分析与评价方法，对备选卫生项目的成本和结果进行比较分析，以帮助决策者确定重点和优先的卫生项目。其基本任务就是通过确认、测量、比较和评价各备选项目的成本和结果，解决技术方案的优先问题，使资源发挥最大的社会效益和经济效益。卫生经济学评价方法常被用于卫生保健项目和卫生技术的评估等领域。

简史　卫生经济学评价发展可分 3 个阶段。

成本效益分析方法早期阶段　17 世纪中期由英国著名古典经济学家和统计学家威廉·配第（William Petty）提出人的生命价值问题并尝试进行计量分析，他认为由于被拯救的生命给国家产生的效益远大于拯救生命所投入的成本，因此拯救生命的支出是很好的健康投资；19 世纪 50 年代，英国的威廉·法尔（William Farr）在其著作中也计算了人生命的经济价值，并运用于处理公共政策问题；英国埃德温·查德威克（Edwin Chadwick）认为，

预防疾病所获得的效益大于建设医院治疗疾病得到的效益，对人的投资就是对资本的投资；以及美国政治经济学家欧文·费希尔（Irving Fisher）运用疾病成本的概念研究了结核病、钩虫病、伤寒、疟疾和天花的经济成本等。此阶段出现了有关成本效益分析方法的思想萌芽以及发展。

成本效益和成本效果分析方法逐步形成阶段　开始于 20 世纪 50 年代后期。1958 年美国政府间咨询委员会委员塞尔马·莫希金（Selma. J. Mushkin）在华盛顿出版的《公共卫生报告》上发表的文章中讨论了健康投资的作用，并在评价健康投资的经济效益时详细讨论了 3 种评价方法：发育成本法（即培养费用法）、期望效益法和经济贡献法；美国的赖斯（D. P. Rice）于 1966 年发表了《计算疾病成本》，1967 年又与库珀（B. S. Cooper）联合发表了《人类生命的经济价值》，总结计算疾病经济负担的人力资本计算方法；前苏联卫生经济学家巴格图里夫和罗兹曼发表了《防治疾病经济效益的研究方法》一书。到 20 世纪 70 年代，成本效益和成本效果分析的方法被许多国家所接受，并作为评价卫生计划和决策的工具广泛运用于医疗、预防、计划生育、医疗器械和药品等各个方面。

成本效用方法的产生阶段　20 世纪 80 年代，成本效果分析得到发展，形成了成本效用评价方法。在评价时不仅注重健康状况，并且注重生命质量，目前已广泛应用于卫生保健项目的经济学评价中。

在中国，自 1981 年中美合作在上海县进行家庭卫生服务抽样调查，用成本效益分析和成本效

果分析方法分析上海县防治丝虫病、麻疹疫苗接种和饮食行业体检的效果和经济效益以来，卫生经济学评价已被应用于论证卫生政策、卫生规划实施、卫生技术措施的经济效果，以及对医学科学研究成果进行综合评价等各个领域。

理论基础　福利经济学理论中，帕累托最优原则是检验资源配置是否改善社会福利的基准之一。当资源配置的任何变化都可能引起任何人的福利水平下降，这时的资源配置就被认为是帕累托最优；而当资源重新配置使至少一个人的福利水平提高而其他任何人的福利水平没有变坏，这种重新配置就是帕累托改进。卫生经济学分析中，如果项目的结果产出超过成本就意味着存在帕累托改进。

卫生经济学评价特点　对卫生项目的制定、实施及其产生的结果，从卫生资源的投入（成本）和卫生资源的产出（结果：效果或效益）两个方面进行科学分析，为政府或卫生部门从决策到实施方案，以及目标的实现程度，提出评价和决策的依据，减少和避免资源浪费，使有限的卫生资源得到合理的配置和有效的利用。可以用于论证特定卫生规划或卫生项目实施方案的经济可行性；比较改善同一健康问题的各个方案，从中选择出最佳方案；以及比较改善不同健康问题的各个方案，从经济学角度确定最有价值优先实施的方案。

评价内容　卫生经济学评价最主要的部分是测量成本和结果，并对两者之间的联系进行分析评价。其中，成本包括为实施方案所投入的全部人力和物质资源，包括直接成本、间接成本和无形

成本；结果主要使用效果、效益和效用 3 个概念；成本和结果之间的联系通常通过成本效果比率、成本效益比率和成本效用比率等指标反映。通过不同方案间成本、结果以及成本结果联系的比较，对不同方案的优劣进行评价。

评价方法 ①成本分析。是仅考虑项目成本的部分评价。②最小成本分析。在相等结果条件下比较各种干预措施的相对成本，是最简单的经济学评价方法之一。③成本效果分析。在达到同一目标条件下，比较各种方案的成本和效果的大小。效果可用健康或卫生服务指标来表示。④成本效益分析。结果以货币值表示，由于针对不同方案需采用不同分析方法来获得效益指标，是比较复杂的评价方法。⑤成本效用分析。以健康效用或生命质量来表示结果，由成本效果分析发展而来。

评价角度 可以从多种角度进行评价，如社会、政府、医院或个人的角度。不同评价角度所选择的评价方法和成本、结果指标有所差异，评价结果的解释和呈现方式也有所区别。如从医院角度更多采用临床效果指标，而社会或个人则更偏重健康结果或个人效用。对同一项目采用不同的评价角度可能会产生不同的评价结果。具体的评价方法和评价角度见医疗卫生服务成本效果分析、医疗卫生服务成本效益分析、医疗卫生服务成本效用分析。

局限性 卫生经济学评价可以为卫生资源配置提供决策参考，但并不能完全决定资源的最终去向。由于医疗卫生服务的特殊性，决策者除了考虑成本和结果外，还需要关注弱势群体等社会公平性问题。卫生经济学评价假定由

最优卫生项目所节省的资源可以用于其他值得投资的项目中，但如果这部分资源被用于无效或未经评价的项目中，将最终造成卫生系统成本上涨，也无法保证改善人群健康。此外，进行卫生经济学评价本身也是项目成本的一部分。

(陈 文 王丽洁)

yīliáo wèishēng fúwù chéngběn fēnxī
医疗卫生服务成本分析（cost analysis of health services） 在医疗卫生领域中，利用成本计划、成本核算和其他资料研究成本形成及变动情况，控制实际成本的支出，揭示成本计划完成情况，查明成本升降的主客观原因，寻找降低成本的途径和方法，以达到用最少的资源消耗，取得最大经济效益的一种成本管理活动。在卫生经济学评价中，通过考虑项目成本，在实施卫生服务项目的整个过程中对所投入的社会财力资源、物质资源和人力资源的总和进行分析的一种评价方法。

单纯的成本分析不能称为经济学评价，但是经济学评价的各种形式都要处理成本问题。在成本分析中讨论的各项原理适用于各种形式的卫生经济学评价。

成本分析可以从不同的角度进行，取决于卫生经济学评价所采取的评价角度，既可以从医院管理者的角度，也可以从卫生行政管理和价格制定部门的角度；在医院内部，对同样的成本数据，也存在从医院和科室不同的角度分析的问题。经济学在成本分析时所研究的成本，将资源用于某一规划而必然造成的另一规划的牺牲，即机会成本。

影响因素 主要包括成本的纳入和排除标准、个人成本及无形成本的计算。

成本的纳入和排除标准 评价者进行评价时首先要明确自己所处的立场。因为评价者所处的立场不同，对于成本的计算也有差别。如果评价者是处在患者立场，除了计算医药费、治疗费、挂号费、检测费、放射费、住院费等直接医疗成本外，还要计算直接非医疗成本以及间接成本。如果评价者是处在费用支付者（如保险公司）的立场，则只计算直接医疗成本。若处在医疗服务提供者的立场（如医疗机构），则需计算治疗过程中发生的人员费、材料费、电费、房屋、设备折旧费等。

卫生经济学评价要求评价者处在社会的立场，不仅要计算直接医疗成本和直接非医疗成本，而且还要计算间接成本和无形成本，从而能客观、详细地进行评价。

个人成本及无形成本的计算 患者自己或家属支付的费用，如就诊的交通费、治疗以及康复过程中患者的护理费、患者及家属因疾病诊疗及康复的误工费等。在进行卫生经济学评价过程中，这些费用是由于疾病而发生的，因而应该记入成本中。虽然在数据收集过程中存在一定的难度，但如果不对其进行准确地测算或简单地排除，则会影响评价的客观性。

分析步骤 主要包括以下几个方面。

成本差异调查（cost variance investigation） 成本差异分析的基础。以成本核算信息为基础，将核算信息与预期的目标或标准相比较，发现哪些成本差异是应当予以解决的。

成本差异是实际成本与某标准相比存在的差距。成本差异为

成本控制过程中发现问题和解决问题提供了线索，用来分析产生问题的原因，去分析成本差异是因为随机、不可控制的因素，还是因为可以控制的因素。一般来讲，当出现下列差异，应当对差异进行深入分析并予以解决：实际成本超过了预期成本的某个范围；实际成本超过了一定预算比例；所有差异，只要实际成本与预期成本、预算或其他标准相比有差异，就认为是不正常，需要加以解决。

成本差异分析（cost variance analysis） 实际上是比较实际情况偏离标准的手段。可以从机构和科室两个角度进行成本差异计算和分析。

分析方法分类 ①总成本分析。通过各类成本项目构成比重分析，可反映各项目开支存在的问题，提出改进成本结构、降低成本的措施。②标准成本分析。以预先指定的产品或服务项目标准成本为基础，经实际成本与其相比较，揭示各种成本差异，以便在成本差异中找出不同原因造成差异的影响程度，为成本控制和成本核算提供详细的信息资料。成本差异包括直接材料成本差异、直接人工成本差异和间接费用成本差异3个部分。③收支平衡分析。用于研究医疗服务成本、医疗服务量和收益关系的分析方法。在进行收支平衡分析时，必须把全部成本划分为固定成本和可变成本两类。因此，对混合成本需采用适当的方法，将其中变动和固定的两部分成本分解出来，并分别计入变动成本和固定成本中去。分解混合成本的方法很多，通常有散点图法、高低点法、概算法及回归分析方法等。④盈亏临界分析。用于研究医疗服务成

本、医疗服务量和收益关系的分析方法，简称"本－量－利（CVP）分析"。盈亏临界点即收支平衡点，指总成本与总收入相等，达到不盈亏时的服务量或保本业务收入。在将成本划分为固定成本和变动成本后，有了这些数据就可以进行盈亏临界分析，即收支平衡分析。⑤边际贡献法。边际贡献（又称毛利或边际收益）是单位业务收入减去单位变动成本后的余额。边际贡献首先用于补偿固定成本，以及补助经费补贴的差额。边际贡献总额恰好弥补这一差额的时候达到收支平衡。这部分的业务量就是收支平衡业务量；超过这部分业务量的边际贡献额，就是结余。⑥差量成本分析指两个方案的预计成本差异。在进行成本决策时，由于各个方案预计发生的成本不同，就产生了成本的差异。广义差量成本，指不同方案之间预计成本的差额。狭义的差量成本，指由于生产能力利用程度的不同而形成的成本差别。差量成本分析是研究短期决策时常用的一种分析方法。

（陈 文 佟 欢）

yīliáo wèishēng fúwù chéngběn zuìxiǎohuà fēnxī

医疗卫生服务成本最小化分析（cost-minimization analysis of health services） 在医疗卫生领域中，至少两种干预方案的产出或效果、效益和效用没有差别的情况下（如某项目的治愈人数或成功手术的人数完全相同）比较不同措施的成本，选择成本最小的方案。本质上，是一种特殊的成本效果分析，即研究证明不同干预措施的结果没有差别，故选择成本最小的干预方案，又称最小成本分析或成本确定分析。

成本最小化分析运用统计分

析方法比较各组的产出或效果、效益和效用，如平均疗程、平均住院时间、临床疗效及不良反应发生率等，若各组间的差异无显著意义，则采用最小成本分析法，即在多种治疗方案的效果相同或相近时，以成本最低的方案为优选方案。

（陈 文 佟 欢）

yīliáo wèishēng fúwù chéngběn xiàoguǒ fēnxī

医疗卫生服务成本效果分析（cost-effectiveness analysis of health services） 在医疗卫生领域中，评价不同卫生服务项目经济效果的一种方法。不仅研究卫生服务的成本，同时研究卫生服务的结果，是对所有有治疗意义的、可供选择的治疗方案进行鉴别、衡量和比较的方法，分析与评价所有备选方案的成本和效果，以实现有限的卫生资源发挥最大的经济效益和社会效益。

研究角度决定了成本效果分析的各个方面，包括了从成本收集到相应结果变量的选取。通常，成本效果分析至少涉及4个方面：患者及家属；医疗机构及医务人员；支付医疗费用的机构和国家卫生部门。

应用成本效果分析的条件 有以下几个方面。

目标必须明确 决策者必须有明确的目标，即想要得到的结果，卫生规划的目标可以是服务水平、行为的改变，或对健康的影响等，常同时存在。因此必须确定一个最主要的目标，使评价人员对效果的评价有确切的方位，以便选择合适的效果指标。

备选方案必须明确 成本效果分析是一种比较技术分析方法，必须至少存在两个明确的备选方案才能进行相互比较，备选方案

总数没有上限。

备选方案必须具有可比性 分析人员必须保证备选方案间具有可比性。①确保不同备选方案的目标一致。②如卫生规划有许多目标，确保不同方案对这些目标的实现程度大致相同。

自选方案必须具有可测量性 成本以货币表现；效果指标如避免的死亡人数等可以测量，即使不能定量，也必须定性，如治疗效果以"有效、无效、恶化"等表示，再把定性指标转化成为分级定量指标进行比较。

成本效果分析中的指标选择 成本效果分析采用相对效果指标（如糖尿病患者发现率、控制率等）和绝对效果指标（如发现人数、治疗人数、项目覆盖人数等）作为产出或效果的衡量单位。反映效果的指标必须符合有效性、可量化、客观性、灵敏性和特异性的要求。效果可以同时或分别使用中间结果和最终健康结果。前者包括症状、危险因素测定的结果，如溃疡的愈合率等。后者包括生命年的延长、死亡数等。

成本效果分析的方法 ①当卫生计划各方案的成本基本相同时，比较各方案的效果的大小，选择效果最大的方案为最优方案。②当卫生计划各方案的效果基本相同时，比较各方案的成本的高低（即成本最小化分析），选择成本最小的方案为最优方案。③当卫生计划不受预算约束时，成本可多可少，效果也随之变化。这时往往是在已存在低成本方案的基础上追加投资，可通过计算增量成本效果比率，将其与预期标准相比较，若增量成本效果比率低于标准，表明追加的投资经济效益好，则追加投资的方案在经济上可行。

成本效果分析的适用及局限性 在卫生服务的结果很难用货币表示，同时结果相对单一或易于整合时，成本效果分析是一种很好的经济学评价方法。但是，成本效果分析必须是对两个或以上的不同卫生服务项目进行评价，否则就无法择优。成本效果分析主要适用于具有相同结果的不同方案间的比较、评价，即对不同方案的结果的鉴别。选用的效果指标也通常是患者人数、治愈人数等卫生服务中间产出指标，所以成本效果分析的应用存在一定的局限性。

此外，成本效果分析并不考虑卫生服务项目对生命质量的影响。成本效果分析也不是完全的决策过程，其他方面的考虑也会直接影响决策结果，如医学目的、社会责任分工、有限健康保障责任等。公平与公正原则也不能完全体现在成本效果分析中。对患者耗费时间机会成本的测算也由于不同性别、不同社会特征人群的工资差异而使干预项目产生倾向于低工资（低成本）人群的结果。健康干预项目所产生的非健康的社会效益或成本也需要法律、伦理或其他分析以补充成本效果分析的结果。

（陈 文 茅雯辉）

yīliáo wèishēng fúwù chéngběn xiàoyì fēnxī

医疗卫生服务成本效益分析

（cost-benefit analysis of health services） 在医疗卫生领域，通过比较不同备选方案的全部预期成本和全部预期效益来评价备选方案，为决策者选择卫生干预方案和决策提供参考依据，即研究方案的效益是否超过其资源消耗的机会成本，只有效益不低于机会成本的方案才是可行方案。

成本效益分析不仅要求成本，而且产出指标也要用货币单位来测量。项目间可以用精确的货币单位换算比较优劣，项目自身也可以比较投入与产出收益大小。

成本效益分析方法 有以下几个方面。

静态分析法 不考虑货币的时间价值，即不计利息，不计贴现率，直接用成本和效益的流转额，以增量原则计算方案投资在正常年度能带来多少净收益。常用指标有以下两个。

投资回收期 以投资项目的各年现金净流量来收回该项目原投资所需要的时间。根据方案的投资回收期可以确定方案是否可行，如方案投资回收期比要求的回收期短，风险程度就比较小，则项目方案可行；反之，则项目不可行。

简单收益率 在项目正常运行情况下所取得的现金净流量与原投资额之比。使用简单收益率评价方案时，要将其与标准收益率进行对比，如果大于标准，则该方案在经济上可行；反之则不可行。

动态分析法 既要考虑货币的时间价值，把不同时点发生的成本和效益折算到同一时间点上进行比较，又要考虑成本和效益在整个寿命周期内的变化情况。

净现值法（net present value, NPV） 根据货币时间价值的原理，消除货币时间因素的影响，计算计划期内方案各年效益的现值总和与成本现值总和之差的一种方法，是反映项目在计算期内获利能力的动态评价指标。

净现值的计算公式：

$$NPV = \sum_{t=0}^{n} \frac{B_t - C_t}{(1+i)^t}$$

式中 B_t 为第 t 年发生的效益；C_t 为第 t 年发生的成本；i 为贴现率；n 为计划方案的年限

为了使不同年份的货币值可以加总或比较，就要选定某一个时点，作为基准点来计算各年效益和成本的价值。通常把方案的第一年年初作为计算现值的时间基准点，不同方案的时间基准点应该是同一年份。对于初始投资相同或相近的几个互斥方案进行比较时，以净现值高的方案为优选方案。在没有预算约束的条件下，几个互斥的对比方案的选择，净现值指标是有效的评价和决策指标。净现值法有其局限性，对卫生计划不同方案的计划时期和初始投资要求相同或相近，否则，用净现值法进行比较时不能准确反映各方面的差别。因为净现值的大小受计划期和初始投资额的影响，计划期越长则累计净现值就越大；初始投资额大，其相应的净现值也往往大。

内部收益率法（internal rate of return，IRR） 方案在计划期内使其净现值等于零时的贴现率。代表方案的确切盈利率，是以投资的现金流量为依据而不考虑其他外部因素的影响。内部收益率法是根据各备选方案的内部收益率是否高于平均收益率或标准收益率，来判断方案是否可行的决策方法。

内部收益率的计算公式：

$$NPV = \sum_{t=0}^{n} \frac{B_t - C_t}{(1+i)^t} = 0$$

$$IRR = I_1 + (I_2 - I_1)\left(\frac{NPV_1 - NPV}{NPV_1 - NPV_2}\right)$$

如果方案的 IRR 大于标准收益率，则该方案可行，反之方案不可行。对于相对独立的方案选择，在无预算约束的条件下，凡是 IRR 大于所要求的基准收益率的方案都是可行方案，反之则是不可行的方案。在有预算约束的条件下，IRR 较大的那个方案或一组方案是较好的方案。对于两个及以上互斥方案的选择，在有预算约束的条件下，以 IRR 大者为优。在没有预算约束的条件下，几个互斥方案的选择需进行方案之间的增量内部收益率来评价和决策。

年当量净效益法（net equivalent annual benefit） 将方案各年实际发生的净效益折算为每年的平均净效益值。是净现值考虑贴现率时的年平均值。一般对于不同计划期限的互斥方案采用该法进行比较、评价和决策。当各方案年当量净效益都为正值时，选用年当量净效益高者为优。

年当量净效益的计算公式：

$$A = CR \times NPV$$

式中：A 为年当量净效益；NPV 为各年净现值之和；CR 为资金回收系数。

效益成本比率法（benefit-cost ratio） 卫生方案的效益现值总额与成本现值总额之比。只有效益成本比率大于 1 的方案才是使有限资源获得较大效益的方案，多个方案比较时，按照效益-成本比率大小顺序排列，比率高的方案为优选方案。

效益成本比率的计算公式：

$$\frac{B}{C} = \frac{\displaystyle\sum_{t=0}^{n} \frac{B_t}{(1+i)^t}}{\displaystyle\sum_{t=0}^{n} \frac{C_t}{(1+i)^t}}$$

成本效益分析的适用及局限性 成本效益分析采用货币化的形式表现卫生项目干预结果的价值，因此，不管项目之间是否有可比性，成本效益分析都能直接地用同一个单位（即货币单位）来比较，可以比较同一卫生服务项目不同方案、不同的卫生服务项目、卫生服务项目与其他公共服务项目的投入产出关系，也可比较一个项目的成本与效益，可以不需要对比而对一个项目进行评价。

实际工作中，许多成本效益分析由于技术难度没有计入无形成本和无形效益，如方案措施的副作用带来的无形损失，方案实施后所避免的患者身体和精神上的损失，方案的外延性效应等。另一方面，采用什么具体方法来用货币形式正确表现人的生命价值和健康效益也值得进一步探讨。

（陈 文 茅雯辉）

yīliáo wèishēng fúwù chéngběn xiàoyòng fēnxī

医疗卫生服务成本效用分析

（cost-utility analysis of health services） 在医疗卫生领域中，比较项目投入成本和经质量调整的健康结果产出量，以货币计量卫生项目成本，以效用形式反映结果产出，衡量卫生项目或治疗措施效率的卫生经济学评价方法。

成本效用分析特点 以效用作为结果指标具有普遍适用性，可被广泛地用于各种健康干预，便于不同卫生干预项目或疾病间比较，是成本效果分析的特殊形式。效用反映卫生服务的最终产出而非中间指标。该方法将获得的生命年和生命质量结合到一个综合指标中进行比较，并考虑其与成本间的关系。

理论基础 超福利主义（extra-welfarism）观点或决策者方法（decision maker's approach，DMA）。超福利主义观点超越传统的福利经济学，将个人非商品消费的特征或对社会状态的判断融入在个人福利（效用）的确定中。不关注个人效用，不必将所有要素转变为单一的加权效用，而是用健康替代效用作为项目评价用的主要结果，以最大化健康结果或质量调整生命年（quality-adjusted life years，QALY）作为评价标准。由决策者综合考虑各种结果变化与健康产出分布的公平性，依据社会价值偏好做出决策，从而间接达到社会效用最大化。

应用条件 ①当生命质量是最重要的干预结果或重要的结果之一时。②当评价的卫生干预项目同时影响患病率和死亡率时。③当多种备选方案不同类型的预期结果缺乏可比性，需要统一评价指标进行比较时。④与其他成本效益评价研究成果相互比较时。在只能或只需获取中间效果指标的评价中，以及进行成本效用分析的成本过高时不适宜使用该分析方法。

分析步骤 ①确定评价角度，明确备选方案。②选择适宜方法测量备选方案效用。③成本测算。④将不同时段的成本和效用贴现至当前或某一时点。⑤计算成本效用比率。⑥分析 2 个以上备选方案时可进行成本效用增量分析，即增量成本与增量效用比率。⑦对评价过程中的不确定性做敏感性分析。⑧做出分析结果并综合考虑预算限制等其他影响因素，提出决策建议。

常用指标 评价指标主要有成本效用比（cost-utility ratio，C/U）和增量成本效用比（incremental cost-utility ratio，$\triangle C / \triangle U$）2 种。常用效用指标有质量调整生命年和失能调整生命年（disability-adjusted life years，DALY）等。

作用与局限性 成本效用分析主要比较每增加一个 QALY 或挽回一个 DALY 的成本多少，据此进行方案的优选和决策，选择成本效用比率较低的方案或措施，以求采用最佳方案来防治疾病。成本效用分析也被用于评价新技术或药物治疗的价值，以增量成本效用比率作为医疗保险目录覆盖与否的判断依据，使有限资源发挥最大的挽回健康寿命年的效果。成本效用分析的局限性在于评价结果未考虑社会效益，同时效用的测量具有主观性和不确定性。

（陈　文　茅雯辉）

yàowù jīngjìxué

药物经济学 （pharmacoeconomics）

广义的药物经济学（pharmaceutical economics）主要研究药品供方与需方的经济行为、供需双方相互作用下的药品市场定价，以及药品领域的各种干预政策措施等。狭义的药物经济学（pharmacoeconomics）将经济学基本原理、方法和分析技术运用于临床药物治疗过程，并以药物流行学的人群为指导，从全社会角度开展研究，以求最大限度地合理利用现有医药卫生资源的综合性应用科学。

历史发展 1967 年赖斯（Rice）发表了《疾病成本估计》一文，首次将经济学的理念引入了医疗领域。1970 年阿克顿（Acton）对心肌梗死预防的研究是成本结果分析在医疗卫生领域的首次重要应用。1975 年纽荷赛（Neuhuaser）和鲁维齐（Lewick）首先应用成本效益分析方法发表了有关便潜血的研究，并确立了便潜血的临床诊疗标准。1977 年温斯坦（Weistein）和斯塔顿（Staton）在《新英格兰医学杂志》上发表了两篇文章，提出为了合理地分配和利用有限的卫生资源，必须采用成本与效益的比较，同时系统地阐述了如何应用成本效益分析和成本效果分析进行卫生决策的方法学问题，并引发了成本效果分析和成本效益分析在医疗保健领域中应用的讨论。1978 年明尼苏达大学的麦甘（McGhan）、罗兰（Rowland）和布特曼（Bootman）在《美国医院药学杂志》上介绍了成本-效益和成本-效果的概念。1979 年，布特曼（Bootman）发表的药学论文中运用成本-效益分析方法，对革兰阴性菌感染败血症的严重烧伤患者，以药代动力学数据，评价了氨基糖苷类药物不同剂量的个体化治疗方案。1979 年美国的药品消耗急剧上升大大超过了国会的预算，国会便下令"技术评定办公室"（office of Technology Assessment，OTA）去研究成本效益分析和成本效果分析在医疗和卫生保健领域中运用的可行性。1980 年 OTA 的报告全面地总结了上述两种分析方法在医疗卫生领域中的应用，并指出了方法学本身固有的局限性。1986 年在药学文献中开始出现"pharmacoeconomics"一词，汤森德（Townsend）发表了《上市后药物的研究和发展》文中第一部分阐明了开展药物经济学研究的必要性。1989 年美国创刊了《Pharmacoeconomics》杂志，1991 年第 1 本药物经济学专著《Principals of Pharmacoeconomics》问世，药物经济学作为一门独立学科已经形成。1993 年 1 月澳大利亚的药物经济学评价指南实施标志药物经济学评价开始作为药物评审的一项正式指标，与药物的功效和安全性评价得到同等考虑。1993 年国际药物经济学与结果研究协会（International Society for Pharmacoeconomics and Outcomes Research，ISPOR）成立，使命是将药物经济学和结果研究成果赋予实践。每年均有年会及活动主题，以促进药物经济学的发展。药物经济学评价研究作为促进医疗卫生资源有效利用的一个重要手段，在欧美发达国家得到了普遍的应用和重视。

中国的研究始于 20 世纪 90 年代初，该学科的快速发展只是近些年的事。2006 年 3 月在上海举行了 ISPOR 第二届亚太地区大会。2006 年 6 月《中国药物经济学》杂志创刊，这些工作和努力推动了药物经济学研究在中国的开展和应用。

研究范畴 药物经济学作为一门交叉学科，评价医药产品、服务及规划的总价值，强调在预防、诊断、治疗和疾病管理干预措施中的临床、经济和人文的结果，提供最优化配置卫生资源的信息。药物经济学研究范畴涉及卫生经济学、风险分析、技术评估、临床评价、流行病学、决策科学和卫生服务研究等内容。总的来讲，药物经济学研究范畴包括以下几个方面：疾病经济负担、药品的需求和供给、药品市场、药品政策以及具体诊疗方案的经济学评价。

药物经济学与其他学科的关系 药物经济学作为一门交叉学科，研究范围涉及卫生经济学、风险分析、技术评估、临床评价、流行病学、决策科学和卫生服务等内容，具体来说，关系密切的包括以下几个学科。

药物流行病学（pharmacoepidemiology） 从人群的角度研究药物治疗的应用、结果和影响。药物流行病学将药理学、治疗学和流行病学的知识结合起来。如研究不同系统或不同种类药物在人群中的利用情况（drug use evaluation）时，可以研究药品的正向作用，如对疾病的疗效、预后以及对生命质量的影响等；也可研究药品的负向作用，如安全性、不良反应、药物的误用和药物的依赖，药品的市场销售和市场分析等。药物经济学的研究可以基于药物流行病学的研究设计方法，如药物经济学研究中的新药或疫苗的随机对照双盲临床试验，是一种流行病学前瞻性的实验研究，同时属于新药上市前研究。反过来，临床实际应用后回顾性调查药物的疗效和不良反应属于流行病学的回顾性研究，同属于药物上市后研究，是药物经济学中药物实际临床应用中的效果研究。

卫生技术评估（health technology assessment，HTA） 对卫生保健技术的性质、效果及其影响进行系统的评价。研究应用卫生保健技术后的短期和长期结果（效果和安全性）的一种政策研究，为卫生决策者提供是否推广、使用或停止使用某项技术的信息。卫生技术评价包含的内容很广，包括药品、生物技术、仪器设备、内外科诊疗程序、外科手术、卫生服务的组织管理和服务提供系统（急诊、免疫规划、疾病管理项目、社区服务、健康计划等）、卫生技术传播等。评估的内容不仅是卫生技术的临床、经济和人文的结果、还包括对社会、立法、伦理、支付补偿和政治的影响。其中，药物评估是卫生技术评价的重要内容之一。药物是重要的医疗干预手段，与其他卫生技术相比，药物安全性、有效性的评价要复杂得多。进行药物评估时可利用药物经济学分析药物治疗方案（包括非药物治疗方案）的成本、效用、效益或效果，评价其经济学价值的差别。

结果研究（outcomes research） 评价与患者相关的卫生保健干预措施的结果，也称为卫生结果研究（health outcomes research），是研究日常治疗过程中医学的、社会的和经济的结果，其研究的不仅仅是健康的结果，还包括广义的结果（consequence），即指经济的（economic）、临床的（clinical）和人文的（humanistic）结果（outcome），简称为 ECHO 模式（ECHO model）。结果研究和药物经济学评价在研究内容上有重叠，如临床结果的测定指疾病治疗后发生的医学事件（如脑卒中、失能、住院），可用临床评价患者生理或生物医学状态的中间指标（clinical intermediary），如血压、呼吸量。人文的结果指患者自我评价疾病和治疗对其生活和幸福的影响（如满意度、生存质量），用一般的或特异的量表来测定生存质量（quality of life，QOL），如生活质量评价量表（short form 36 questionnaire，SF-36）、糖尿病生命质量临床试验量表（diabets quality of life clinical trial questionnaire）。根据临床结果应用质量调整生命年（quality-adjusted life years，QALY）或计算挽救一个生命年需要的费用（cost per QALY）来表示。也同样可采用替代的中间指标（humanistic intermediary）。经济结果指直接和间接成本比较治疗结果的比值。如测量包括患者因病治疗增加或减少的成本（费用），对临床死亡率（病死率）、患病、失能、治疗疗效或预防效果的影响。药物经济学常与结果研究结合在一起。因此，国际药物经济学与结果研究协会将这两门学科有机地联系在一起。

循证医学（evidence-based medicine）　要求医生和研究者在临床实践中，应用循证医学的知识和方法，评价已有的临床干预措施，提供没有偏倚的、最佳治疗结果的临床证据，需要总结合理的治疗方法，然后再应用到临床实践中去，制订临床诊疗指南。是卫生保健最佳实践的一种方法学。循证医学采用的是系统综述（systematic reviews，SR）方法，这种方法首先是由英国的流行病学家阿奇·科克伦（Archie Cochrane）创导的，对所有相关的临床随机对照双盲实验的文献（包括灰色文献）进行系统性回顾。确定选择和评价所有相关文献，收集和总结有关特殊研究问题的证据。对某一种药物的经济学评价也可以采用循证医学系统综述方法，以循证为基础的临床指南，根据临床标准对一组病例药品使用情况进行回顾研究，或以个体为基础，提高医疗服务提供者应用临床指南合理用药的能力。

（陈　文　陈鸣声）

yàopǐn shìchǎng

药品市场（pharmaceutical market）　由药品生产、药品流通、药品提供3个环节构成。在制药业、药品流通行业、医生、药师、政府、保险、患者多方参与下形成。药品市场存在着高度的竞争，这种竞争主要以产品创新、更新换代的形式体现出来。

药品的市场结构比较特殊，涉及环节较多，牵涉部门较多，因此药品市场成为政府制定政策法规的特殊目标，受到多方面的关注。药品不同于其他商品，有其特殊性，是维护人民健康的特殊产品和重要手段。药品并不是由供需双方直接交换的，而是一种被动的消费。药品从药厂生产后进入市场，除了非处方药以外，都需要有医生的处方或药剂师的调剂（配方）才能到达终端患者的手中。患者是主体，医生是患者的代理人，为患者诊断和治疗疾病。由于医患双方的医药信息是不对称的，患者的用药主要来自于医生的建议，医生主导用药，医生有较多的药品选择权，患者则是被动地接受。药品的另一个特点是医疗保险覆盖的人群，除了自付小部分药费外，大部分的药品费用是由第三方（医疗保险部门）支付的。

药品需求的影响因素　对药品需求进行分析，找出影响药品需求的各种影响因素，以及这些因素对药品需求影响的程度，以此来预测未来药品的需求量。药品需求受到很多因素的影响，包括一般经济学因素、社会、人口、文化等因素。①一般经济学因素主要包括：药品价格、消费者收入、储蓄、相关商品价格、消费者偏好和消费者预期等。②人口、社会和文化因素。包括人口的数量、人口年龄结构、性别构成、婚姻、受教育程度、住房条件等。③消费者的健康状况会对药品需求产生十分重要的影响。平均健康水平越高，则药品需求越少；反之，药品需求越多。由于每一种疾病需要特定种类的药品才能治疗，人群疾病谱的变化也会影响人们对于具体某类药品的需求。④在有医疗保险的情况下，患者不需要自己支付所有的医疗费用（包括药费）。因此，会对医疗卫生服务的价格变得不敏感，体现为药品价格弹性降低。在药品消费决策中，起到重要决定作用的专业医生一般也不会关心药品价格问题。这就容易出现道德风险，即医生和患者因都不关心药品的价格而出现药品的过度使用。

在药品消费中，由于信息不对称等原因，患者只能通过医生来选择药品的种类和数量。在药品需求决策中，医生具有双重身份。一方面，医生既是患者选择药品的代理人，体现为需求方；另一方面，往往直接由医生或医生所在的医院出售药品给患者，体现为药品的供给方。医生的处方行为不仅受到其代理人——患者利益的影响，同时还受到很多与医生相关因素的影响。

药品供给　与一般商品相比，药品的供给比较特殊。药品一般要经过生产、批发、处方、零售的过程，最终到达消费者。其中，涉及药品生产企业、药品批发企业、医疗机构和药品零售企业以及医疗保险机构等多个相关单位。

药品供给的影响因素　对药品供给进行分析，找出药品供给的各种影响因素，以及这些因素对药品供给影响的程度，从而来预测未来药品的供给量。药品供给受到很多因素的影响，包括药品价格、生产成本、生产技术水平、相关商品的价格、生产者预期。

药品价格是药品供给量最重要的影响因素。一般来说，某种药品的价格越高，制药企业的利润空间就越大，提供的药品产量就越大。相反，价格越低，提供的药品产量就越小。

在药品市场价格不变的情况下，生产成本的升高会降低企业利润，从而减少药品供给量。相反，生产成本的降低会增加企业利润，从而增加药品供给量。在一个充分竞争的市场中，为了获得更高的利润，企业往往会想方设法地降低本企业的生产成本。

技术是企业生产的重要投入要素。在一般情况下，生产技术的提高可以降低企业的生产成本，增加利润，企业将提供更多的产品。制药行业属于高新技术行业，本身就具有技术要求高的特点，因此技术创新对制药企业的影响尤其重要。

如果生产者对前景乐观，预期商品价格将上涨（或需求量增加），就会增加商品的供给。相反，如果生产者对前景悲观，预期商品价格将下降（或需求量减少），就会减少商品的供给。

（陈　文　陈鸣声）

yàopǐn shìchǎng zhǔnrù

药品市场准入（market access for medicines）　政府或国家为了保障药品市场的安全、稳定、有序和公众的用药安全，对药品生产和经营过程所规定必须遵守的规则和必须履行的程序。

市场准入的基本模式跟特定的历史背景、经济发展水平以及市场结构有密切的关系，主要有自由放任模式、审批模式（又称行政许可模式）、准则模式和折中模式。由于药品生产与经营的特殊性，当前大部分国家或地区的药品市场准入采取审批模式，即药品进入市场必须经过政府有关部门的审查批准。

国家食品药品监督管理局是国务院综合监督食品、保健食品、化妆品安全管理和主管药品监管的直属行政执法机构。其中，负责药品市场准入管理的职能机构是药品化妆品注册管理司和药品化妆品监管司。药品化妆品注册管理司负责组织拟订药品注册管理制度并监督实施、组织拟订药品相关标准并监督实施、办理药品注册和部分行政许可、医疗机构配制制剂跨省区调剂审批并承担相应责任、组织实施中药品种保护制度、承担处方药与非处方药的转换和注册、指导督促药品注册工作中受理、审评、检验、检查、备案等工作。药品化妆品监管司负责分析药品安全形势、组织拟订药品生产、经营、使用管理制度并监督实施，组织拟订中药材生产和药品生产、经营、使用质量管理规范并监督实施等。

药品市场准入有关的专业技术机构包括各级药品检验所、国家药典委员会、国家食品药品管理局审评中心、国家食品药品管理局药品认证管理中心、国家食品药品监督管理局药品评价中心。根据《药品管理法》的规定，各级药品检验机构是中国药品监督检验的法定专业技术机构。国家药典委员会是组织制定和修订国家药品标准的专业技术委员会。国家食品药品监督管理局药品审评中心为药品注册提供技术支持，负责组织对药品注册申请进行技术审评。国家食品药品监督管理局药品认证管理中心是国家食品药品监督管理局药品认证的专业技术审评机构。其在药品市场准入方面的职能包括参与制定、修订药物非临床研究质量管理规范（Good Laboratory Practice，GLP）、药物临床试验质量管理规范（Good Clinical Practice，GCP）、药品生产质量管理规范（Good Manufacture Practice，GMP）、药品经营质量管理规范（Good supply practice，GSP）及相应的实施办法。国家食品药品监督管理局药品评价中心承担非处方药目录制定、调整的技术工作、承担药品再评价和淘汰药品的技术工作、承担全国药品不良反应监测的技术工作等。

药品市场准入具体包括审批许可制度、GMP认证制度、GSP认证制度和药品注册制度。GMP通过控制药品生产全过程中影响药品质量的各种因素来保障药品的安全有效。药品GMP认证是政府部门对制药企业实施GMP的情况进行检查、评价并决定是否发给认证证书的过程，是一种强制性的企业质量体系的政府认证。GMP认证制度包括申请与受理、初审、现场检查、审批发证等程序。GSP认证制度指在药品流通全过程中，用以保证药品符合质量标准而制定的针对药品计划采购、购进验收、储存养护、销售及售后服务等环节的管理制度。其核心是通过严格的管理制度来约束企业的行为，对药品经营全过程进行质量控制，保证向用户提供优质药品的准则。药品GSP认证指政府部门对制药企业实施GSP的情况进行检查、评价并决定是否发给认证证书的过程，是一种强制性的企业质量体系的政府认证。药品注册制度指药品注册管理机关依照法定程序，对拟上市销售药品的安全性、有效性、质量可控制性等进行系统评价，并做出是否同意进行药物临床研究、药品生产或药品进口的审批过程，包括对申请变更药品批准证明文件及其附件中载明内容的审批。具体包括新药注册、已有国家标准药品的注册和进口药品注册。

（陈　文　茅雯辉）

tōngyòng yàopǐn tìdài

通用药品替代（generic substitution）　用通用名药替代已过专利保护期的品牌药的过程。通用药品替代在保证药品相同的疗效、安全性、副作用和剂量的前提下，大幅度降低药品的价格，降低患者的治疗费用。

通用名药（generic drugs）由各国政府规定的、国家药典或药品标准采用的法定药物组成。又称国际非专有名称药物、非专利药、学名药。对某一特定的药物分子，通用名是唯一的；通用名的命名不能暗示该药物的疗效，在一定程度上表示了药物分子的结构。中文通用名大多系英文通用名的音译，且以 4 字居多，现在使用的简体中文通用名均收录在由中华人民共和国国家药典委员会编纂的《中国药品通用名称》中，该文件规定中文药物通用名，具有法律性质。

"通用名药"一词来自 1984 年美国国会通过的一份哈奇-维克斯曼 Hatch-Waxman 法案——《药品价格竞争与专利（药物）保护法》。该法案率先在国际上以法律形式规定：凡失去专利保护的药品均为通用名药，其他药品生产商都可生产，但不能使用原有品牌药名，仿制药生产商可使用自己的商品名或直接用其化学药名。这就是"通用名药"一词的来历。通用名药作为"仿制药"的一个代名字成为世界各地药品生产商普遍采用的常用名字。

（陈 文 陈鸣声）

yàopǐn jiàgé jìngzhēng

药品价格竞争（pharmaceutical price competition）

企业运用价格手段，通过价格的提高、维持或降低，以及对竞争者定价或变价的灵活反应等，来与竞争者争夺市场份额的一种竞争方式。药品的价格非常复杂，总的来说药物定价有 4 类影响因素：①药品的治疗功效和效果。②不良反应的严重程度（安全性）。③患者使用的方便性（依从性）。④市场的各种因素，如品牌效应、购买组织的类型（批量采购可以降低药品价格）、通用名（替代）药品的可得性（同类竞争）和产品的相对新颖性。

药品价格竞争产生的原因复杂，形式多样，主要包括以下情况：①原研药与仿制药的竞争。主要表现在两个方面。一方面，在专利期满之后，仿制药厂商试图通过较低的价格占据市场，而原研药厂商通过维持与仿制药较高的差价，利用其品牌、质量和疗效，控制市场份额，继续获得较高的利润；另一方面，原研药公司利用"授权仿制"策略，一旦原研药公司认为某仿制药公司即将推出一种仿制药会对其构成威胁时，便会授权另一家仿制药公司、有时甚至通过自己旗下的仿制药子公司得到仿制药的授权，从而消除了第一个挑战该药专利的仿制药企业所享有的一定期限的市场独占权，与其争夺市场占有率，这常常会带来价格的下跌。仿制药企业的市场盈利能力将大大下降，甚至不足以补足其前期开发的资金投入，这对那些自己开发销售的仿制药公司来说，是极大的打压，甚至一无所获。②行业外资金流入。药价竞争的另一个原因，是由于医药行业外资金支持的新入行者，采用低价进入的竞争手段而引起。由于医药市场具有较高的利润，药品零售市场的吸引力不断增加，许多行业外资本的进入，在丰富药品零售市场、使消费者有更多选择的同时，也加剧了价格竞争。③生产流通企业过多。医药产业快速发展，但是低水平重复生产、重复建设，是阻碍医药技术进步和产业升级的重要因素。制药企业拥有自主知识产权的产品很少，缺乏创新能力，许多企业重复生产同一品种的产品，出现结构性过剩。这些药品生产企业大部分为中小企业，整体管理水平不高，没有核心竞争力，只能通过价格竞争才能够在医药市场中生存。

（陈 文 陈鸣声）

tōngyòngmíngyào jìngzhēng

通用名药竞争（genetic drug competition）

通用名药进入市场通常会使原研药的收入大幅降低，原研药制药企业开发出一系列药品专利权保护措施，如最大化专利期，阻止通用名药获准进入药品市场等。

首先，制药企业通常采用所谓的"策略性专利申请"，即为一种药品的多种属性申请多个专利（基本成分、生产工艺和配方等）。制药企业经常会为一个即将专利到期的药品申请新的专利，以此来延长市场独占时间。其次，制药企业会引入衍生产品。他们在原有药品基础上开发出新的配方（新给药途径、缓控释剂型等）、新剂量、新侧链和原有分子的化学衍生物（同分异构体、酯类和活性代谢产物等）。这些衍生产品与原研药相比未必具有显著的治疗优势。当这些产品在通用名药进入之前成功进入市场，会占领一部分通用名药的潜在市场，特别在购买者对价格不敏感时。第三，在 20 世纪 90 年代，很多制药企业为保护其知识产权展开了进攻性策略，对专利侵权的通用名药生产商使用诉讼手段。如在美国，有些制药企业被指责滥用专利诉讼，批评指责他们通过诉讼手段使通用名药的销售在诉讼期暂时终止而使原研药制药企业获得额外几个月的独占期。一些原研药制药企业因为触犯反垄断法而被要求向保险公司或患者赔偿因延迟通用名药的进入而导致的经济损失。

制药企业还会采用其他一些策略来降低通用名药竞争造成的损失，如由原研药制药企业生产通用名药或通过授权生产通用名药；如果消费者对品牌的忠诚度高，制药企业可将其产品转为非处方药；或制药企业可以降低原研药的价格。

(陈 文 陈鸣声)

yàopǐn jiàgé guǎnzhì

药品价格管制 (pharmaceutical price regulation) 根据药品供应链环节的不同，药品的价格管制一般控制在出厂环节和批发、零售环节。价格管制的形式主要包括：成本加成、比较定价、价格协商、利润控制、药物经济学评价、限制批发和零售利润等。

价格管制在出厂环节 包括以下几种管制方法：①成本加成法。通常包括对单个产品成本的复杂计算，允许给予一定的利润率，因此采用这种方法可以获得比较合理的价格。成本加成法的前提条件是需要有公司产品成本和利润方面的广泛而可信的信息。②利润控制。对制药企业的利润率进行限制，对超过规定的企业采取惩罚措施。每个制药公司具体的目标利润率由卫生管理部门根据其经营状况、公司的资产及药品的创新程度等确定。③比较定价体系。将一种药品与标准药品或一组类似药品进行效果和价格比较，在参照物的基础上确定价格，或参考国际上该药品的价格。当采用将一种药品与标准药品或一组类似药品进行效果和价格比较，其参照药物价格的合理性很重要。而运用一个药品的国际价格比较来确定自己国家的药品定价也不能进行简单的参照，因为各国经济水平、消费者购买能力和意愿支付能力不同，再加上进口关税、医疗保障制度和社会经济文化水平的不同，同一种药品的市场价格会有很大差别。④价格协商。在药品市场，中央政府、健康保险机构、地区和医院比个人有更多的专业技术知识和信息。由于预算限制，他们对药品的价格较敏感。另外，由于这些机构规模庞大、资源丰富，具有较好的议价能力，可以与药品供方进行价格协商。⑤药物经济学评价。在参照药物比较的基础上寻求成本与效果的平衡。其关键是参照药品的选择是否恰当以及参照药物价格是否合理。

价格管制在批发与零售环节 包括以下几种管制方法：①限制批发利润。通过设定批发商一个限定的最高利润或批发商销售给药店的最高价格。②限制药店的零售利润。对药店采用固定利润率、设定最高加价率、差别加价率方式限制零售药店的利润。

(陈 文 陈鸣声)

yàopǐn fèiyòng kòngzhì

药品费用控制 (pharmaceutical cost containment) 主要通过药品价格和药品补偿两个方面控制药品费用的方法。

在药品价格控制方面 ①药价冻结。政府在特定条件下采取的抑制药价上涨的强制性措施。当药品价格上涨幅度过大，严重影响患者正常用药需求时，政府在短期内可采取强行措施，实行价格冻结，要求所有药品价格一律维持原水平，不得变动。但是药品价格既要反映其价值，又要反映医药市场供需情况，而药品价值和市场供求是经常变动的。因此，冻结物价只是特定时期的权宜措施，不能根本解决物价上涨问题。②降低药品价格或利润。降低药品价格和药价冻结的前提是一致的，需要政府制定统一的药品价格审查制度。在实行药品价格管理的国家，对药价审查时，如果价格超过最高限额，可由政府对药品价格进行限制。最常见的手段是对药品利润的控制。③折扣。为使患者和第三方获得更多的利益，要求药品生产商和批发商让利一定比例的额度。在实行该措施时，以药品降价或弥补性加税的形式进行。

在药品价格补偿方面 ①修订药品报销目录。由于很多药品可以通过医疗保险进行报销，导致患者对药品价格不敏感，导致药品过度的利用，客观上造成药品价格上涨，将这些药品撤出药品报销目录，能够有效控制药品费用。②参考定价。即某一类药品的给付或补偿价格，决定于相似类别的基准或参考药品的价格。参考价格 (reference price) 并不是直接控制药品的价格，而是允许药厂可以自由定价，只是市场价格与补偿价格之间的差额部分由消费者自负。从而促使药厂考虑适宜的定价，医生也会在处方时考虑患者的负担。③药品报销审查制度。对新药进行审查，以具有或促进"医疗福利 (medical benefits)"为标准，确定药品能否进入报销目录。申请者除提供一系列证明该新药比已有药物安全有效外，还需说明新药比现有药物或其他非药物治疗手段更为经济。④患者共付机制。包括多种形式，如固定共付额、按比例共付、处方费、起付线等，通过增加患者的自付比例，进而抑制药品需求，以控制药品费用。

(陈 文 陈鸣声)

yàopǐn gòngfù de yǐngxiǎng

药品共付的影响（effect of co-payment）

医疗保险制度的引入可能引起医疗费用的进一步增加，因为医疗保险制度使得参保患者在医疗消费时不必支付全部的边际价格，对医药费用变得不敏感，从而存在着过度利用医疗服务的可能。为了控制医疗费用，社会医疗保险通常有共付的安排，即要求患者在医疗消费时要自付一定金额或一定比例的费用。

共付分担机制建立在患者的医疗需求具有价格弹性的基础之上。显然，需求价格弹性越大，其控制费用的效应越显著。如果需求价格弹性很小，即患者的医疗需求是刚性的，那么，共付可能存在两个负作用：①患者为保证必需的医疗消费需要支出更多的费用，从而增加了他们的财务负担。②患者收入（包括借贷）不足以保证必需的医疗消费，则可能会使健康状况恶化。

医疗保险制度中一般都有对药品费用的共付机制，即要求患者为其使用的药品承担部分费用。通过增加消费者对药品价格的敏感性，调节患者对药品的需求。在大多数国家，处方费用的共付水平要高于住院医疗服务或门诊治疗。

药品的共付形式包括按比例共付和固定共付。按比例共付的关键是对补偿比例的设定。大多数国家都对可补偿药品执行有差别的补偿比例，如对品牌药和通用名药设置不同的补偿比例。固定共付最常见的形式是固定处方费用，如规定每张处方或药品的固定费用。共付机制的关键在于药品市场上是否有可作为替代品的通用名药。

（陈 文 陈鸣声）

yàopǐn jiàgé kòngzhì

药品价格控制（pharmaceutical price control）

利用市场手段规制卖方操纵药品价格能力的方法。是控制药品费用和降低药价负担的主要手段之一，其本质是通过设置药品价格的最高上限，使得卖方在规定范围内设定药品价格。价格控制主要针对药品的出厂价，但也包括药品的批发加价和零售加价。各国政府采用不同的方法降低药品公共开支，确保大众的药品可及性。药品价格控制的方法主要包括：外部基准价格、内部参考定价、药物经济学评价、利润控制等方法。不同的药品价格控制方法通常会导致同一药品在不同国家的不同价格。

外部基准价格 将其他国家同种药品的价格作为基准价格是运用最为广泛的限制药品价格的一种方法。如斯洛伐克将参照国家中价格最低的 3 个国家的平均价格加上 10% 作为价格上限。在日本，如果新药与法国、德国、英国和美国的平均价格相差很大时，则采用基准价格对其进行调整。如果新药价格是国外平均价格的 3/4，则会将该药提价；若该药高于国外平均价的 1.5 倍，则对该药进行降价。

内部参考定价 通过参考临床或药学上可比的药物来确定药品报销价格，常见于医疗保险机构对特定药品设定其报销价格。

药物经济学评价 基于药物经济学评价来控制药品的价格。具体来说，成本效果分析及其他药物经济评价方法对药品费用、边际成本及相关健康结果（如质量调整生命年和失能调整生命年）进行分析。评价某种药品的成本效果研究有两种形式：①治疗上有可替代药品时，通常采用增量成本效果来评价新药增加的成本是否值得。②治疗上无可替代药品时，需要制定一个明确或大概的成本效果阈值。

利润控制 限制制药企业可获取的利润来间接控制药品价格。如英国，如果一个公司的利润率超过核定水平时，则该公司必须向政府返还超出的利润或降低其产品的价格水平，但是制药企业保留自由选择哪些药品进行降价的权利。

（陈 文 陈鸣声）

yàopǐn mùlù

药品目录（formulary）

卫生管理部门、医疗保险部门或医疗机构推荐使用的药品名单。由药事委员会或专业人士遴选制定，药事委员会除审定用药目录外，还对拟引进的新品种和配制的新制剂进行审核、审查，确立药品使用的指导原则，保证此类药品和治疗措施具有最好的成本效果。

药品目录在 20 世纪 70 年代开始正式使用，典型做法是由药事委员会指导临床医生使用每类药品中的某几种特定药品。药品选择方法是由药事委员会通过已发表的学术文献或相关资料对于药品的疗效、安全和耐受性进行评估，同时药品价格也是其能否进入药品目录的影响因素之一。

药品目录分为封闭式目录（closed formulary）、主动开放式目录（open-preferred formulary）和被动开放式目录（open-passive formulary）。封闭式药品目录指每类药品中只有特定的一种或几种药品存在于目录中，只有目录内的药品能够获得报销。主动开放式药品目录指采用激励机制鼓励使用目录内药品，所使用的激励机制包括更低的患者自付率、专业讲解（academic detailing）或建议医生选择目录内药品。使用此种药品目录的国家和地区，通常采用分层共付机制（tiered copayment），即使用通用名药的患者共付率较低，而使用品牌名药和非目录内药品的患者其共付率较高。被动开放式药品目录指的是对使用目录内的药品没有激励机制。

当药品目录制定恰当、安排合理，那么目录就会成为指导医生处方的有效工具，能够为患者开处有效同时具有成本效果的药品。评价药品的标准一般包括药物效果、生命质量、患者满意度、医疗总成本等。

（陈 文 陈鸣声）

yàowù jīngjìxué píngjià

药物经济学评价 （pharmacoeconomic evaluation）

通过测量、确定和比较不同药物治疗方案、药物治疗方案和非药物治疗方案的成本以及健康效应或结局。从经济学的角度可为临床合理用药、药品定价、药品补偿或药品目录的制定提供决策依据。药物经济学评价的常用方法包括成本效果评价、成本效益评价和成本效用评价。

药物经济学评价有以下几个方面的作用：①提高药物资源的技术效率和配置效率。②促进临床合理用药。③控制药品费用的不合理增长。④药物定价与报销补偿。⑤提供市场营销依据。⑥提供药品政策决策依据。

药物经济学评价研究中还存在不少问题，多数的药物经济学评价研究不够规范，没有明确的分析角度，成本测算差异大，研究结果在临床合理用药的运用方面差距更大。此外，用模型法来进行药物经济学评价研究在中国尚不多见。

（陈 文 陈鸣声）

yàowù jīngjìxué píngjià zhǐnán

药物经济学评价指南 （pharmacoeconomic guidelines）

各国政府为了控制快速增长的药品费用和在有限的卫生预算下分配资源而开展的药物经济学评价工作，一般用于指导相关研究机构开展药物经济学评价研究的方法学指导。

指南分类 耶尔姆格伦（Hjelmgren J）等根据德拉蒙德（Michael Drummond）对指南目的的归纳，按执行情况将指南分为3类：①正式指南。主要指强制用于药品报销目录的国家指南，如澳大利亚、加拿大安大略省、芬兰、荷兰、葡萄牙、美国健康维护组织（Health Maintance Organization，HMOs）和英国国立临床规范研究院（National Institute for Health and Clinical Excellence，NICE）指南。②非正式指南。推荐用于药品报销目录，如丹麦、爱尔兰、新西兰、挪威、美国蓝十字和蓝盾组织（Blue Cross/Blue Shield Association，BCBS）、美国食品和药品管理局（U. S. Food and Drug Adminstration，FDA）、美国管理保健组织制药业协会（Academy Managed Care Pharmacy，AMCP）和瑞士指南。③卫生经济方法学指南。主要用于指导药物经济学研究，如比利时、加拿大卫生技术评估协作办公室（Canadian Coordinating Office of Health Technology Assessment，CCOHTA）、法国、意大利、西班牙、德国、英国经济评价规范指南（卫生部和药厂）、美国成本效果专家指南、美国药品研究和药厂协会（Phormaceutical Research and Manufactures of America，PhRMA）和美国宾夕法尼亚指南。

指南内容 药物经济学的研究角度、资源、成本、结果测量、分析方法、结果表达、治疗对照、资料获取方法、建模、时间范围、贴现、敏感度分析、报告结果、社会财务分析、价格目录和报告格式等方面。不同类别的指南由于目标、制定者和执行情况的差异，在指南内容上有很大差异，如研究角度、价格的确定、成本和效果计算、贴现率的选择。研究角度和成本选择的差异主要是因为卫生保健系统的差异和指南目的的不同，而资源和成本计算的差异主要是因为多数指南没有标准化的定价标准，如价格目录。达成一致的是分析方法可采用成本效果分析（cost effectiveness analysis，CEA）或成本效用分析（cost utility analysis，CUA），结果用增量成本效果比表示、接受模型分析、选择足够长的时间范围以观察到所有成本和效果，不确定性存在时都主张采用敏感度分析，结果应采用分解和合计两种形式报告。

从药物经济学评价指南的制定情况来看，正式指南大多由国家卫生部门或政府委托研究机构和协会制定指南；而非正式指南和方法学指南的制定者各不相同，有政府部门、药厂、行业协会、学术期刊和保险机构等，他们均代表着不同的利益集团。从制定方法来看，有卫生部门或机构单独拟订指南的，也有成立工作组，召集医学会、药厂、卫生经济学专家协作制定的。

（陈 文 陈鸣声）

yùsuàn yǐngxiǎng fēnxī

预算影响分析 （budget impact analysis）

在卫生资源有限的情况下，对在特定卫生体系背景下，采用和推广一项新的卫生保健技术所产生的财务结果和影响进行估计分析的过程。是卫生保健技术经济学综合评价的重要组成部分，是一种政策实施的研究工具。卫生政策的制定者和决策者则常常需要在资源有限的情况下进行判断，他们不仅关注效益最大化，而且更加关注在他们的预算内所能达到的目标，他们的预算是否足以支持政策改变所带来的影响。

技术应用 预算影响分析目前主要应用于药品政策实施领域。通常在药品进入目录或获得报销前，预算影响分析可以预测当某种药品进入市场后，治疗某种疾病的药品组合或其他治疗方案发生改变时，治疗这种疾病的花费会受到怎样的影响。该方法着重研究药物的可负担性和可提供性，为新药是否由政府部门或医疗保险机构来补偿等决策提供依据。同时，可用于预算规划、预测以及计算卫生技术变化对医疗保险保费的影响等方面。

原理和方法 预算影响分析预估新药/新技术在特定卫生体系中被采纳及传播后产生的经济结果，假设新药/新技术引入某卫生服务计划后，对原有药品、技术、治疗方案可能产生增加或替代的效应，并对疾病发生、治疗人群数量、资源使用等产生影响，计算新药情境（new drug scenario，指新药引入后的治疗方案组合）与对照情境（reference scenario，指新药未被引入时的治疗方案组合）相比，所引起的药品及其他卫生服务使用和成本在服务量和预算量方面的差别（图）。因此，建立预算影响分析的关键在于提供一个正确的计算模型，让使用者明白所处的卫生体系现实环境的特点与新药品（或改变当前干预手段）可能引起的预算后果改变之间的关系。为了获得正确的计算模型，需提供尽可能真实的6个关键要素的数据：①可能受新干预影响的人群的规模和特征。②没有新干预的现干预组合状况。③现干预的成本。④新干预引入后的干预组合状况。⑤新干预组合的成本。⑥其他受到影响的卫生服务的成本变化。

预算影响分析主要服务于预算决策，因此分析时应采用预算持有者的角度，收集成本等相关信息，以反映预算持有者最可能面临的情境。

由于预算影响分析基于对未来的预测，具有高度不确定性，因此通常研究新药引入后1～3年内预算的变化，但也会根据疾病的慢性程度、新药生效与传播的速度、预算持有者所关心的时间跨度等因素延长预测的时间，并选用不同的分析模型。一般情况下，针对急性病、药效立显或慢性病短期分析多选用静态分析模型，而针对慢性病长期分析则运用马尔可夫（Markov）或离散事件模拟等动态分析模型。

（陈 文 胡 敏）

yīyuàn jīngjìxué

医院经济学（hospital economics） 应用卫生经济学理论和方法研究与医院经济运行相关的现象和问题，关注在保证医疗服务质量前提下的医院服务效率和经济效益等基本问题的学科。是卫生经济学的分支。

影响医院经济运行的因素常分为内部条件和外部条件两大类：①内部条件。如管理决策机制和预算管理，医院服务的内部管理制度，医院所消耗资源的补偿，医院的员工绩效和内部收入分配等。②外部条件。如自然条件、人口发展状况、经济社会发展水平、医疗技术发展，还包括医疗机构设置规划、医疗卫生准入、公立医院的治理、医疗服务监管、医疗费用的筹集、医疗服务的定价及支付等政府卫生政策。

医院经济学以医院经济运行机制为主线，从医院的内部运行管理和外部政策、市场环境等不

图 预算影响分析概念模型

同角度，开展医院运行状况的现状研究和发展战略研究，描述医院的特性及其经济运行过程，研究不同级别、类型和规模的医院的经济运行条件、形式和特点。在改进医院服务质量的基础上，合理配置和使用人力、物力和财力资源，改善医院服务满意度，减少患者排队和等候时间，有效转诊患者，提高病床使用率，降低医疗服务成本，实现医院的盈余等，建立适合生产力发展水平的医院经济管理制度，从而提高医院的运行效率和效益，满足居民的医疗服务需求。

(李卫平　黄二丹)

yīyuàn xíngwéi

医院行为 (hospital behavior)

研究医院的经济行为。卫生经济学通过医院行为模型研究医院经济行为。医院行为模型是对医院的经济行为进行描述和分析的经济学模型，可以用代码、图表和数学公式表达。通过模型对医院运行的现实进行抽象简化，分析和解释医院行为的各种现象。著名的医院行为模型主要有 5 个，其中效用最大化模型、利润最大化模型和多任务模型将医院作为一个整体研究其运作模式，而 2 个机构的医院模型和医生联合体模型主要强调医院和医生间的利益目标不一致，从而解释在复杂的委托-代理关系中，医院和医生的行为变化。

效用最大化模型　模型假定医院决策者行为是追求效用最大化而不是利润最大。消费者对服务的需求部分取决于所感知的质量和价格。在此模型下，可以预测医院的质量持续增加，医疗服务价格会继续提高；医院存在设备供给能力过剩的情况；如果医院决策者追求威望，医院会购买高、精、尖医疗设备。

利润最大化模型　模型假设为医院具有垄断力，它追求利润最大化。与完全竞争市场下公司的行为不同，在垄断条件下，医院可以在低产量情况下，收取高的价格。在此模型下，医院会在需求增加、需求价格缺乏弹性或投入价格增加的前提下，增加价格；医院会尽量使运营成本最小化。

多任务模型　医疗部门的经营者有多种任务，包括门诊服务、住院服务的提供、行政和管理责任、教学和监督任务以及技术水平的升级换代。医生作为双重的代理人，一方面要对患者负责，另一方面要对医院或健康计划的雇主负责。即使就某一个特定患者来看，医生的任务也是多重的，一个外科医生需要回顾患者的纪录，进行门诊服务、开处方、手术、监控患者的康复工作。一个任务上面花费的时间越多，其他任务方面花费的时间越少。医生的工作涉及 4 个方面，包括所花费的时间、智力方面的努力和判断、由于疾病诊断的不确定性和治疗效果的不确定导致的压力、技术水平和医生的努力程度。在现实中，由于信息不对称的存在，医生的努力程度（如精神上的努力）难以被监控，某些医疗服务的质量难以观察、控制。许多医疗服务方面的努力难以写入合同中，在一部分医疗服务的质量的高低无法监控或无法纳入到合同范围的时候，对于另一部分可以测量的服务质量给予一个比较强的激励动机，使得医生只愿意在可观测的服务供给方面做出努力，从而不利于医疗资源在各种用途上面有效的配置。

两个机构的医院模型　又称为哈里斯模型。1977 年杰弗里·哈里斯（Jeffrey Harris）提出医院是内在地分成两部分的组织，由理事-管理人集团和医生集团构成，以复杂的方式相互作用。前者为投入的供给者，后者为需求者，医生作为技术专家提供服务，并向医院要求相应的物品供给，医生是患者"雇佣的诊断者"。管理者面临着在一系列不确定的事件中向作为患者代理人的医生进行投入的问题。

哈里斯用文字叙述一个假设病例描述了医院行为：一个患者在发热、咳嗽后去看医生。做了一次胸部 X 线透视检查发现了阴影，住院后由医生为其注射青霉素而退热，但 X 线复查发现阴影并未消失。后经痰液检查发现肺癌。病案研究表明需要进行外科手术才可以切除病灶，然而术后不幸发生了大出血，医生为其输血，但最终还是发生了心力衰竭，医生宣布进行紧急复苏抢救，患者被转移到特护室，插上胸管，带着呼吸器。通过血管的专项扫描发现了出血点，于是再次进行手术。

哈里斯模型表达了医院服务不同于可预见的流水线作业，患者的病情和身体存在个体差异，在紧急情况下，医院管理者和医生之间作为供给者和需求者不可能像市场上那样进行谈判。当存在医疗保险的条件下，这种与一般市场不同的代理关系要求医生为患者做出各种不经济的决定，导致医院为此采用大量非价格决策规则来解决定量配给的问题，包括一些松散的实施标准、支配规则、单方面议价、欺诈、谈判等。

哈里斯模型引申出：①医生作为患者代理人追求质量，医院会在作为需求者的医生偏好的驱动下，偏好新技术。②控制医院成本的管制措施不仅要对理事-管理人也要对医生-代理人建立激励和约束机制。③按照生产线进行重组可能使医院提高效率，并帮助医生参与到决策系统中。

医生联合体模型 常被用于解释美国私立非营利性医院占主导地位的原因。医生联合体（physician cartel）模型认为，私立非营利性医院的医生既不是医院的所有者也不是雇员，但由于他们的专业权威性，常常在实质上对私立非营利性医院的行为起主导作用。医生联合体往往倾向于通过向患者提供费用偏高的医疗服务，从而获取较高的个人收入。这表明私立非营利性医院追求过高标准医疗服务的行为有可能导致医疗资源的浪费。

只要还存在对非营利性医院的优惠政策，区分医院行为的这些理论模型的分析对政策制定就十分重要。所有非营利性医院都具有各种模式的行为，研究医院行为模型的目的是要从多种理论中得到关于非营利性医院的治理思路。

（李卫平 江蒙喜）

fēiyínglìxìng yīyuàn

非营利性医院（non-profit hospital）

不以营利为目的，不将运营所产生的盈余向所有者进行分配的医院。医院的营利性与非营利性的划分是从运营目的的角度对医院进行分类，营利性医院与非营利性医院的根本区别是其以营利为目的，并可以将盈余作为利润进行分配。而非营利性医院不等于没有盈余，同样有责任通过提高效率、控制成本来获得盈余，这些盈余不能作为利润分配给所有者，只能将之用于医院的进一

步发展中。在中国，非营利性医院与营利性医院在卫生政策上有 2 个区别：①非营利性医院免交企业所得税。理论上也免交增值税和营业税。②非营利性医院所获捐赠享受减免税待遇。

非营利性医院的优势 在卫生经济学界，一般认为非营利医院具有以下优势作用。

履行政府的公共职能 由于不以营利为目的，非营利医院更容易获得政府投入或资助，从而提供一般市场条件下难以获利的医疗服务品种给穷人和偏远地区的患者。相比之下，一些实证分析显示，营利性医院更关注赚钱的业务。1983 年，帕蒂森（Pattison）使用加利福尼亚的数据进行分析，发现和非营利性医院相比，营利性医院中可以营利的辅助性医疗服务所占的比例更大一些，不能营利的辅助性医疗服务的比例相对小一些，所导致的单位成本也相应地比非营利性医院要小一些。

有利于改善医疗服务市场的信息不对称 医疗服务市场普遍存在着医疗服务信息不对称和不完全，医疗服务提供方有可能利用信息优势和委托-代理关系，诱导患者过度利用医疗资源以获取收益。非营利性医院由于其不以营利为目的，往往在制度安排上就需要向社会披露其效率和成本信息，以保证其非营利性质。这些信息披露对缓解医疗服务信息不对称具有重要作用。

平抑医疗服务市场价格 有观点认为非营利性医院在控制医疗费用方面优于营利性医院。由于不以营利为目的，非营利性医院的医疗服务费用可能比营利性医院低。此外，非营利医院不会在市场环境有利于自己时，侵占

患者利益。因此为患者提供医疗服务的价格也更为公平合理。非营利医院的广泛存在有利于平抑整个医疗服务市场的价格。

对营利性医院的批评 主要集中在 4 个方面：①不关注社会利益，不提供诸如慈善服务和科学研究等公共产品，不承担医学教育和医务人员培训。②奉行"撇奶油"策略，其地理位置集中在富人区，只关注那些可以赢利的服务项目或患者。③配置过多的资源于市场营销等方面，导致投入到患者身上的资源减少。④通过索取高价或诱导消费者的需求来获利。基于上述看法主流观点认为，医疗服务市场应该以非营利医院为主体，而营利性医院只是起到一个补充作用，以满足非营利医院所无法满足的那部分医疗服务需求。

但也有观点认为非营利性医院和营利性医院的行为没有大的差别。基于美国的医疗服务市场，1970 年纽豪斯（Newhouse）通过效用最大化模型评价，认为非营利性医院的行为趋向于营利性医院。1985 年斯隆（Sloan）认为，如果医院能够使医生像私人企业的股东那样进行有效率的生产，则非营利性医院的成本和质量与营利性医院类似。

在美国经济体中存在 3 种机构：私人营利性机构、政府机构和自发非营利性机构，即美国是将政府机构之外的机构分为私人营利性机构和自发非营利性机构。美国社区医院的 60% 是非营利性的，为全国近 70% 的住院患者提供治疗服务。30% 的护理院服务是由非营利性机构提供的，还为一半的非患者提供心理卫生专业保健服务。1970～1995 年，大约 7% 的非营利性医院转化为营利性

医院，而且，这种转化的比例一直在上升。对这一现象的一种解释是如果医院决策者侧重利润目标和产出目标，从而增加消费者需求以提高效益，就会促成一些非营利性医院的转化，则摆脱非营利性的约束就更有吸引力。另一种解释则指出由于捐赠对非营利性医院的重要性持续下降，使保持非营利性状态已不那么重要。此外，资本投资于医院是为了营利，但不符合非营利性医院不可分配的约束。

在中国，2000 年 7 月 18 日中华人民共和国卫生部、国家中医药管理局、中华人民共和国财政部和原国家计委联合发布《关于城镇医疗机构分类管理的实施意见》。该文件将中国医疗机构划分为营利性医疗机构和非营利性医疗机构，其中非营利性机构包括政府举办的公立医疗机构和民办非营利性医疗机构。其划分的主要依据是医疗机构的经营目的、服务任务，以及执行不同的财政、税收、价格政策和财务会计制度。

《关于城镇医疗机构分类管理的实施意见》提出：①非营利性医疗机构指为社会公众利益服务而设立和运营的医疗机构，不以营利为目的，其收入用于弥补医疗服务成本，实际运营中的收支结余只能用于自身的发展，如改善医疗条件、引进技术、开展新的医疗服务项目等。②政府举办的非营利性医疗机构主要提供基本医疗服务并完成政府交办的其他任务，其他非营利性医疗机构主要提供基本医疗服务，这两类非营利性医疗机构也可以提供少量的非基本医疗服务。③政府举办的非营利性医疗机构享受同级政府给予的财政补助，其他非营利性医疗机构不享受政府财政补

助。非营利性医疗机构执行政府规定的医疗服务指导价格，享受相应的税收优惠政策。④非营利性医疗机构执行财政部、卫生部颁布的《医院财务制度》和《医院会计制度》等有关法规、政策。

（李卫平　黄二丹）

gōnglì yīyuàn zǔzhī biàngé
公立医院组织变革 （organizational reform of public hospitals）
公立医院以市场化为基本特征的改革。1980 以来，世界上许多国家纷纷进行公立医院的结构重组和组织变革，经济学家和公共管理专家对此进行了大量研究。2003 年世界银行经济学家亚历山大·S·世普力克（Alexander S. Preker）和阿普里尔·哈丁（April Harding）组织多国经济学家在跨国比较研究的基础上，提出了公立医院组织变革的 3 种方式，包括：自主化（autonomization）、法人化（corporatization）和私有化（privatization）。3 种变革方式均主张降低政府对公立医院的直接控制，使其更多地进入市场或引入更多的市场激励方式。各国公立医院改革主要采取自主化和法人化的方式。改革一般不采取私有化方式的原因主要包括：①私有化违背政府的责任，缺乏政治可行性。②医院的公有制更能满足政府的其他目标。③一些中低收入国家和低收入国家的公立医院收入很低或不稳定，很难吸引私人投资。公立医院组织变革针对的问题是公立医院缺乏技术效率和配置效率、忽视贫困人群、对患者的期望缺乏回应性、缺乏有效问责。

发展和研究简史　在 20 世纪 60~70 年代，随着"新公共管理"改革的兴起，发达国家就进行了公立医院的改革。20 世纪 80 年代

以来，随着医疗费用的高速增长和财政压力的不断增加，部分发达国家和发展中国家都相继进行了公立医院的组织变革，希望以此增强公立医院的自主管理能力，控制成本，提高运行效率，从而缓解政府的财政压力。这些改革都试图使公立医院从完全依附于政府的预算组织，转变为政府继续保留所有权而医院具有一定自主权的组织，以提高公立医院的绩效，并履行其公共责任。

20 世纪 70~80 年代，英国对医院进行了几次分权化和属地化管理的改革。但直到 20 世纪 90 年代，在基础建设部门和公共事业单位广泛实施了私有化和组织的重大变革后，政府才决定采用市场化组织变革模式对医院进行改革。英国政府对第一批参加改革的医院确立了独立法人地位即国民卫生服务联合体（National Health System Trusts），在人员雇用和管理上赋予医院更大的控制权以及其他重要决策权。新建的医院理事会模仿商业董事会，并对联合体管理与运行实施监督，政府对医院日常管理则不加干预。新的服务购买者通过选择性购买对国民卫生服务联合体的绩效形成压力，从而将其置于开放的巨大市场压力下。

1993 年，新西兰成为第 2 个效仿国有企业组织变革来实施本国医院组织变革的工业化国家，改革试图把医院置于市场竞争压力中，但最终控制权仍然在公共部门手中。新西兰通过皇冠卫生企业（Crown Health Enterprises）把医院转化为独立法人，同时在决策权和问责机制上也有相应改变。新西兰改革的实施进程在政治压力下多次反复，但其配置效率、成本透明度以及服务的公平

可及等绩效指标却有了很大程度地改善。

1995 年，澳大利亚维多利亚州的医院改革设计的意图是使改革能以分权的方式进行。因此其改革把城市医院整合到几个服务网络中，使其相互竞争。由于维多利亚州的医院在改革前已具有相当的自主性，因而改革的重点没有集中在提高医院的自主性上，而是在服务网络的医院中引进更为法人式的运作模式。

1991 年，中国香港的政策制定者认为医院的最大问题在于体制的僵化和缺乏管理的专业技能，因而改革的设计思路不是依靠市场的压力来提高绩效，而是建立一个新的单独的医院管理法人，医院管理局被赋予很大的自主性并改进了行政问责机制。这些改革在赋予医院管理局对年度绩效目标进行问责的基础上，使其拥有很大处理日常事务的自由。

1992 年，马来西亚在对其他国有企业进行法人化改革后，对新建的国家心脏研究所也进行了同样的改革。但是没有像国有企业那样实行法人治理结构，而是更多地强化医院自主性。由于没有设计补偿机制来为贫困人群筹资，改革只能有限地引进市场化激励机制和绩效压力。

1985 年，新加坡医院改革首次把自主化和基于市场的绩效压力结合在一起。新加坡的改革与澳大利亚一样也是在一组医院或在服务"网络"内，而不是在单个医院实施的。不同的是，由于绝大部分公立医院都进入了服务网络，新加坡的改革模式中没有考虑公立医院之间的竞争。除了医院改革，新加坡同时对卫生保健筹资体系做了深入改革。

20 世纪 90 年代早期，突尼斯在其 22 个教学医院进行了多方面改革。突尼斯改革最突出的是在教学、管理和组织领域开展同步改革，其组织变革程度是谨慎的，最终的治理结构安排更接近于预算制而非自主化。

20 世纪 80 年代末期到 90 年代早期，财务危机驱使印度尼西亚进行公立医院改革，改革意图是将预算从医院重新分配到提供门诊服务的机构。印度尼西亚政府选择采取单个医院的自主化而不是多个医院完全法人化的模式。印度尼西亚的改革没有直接触动人事管理。

1998 年 8 月厄瓜多尔新上任的政府开始对卫生系统的瓶颈部分进行改革。其宪法的修订为推行适度改革提供了机遇。2000 年 1 月政府在医院激励机制领域的几个改革措施得到很好的实施。

20 世纪 90 年代，中欧和前苏联卫生体系引进市场化组织变革的改革过程是缓慢的，所有权的分权和基于产出的支付机制在服务提供改革中占主导地位。

20 世纪 90 年代，拉丁美洲国家也开始了公立医院组织变革，主要包括阿根廷、智利和乌拉圭。阿根廷实施单个医院自主化改革模式；智利则选择了垂直的一体化网络模式对区域性卫生行政部门进行自主化改革；乌拉圭在全国范围引进改革失败之后，在 4 个试点医院推行自主化改革项目。

1999 年前后，世界银行人类发展部组织多国经济学家开展公立医院组织变革的研究，在总结各国改革实践的基础上，其首席经济学家普力克和哈丁等就公立医院组织变革展开跨国比较研究。

纵观世界各国公立医院组织变革，发达国家和地区由于市场经济发达，法律法规完善，政府的公共治理水平较高，一般都可以依据改革的相关法案，对公立医院进行法人化改革，有利于加强政府对公立医院的监管、调控。而发展中国家由于社会经济欠发达，政府的公共管理水平较低，社会的相关法律法规不够完善，一般对公立医院采取自主化改革方式，给公立医院下放一定的自主权，政府还需要利用一定行政手段实现对公立医院的监管和调控。无论发达国家还是发展中国家在公立医院的自主化和法人化改革中，都考虑了对公立医院社会功能的维护，尤其是对穷人就医费用的保障，考虑了救助制度、财政补助和交叉补贴的具体方式。

公立医院自主化　公立医院仍然保持国家所有，政府对公立医院不同程度地下放经营权，医院拥有部分剩余索取权。医院在自主化条件下比预算制的公立医院要距离政府远一些，但仍然属于核心公共部门。自主化改革基本限于扩大公立医院的管理自主权。

公立医院法人化　最终所有权仍保留在公共部门，医院成为具有法人组织结构的独立法人实体，并拥有更大的剩余索取权，中国也有学者称为公司化。医院在法人化的条件下需要独立承担财务风险，比自主化的公立医院距离政府又远一些，决策自主权更大一些，虽然仍属于公共部门，但已处于外围公共部门。法人化改革把公立医院转变为直接面对市场压力的半官方法人机构。自主化和法人化的方式均属于在保持医院公立性质的情况下引入市场激励机制。

公立医院私有化　把公立医院的所有权通过产权转让转化为私人所有，将公立医院完全推向市场，进入私人部门。绝大多数情况下，各国政府一般不采取公立医院私有化。

公立医院组织变革五个维度的衡量 普力克和哈丁总结各国公立医院改革经验，提出了公立医院改革要考虑的 5 个维度，分别为决策权（decision rights）、剩余索取权（residual claimant）、市场进入程度（market exposure）、可问责性（accountability）和社会功能（social function），强调 5 个方面的改革程度要相互匹配。前 3 个维度是基于扩大自主权、面向市场，增强激励机制的改革，针对的是效率和质量目标；后两个维度是针对放权而设定的制衡机制，针对的是非市场目标。这意味着在对公立医院放权增加激励的同时，必须形成约束和制衡机制。只有这五个改革维度相互匹配才能保证公立医院实现其社会功能定位，在提高公立医院服务效率的同时履行其社会责任，并追求政府的社会公益性目标。

决策权 政府下放给医院管理层的核心决策权包括投入、人事管理、业务范围、财务管理、临床管理、非临床的行政管理、组织的战略管理、市场战略、销售和生产过程的决策。政府通过扩大医院的自主权或下放决策权来影响医院行为和医院管理。

剩余索取权 政府给予医院管理者和员工物质利益来配合医院管理者有效行使决策权。其实现方式是通过将剩余资源留在医院，而不是交给国库或当地政府来实现的。

市场进入程度 依靠市场激励或类似市场激励，让医院在市场条件下去取得收入而不单纯依赖预算拨款。通过下放决策权和剩余索取权迫使医院管理者关注

财务状况和面向市场。这些改革增加了基于患者或其他支付方式选择权而获取收入的重要性，促使医院更努力地提供患者、保险方以及其他支付者所希望使用的服务。

可问责性 上级监督部门通过间接机制如规制、合同和董事会等对医院进行问责。由于将决策权下放到了医院，政府实施直接问责的能力就减弱了，往往通过依靠市场压力去创造可问责性。同时，如果政府筹资部门比较强时，改革的重点可能转向购买服务，通过购买服务合同管理和过程监测的方式来进行问责。市场失灵和社会价值观使卫生服务市场不可能实现其全部部门目标。因此，规范卫生服务市场的规则和规章制度又构成了另一种问责机制。加强这些间接机制的作用可以减少使用传统的科层制问责方式。

社会功能 对医院在预算制下承担的社会功能进行清晰界定，并制定相应的补偿政策。由于自主化和法人化改革会迫使医院管理者更加关注财务状况，因此医院倾向于减少那些不能获得收入的服务，从而会削弱内部交叉补贴某些服务的能力。市场化组织变革通过建立更明确的外部筹资、需方补贴、规制和发展健康保险等机制来确保医院继续提供这些服务。

影响公立医院组织行为的外部环境 主要包括 3 个因素：治理、市场环境和筹资安排与支付。

治理 公立医院的管理者与政府之间的关系。公立医院的治理包括 3 个层次：①政治治理活动。包括民意代表机构如何治理对卫生部门和医院绩效负责的部门。②相关政府部门对医院的治

理活动。③医院内部的治理活动。即医院管理人员如何治理所负责的院内部门。公立医院自主化改革和法人化改革的核心是改善政府部门对公立医院的治理。

对于改革如何解决公立医院的治理问题，普力克和哈丁认为需要把握 3 个关键环节：①目标。即所有者的目标要转化为清晰的、可测量的管理绩效标准，尤其是对公益性社会目标要转化为可测量的管理绩效标准。②监督结构。监管的权利授予理事会、医院管理委员会等专业组织，其成员对责任和义务有明确认识，具有一定的专业背景，有能力监督经济效率和社会目标。非营利性质的董事会不仅具有所有者职能，而且具有内部监督职能，不需要设立监事会。③竞争环境。创造市场竞争环境或提供标准帮助政府评判管理绩效。资金根据绩效分配。管理职位、薪金与绩效挂钩。

市场环境 卫生服务提供方在多种市场环境下竞争压力的程度和特征。各国公立医院改革都不同程度地增强了市场竞争压力，通过引入提供者之间竞争的方式促进公立医院进行治理改革。为了改善医疗服务供方之间的信息不对称、控制过度服务造成的医疗费用增加、防止市场调节机制的滞后性等目的，所有欧洲国家均定期制定医疗资源规划。但是随着各国的医疗资源规模不同、政治体制和财政体制的不同，在规划的制定方、对象和内容等方面有所不同。

筹资安排与支付 资金从筹资方或支付方流向服务提供方的过程。许多国家通过加强社会医疗保险筹资和将卫生部门转变为购买者的角色，同时购买公立医院和私立医院提供的医疗服务，

从需方支付的角度促进供方竞争，从而激励公立医院治理改革。竞争性价格需要医疗保险方和患者都十分了解每个医院的绩效信息，但是这个条件即使在欧洲各国也还没有达到。

在医院组织变革中，治理、市场环境和筹资安排与支付等3个外部环境因素对医院的行为、管理以及员工的行为都有很强的影响。

公立医院组织变革的本质是通过重新分配卫生改革参与方的决策控制权、收益和风险来改善激励环境，试图创造一种新的激励机制和问责机制，也就是将决策控制权转移到医院，并且通过让医院面向市场或给予医院类似市场的压力以鼓励医院运用其自主权提高绩效。公立医院组织变革的目标是提高效率和增强对患者需求的回应性，而对改善公平和改善筹资的作用甚微，改善公平主要靠社会医疗保险等筹资制度解决，但是实行组织变革应注意确保不要损害公平。

（李卫平　黄二丹）

gōnglì yīyuàn fǎrén zhìlǐ

公立医院法人治理（corporate governance of public hospitals）

公立医院在进行法人化改革时，政府、董（理）事会和医院经营管理层之间形成的一定权责关系的制度安排以及设置的相应组织架构。

公立医院通过法人化改革，理清公立医院管理者与政府之间的关系，医院成为独立法人实体，拥有剩余索取权，并独立承担财务风险。法人化的公立医院董（理）事会由政府部门、社会相关利益方的代表和民意代表构成，类似于由股权代表所构成的私营公司董（理）事会，但是公立医

院董（理）事会实行的不是权股表决机制而是采取公共协商决策机制。公立医院法人治理结构与公司法人治理结构在组织架构上不同的是，一般不设置监事会，其董（理）事会本身就具有监督职能。

法人化公立医院董（理）事会需对医院的资产负责，董（理）事会拥有投资决策权、剩余索取权、院长的任命或提名权。并接受政府的问责。医院管理者则对董（理）事会负责，拥有内部的人事管理、业务管理、财务管理等管理权；追求政府提出的社会政策目标，并致力于提高公立医院的运营效率。

公立医院法人治理结构在中国主要包括单个医院的法人治理结构、公立医院集团的法人治理结构和公立医院管理机构的法人治理结构。

公立医院作为法人化组织仍然保持公共所有的属性，通过加强内部治理和外部治理，引入类似市场的激励机制和问责机制，借鉴私营公司的治理结构和效率管理的做法，解决政府乃至全民对公立医院的监督，提高运行效率和患者满意度，并且加强其公益性。

（李卫平）

yīyuàn jìxiào píngjià

医院绩效评价（evaluation of hospital performance）

运用一定的评价方法、量化指标及评价标准，从行业、机构和员工个人等角度，分析医院提供的服务在数量、质量和结构上对医疗服务需求的满足程度，并对医院是否高效地利用了现有资源进行评价的过程。目的在于提高医院运行效率及服务满意度。

医院绩效评价涉及管理学和

经济学两方面内容。从管理学的角度看，绩效评价是考核个人或机构的行为产出是否符合组织期望的结果。从经济学角度看，医院绩效评价是分析行业、机构以及员工个人是否有效地利用现有资源，其医疗服务产出是否满足了需求。医院绩效分为行业、机构和员工个人3个层次，医院绩效的经济学评价更集中于行业层面。

当进行行业层面医院绩效评价的研究时，一般采用结构、行为和绩效框架（structure-conduct-performance，SCP），这一框架是在行业组织中，公司和市场的经济行为中发展起来的。

SCP框架市场结构是每一家医院所面临的全部环境或医院运行的领域。基本市场结构特征包括：医疗机构和服务对象的数量、规模分布，服务类型，进入障碍，以及在医疗服务供需双方间的信息不对称程度。市场行为表现在医疗服务定价、支付方式和开展新技术服务中。市场绩效是行为反馈，受到医疗服务提供的技术效率、资源配置效率、公平性和技术进步的影响。

这个框架描绘了在一个区域内医疗服务提供方的结构和医院的运行目标，决定着单个医院的行为，这些行为又反过来影响该区域医疗服务市场的整体绩效。这3个要素之间存在着重要的反馈影响，这个模型意味着市场结构通过对市场行为的影响间接地影响行业绩效。在SCP框架分析中，一个基本理念就是社会重视高效率、技术进步和收入分配的公平性。

在SCP框架下，经济学家通过分析医疗行业的绩效，解释一些经济问题。发达国家的卫生经

济学家最关心的是医疗服务成本和费用的增长问题。医院成本的增长与卫生保健市场的许多特征密切相关，如人口老龄化、技术进步和补偿方式的改变等，但从经济学的角度，有以下 2 个因素与医院成本增长有关。

竞争与成本 许多学者认为由于委托代理关系和诱导需求的存在，医院的竞争是无效的。经济学家通常认为一般商品市场上的竞争对消费者是有利的，提供方高度集中会导致更高的价格和更少的选择。在一个给定的医疗服务市场上，医院数量增加会导致不必要的资金投入购买设备和广告以吸引医生及患者，但同时竞争可能使医院通过增加不必要的住院人数来填满床位。1993 年德兰诺韦（Landnouve）等用模型估计市场中专科医院的数量，认为竞争的加剧虽然增加了服务的数量，但是规模经济和其他供需因素决定着这种竞争是否有利于控制成本和费用。莫布里（Mobley）和弗雷西（Freycinet）对 20 世纪 80 年代加利福尼亚医院的研究表明，需求是决定医院生存与发展的关键因素，并且竞争增加导致规模小、质量低的医院被淘汰。

国际上的研究证明医院间的竞争与最终成本变化之间的关系是复杂的，还无法得出医院竞争就必然导致社会医疗成本增加的结论。中国对是否应该在医院间引入竞争存在争议，赞成方认为增加竞争能提高效率，控制成本，改善服务水平。反对方认为竞争会使医院趋利，导致基本投入上的攀比和诱导需求，反而增加社会的医疗经济负担。在中国的医疗服务市场环境下，增加竞争导致医院行为改变的定量研究还十分少见。

成本转移 医院往往需要提供一些无法完全通过医疗服务付费来补偿的服务，这些服务的成本需要通过其他能够获利的医疗服务来弥补。又称交叉补贴。如医疗保险计划往往不能完全补偿患者获得的医疗服务成本，这些成本只能靠医院提供其他的医疗服务来补偿。医院成本转移的存在影响着医院的行为，最终将改变整个行业的绩效。

单个医院的绩效评价 经济学家通常比较关注医院的两种效率——技术效率和配置效率。技术效率测量在一定的资源投入和一定的技术条件下，实际产量与理论上的最大产量是否一致。

1983 年纽纳麦克（Nunamaker）使用数据包络分析（data envelope analyse，DEA）研究常规护理服务的效率。他首先计算出护理服务的可能效率（即最大可得的服务量），然后用不同医院的现实服务效率与之比较，得出各家医院的护理效率比率，该研究的结果还可用于成本控制。

雷杰斯特（Register）和布朗宁（Bruning）在回归方程中将技术效率指数作为因变量，医院规模、竞争程度和所有权状况作为自变量开展研究。研究发现样本医院中较大的医院比较小的医院效率高，所有权和竞争程度不起作用，但由于参数估计的可靠性和有效性不够好，这一结论难以外推。

高盛（Goldman）和格罗斯曼（Grossman）对卫生服务领域的分配效率进行综合分析，按照标准的生产理论，使用当地投入价格和生产函数方程来计算效能差指数，研究医院使用医生及其助手的人力投入的最佳比例。

不同国家对医院绩效的评价指标各不相同 在美国，政府测算医院常用的绩效指标包括每职工完成门诊人次和住院人次（标准化的门诊和住院人数与医院全职职工人数比）、床位使用率（平均每张床位每天的患者数）、每 100 人的住院率、平均住院日（每个患者平均住院天数）、每 100 人的就诊率。前两项指标代表了医院投入的使用情况，后三项指医疗服务利用或服务量的测量指标。在中国，医院绩效评价没有相对统一的指标，指标体系也比较多样，包括 4 个方面：①业务工作评价。包括业务工作效率和质量的评价。医院业务工作主要通过提供医疗服务实现，而对医疗服务工作的效率评价，通常通过医疗服务的数量和质量反映，基本指标有门急诊人次、出院人数、手术人次、出院者平均住院日、病种医疗转归、医疗安全等。②投资效益评价。医院投资首先表现为人力、物力和财力的投入，其次还包括智力投资等。这是医院得以运转的重要物质基础和保障。常用指标主要反映业务收支变化、仪器设备利用、资产收益与增值等方面的状况。③经营管理水平评价。医院经营管理水平的高低，直接影响医院的运行状况，也反映了医院领导者的管理技能、医务人员积极性的调动程度以及医德医风等方面的情况，这是医院做好一切工作的基础。医院各方面工作均可反映出这些方面的水平高低。④患者费用负担评价。主要反映医院在提供医疗服务过程中，是否加重了患者不合理的经济负担等，基本指标有平均门诊人次费用、平均住院床日费用等。

（李卫平　黄二丹）

wēihài jiànkāng xíngwéi de wèishēng jīngjìxué

危害健康行为的卫生经济学

（health economics of bads） 危害健康行为是在偏离个人和社会健康所期望的方向上表现出来的一系列相对明显、确定的行为。证据表明，危害健康的行为已经成为慢性疾病、性传播疾病、艾滋病和意外伤害的重要原因，而认识这些行为是预防疾病、促进健康的重要途径。研究的是危害健康行为所产生的成本（包括内部成本和外部成本）、危害健康的商品的消费规律及如何通过有效的经济或其他手段对危害健康行为进行干预，旨在减小或消除危害健康行为对人们健康及环境等的影响。在市场经济条件下，消费者主权的主要特征是自由选择，但是社会中也存在着干预个人消费选择的情况。如社会鼓励和宣传良好的孕妇保健、儿童计划免疫、穷人医疗救助、公共场所禁烟等，社会也设法减少或阻止对酒类、香烟和麻醉品等危害健康行为商品的消费。经济推理有助于分析吸烟和过度消费酒类等的危害健康行为。

理论基础 经济学理论认为，干预个人消费选择的原因包括两种，①基于管理的需要。②提高经济效率。如吸烟不仅危害吸烟者的个人健康，而且还影响非吸烟者（经济学的外部性）。由于很多健康保险公司不能区分吸烟者与不吸烟者，可能出于监管费用较高的原因，吸烟者没有支付比实际健康风险更高的保险费。因此，当吸烟者低估了自己的消费行为可能引起的健康危害时，信息不对称引起的市场失灵，为政府通过税收干预等措施控制此类行为，提供了有效的理论基础。

主要经济学问题 是否对危害健康的行为进行干预不是重要的问题，而是如何干预才能更有效果和不产生妨碍作用，需要经济学者将公众感兴趣的问题阐述清楚，其中以 2 个经济问题最为主要。① 价格与需求的关系。②产品宣传与总消费之间的关系。

经济分析 利用经济推理方法对危害健康行为进行分析有助于判断干预措施是否有效率。此类方法包括成瘾行为的经济模型和市场失灵。此外，消费、宣传、价格与税收模型均有助于发现对个人妨碍程度低且成本效果好的干预办法。其中，建立某种假设是核心的方法之一：如果消费者进行理性和自愿选择、消费者对风险知情，并且其消费行为对其他人不会产生副作用，那么就没有理由对消费者进行干预。该假设以经济效率为基础，排除了关注公平性的观点及其他规范研究的基础。由于香烟消费属于成瘾行为，该假设在现实中基本不存在，所以理性、个人偏好以及信息等问题在危害健康行为的经济学中至关重要。

（王 健）

chéngyǐn móxíng

成瘾模型（addiction models）

成瘾是行为人在过去的消费中体验到的能使其感到快乐的行为，且当期的消费数量会影响行为人下期的消费数量。吸烟、酗酒、赌博以及网络上瘾等行为均属此类。世界精神病学界已经普遍认为成瘾性疾病尤其是毒品成瘾是一种慢性复发性脑疾病，国内成瘾医学和心理学专家何日辉提出成瘾不仅是一类躯体疾病，更是一种心理疾病。将传统上从道德角度来看待成瘾性问题而转入从医学、心理学和经济学角度看待患者，这一模式的转换具有相当重大的意义，有助于对成瘾性疾病的进一步研究以及对患有成瘾性疾病的人群的经济分析。

成瘾行为模型是从心理学、医学和经济学中分化而来的。1999 年，查卢普卡（Chaloupka）提出了 3 种类型。

不完全理性成瘾模型（imperfectly rational addiction models） 指出成瘾行为在短期内有稳定和一致的表现，而长期则不然。如 1978 年谢林（Schelling）所描述的：每个人的行为都像是两个人，其中一个人想要保持肺的健康并获得更久的生命，而另一个却嗜烟如命，这两个人不断地为行为控制权而斗争。

缺乏预见性的成瘾模型（myopic addiction models） 成瘾行为给未来带来的伤害缺乏预见性。即模型强调个人无法清楚地看到事实，他们不了解成瘾行为的本质和其副作用。如现实中常常见到某人很容易在其吸烟朋友的劝说下吸烟，而他的朋友也可能会反对关于香烟的社会干预信息。特别是青少年对未来的健康问题只是很朦胧的认识，很难把未来患病的风险或年长吸烟者的经验教训与其行为联系在一起。

理性成瘾模型（rational addiction） 在回答成瘾行为在某些情况下是否是理性的选择。1988 年，贝克尔（Becker）和墨菲（Murphy）利用效用模型假设人群拥有所有的信息（过去、现在、将来），以此来研究成瘾行为。理性成瘾行为的前提是随着时间的变化，个体在事先自身效用最大化的过程中始终保持前后一致，也就是说，消费者的偏好是保持稳定的。

在两商品的模型中，理性的

消费者根据自己的效用函数、消费资本函数和对商品价格的预期计算出最优的消费路径，决定自己在各期对两种商品的消费量。对于一个消费者来说，当且仅当商品（如 A 商品）具有邻近互补性时，增加当前对 A 的消费量会增加其未来对 A 的消费量，此时称该消费者对商品 A 是潜在上瘾的。而某个具有潜在上瘾倾向的消费者最终是否上瘾，取决于他的初始资本存量及其需求曲线的位置。理性成瘾模型基于理性人假设，认为消费者是通过精确的计算来选择实现效用最大化的消费路径。

而事实上，由于认知水平的有限和信息不完全的限制，消费者不可能得出理想中的最优消费路径。此外，对于行为人在戒除成瘾性物品的过程中出现的高复发率和反复戒断现象，理性成瘾模型未能给出合理的解释。这是该理论的两大缺陷。

成瘾性行为的研究通常涉及两个重要概念："加剧"和"耐性"。"加剧"是对成瘾物品（如药物或香烟）过去越来越多的消费会增加现在的消费量。现在过多的吸烟会使吸烟者以后吸得更多。"耐性"是当过去的消费量变得越来越多，消费数量的效用递减。现在消费的越多，吸烟饮酒或吸食药物对未来的影响就会降低。不理性或缺乏预见性成瘾模型注重"加剧"的效果，而理性成瘾模型考虑了现在的成瘾行为给未来带来的危害，并得出一些推论：①缺乏预见者忽略了潜在的危害会更容易成瘾。②过去消费的影响下降越快，越容易出现成瘾性行为。③未来预期价格的上涨会对现有消费产生消极的影响。

（王　健）

wēihài jiànkāng xíngwéi de gōnggòng gānyù

危害健康行为的公共干预

（public interventions）　为控制对香烟、酒类、非法麻醉品等危害健康的商品的消费，政府或非政府组织通过一定的措施对这些商品的消费量进行干预，以降低危害健康物品的消费量，最终减少或消除其对健康及环境等的负面影响的过程。经济学提出的 2 个主要公共干预工具：限制广告宣传及征收消费税。广告限制对于对成瘾行为（如香烟）的消费有很大的影响，关键问题在于全部限制还是有选择的限制广告。消费税的征收会引起商品价格的升高，从而导致需求量的减少，而且青少年对价格更加敏感。理论上，消费税的有效程度取决于需求是否富有弹性，也决定着公共干预的效果。

以香烟的消费为例，吸烟者具有足够的有关吸烟风险的信息，是否能够做出理性的选择尚有待研究。一些经济学者认为吸烟者的知识和对风险的反应都与不吸烟者相似。各领域的研究结果更多地表明，吸烟者和不吸烟者在这方面是不同的。分析不吸烟者，经济学理论表明吸烟对其他人有危害作用，或说是"外部成本"。有 2 个主要来源，被动吸烟者和由吸烟危害引起的各种外部成本。曼宁等人的研究显示，按 1995 年美元价值计算，对于每个新吸烟者，外部成本等价于每包 33 美分，不包括被动成本。因为经济效率只是一个经济标准（另一个是公平），而且经济学也不是考虑中的唯一因素，公众倾向选择对烟草和酒类消费进行干预。20 世纪 20 年代，美国曾禁止销售及饮酒，但禁酒令对减少酒精消费是

无效的。由此可知，彻底禁烟也是不可能的。研究表明某些限制令或禁令，对于降低吸烟程度及减少吸烟倾向是有效的，如公共场所禁烟。

广告限制　通过立法或制定行业准则等手段，对广告的形式、内容及种类等进行限定或禁止，以防止广告损害或侵犯消费者及行业竞争者的权益，或违反伦理道德造成不良影响。广告是否会增加健康危害行为（如烟草消费总量）尚在争论中。1989 年外科学会（Surgeon General）在一份关于香烟的报告中指出，广告宣传和促销是否影响烟草消费水平，尚需科学研究证明。鉴于问题的复杂性，结论一时难以确定，不同领域的研究者也对其各执己见。经济学者指出广告干预设计的结果经常与设计意图背道而驰。

广告宣传理论　通过大众媒体发布的一种特殊的话语形式，传递信息的商品言论。广告言论不同于一般言论，是利益驱动的言论。广告作为广告主的一种投资方式，目的是获得经济回报。广告这种自利性话语，在自由主义理论看来，不仅是正常的，而且是必要的。在自由市场中，广告不仅是一种自由话语，更是一种竞争机制的产物。关于广告的作用主要有 3 个理论：①一种信息传递形式。②一种劝说的工具。③一种补充性商品。前两者在广告理论中代表了 2 个不同的方面，即信息通常是有益的，而劝说却是值得怀疑的。最新经济学观点认为，广告在限制危害健康行为方面，是一种补充性商品。

作为信息的广告　在 1970 年和 1974 年，纳尔逊（Nelson）研究了广告作为信息的作用。当广告起着传递信息的作用时，广告

是降低均衡价格、为新的生产者创造更好的市场进入，以及用可行的消费品更好地满足消费者选择的工具。拥有信息的消费者发现，对品牌 A 的依赖或信赖，被不断增加的其他品牌的信息所削弱。如果比较容易选择其他品牌，消费者就有较大的选择性。对价格的敏感性较大意味着需求富有弹性，作为信息的广告则可能降低市场的均衡价格。

作为进入障碍的广告　与广告作为信息的观点不同。1956 年，贝恩（Bain）广告可以使一种品牌区分于另一种品牌，是创造品牌追随者的手段。通过使消费者更能不受价格改变和需求的影响，广告导致了市场垄断势力的加强和均衡价格的提高。1974 年科曼诺（Comanor）和威尔逊（Wilson）指出，广告的说服功能可以使得它对现有生产者和新加入的生产者产生不同的效果，因为消费者对著名公司的认同感更强。有名望的公司新一轮的广告投入比新加入者同样的投入产出的收益更大。

作为补充性商品的广告　1993 年，诺贝尔奖获得者加里·贝克尔（Gary Becker）和凯文·墨菲（Kevin Murphy）利用单一模型理论解释广告竞争现象，并将广告作为被广告商品的一种补充性商品来看待。某个消费者可能会对棒球赛中的广告感到厌烦，但他可能喜欢某一个幽默的啤酒广告，因为该广告增加了消费者消费时的边际效用。根据这一理论，公司的广告宣传会提高产品的总消费额，如芥末的价格下降会使热狗的消费量增加一样。广告在限制危害健康行为方面起着一种补充性商品的作用。

消费税　对某种或某组商品的购买所课征的税，如烟草税和酒税。根据消费税理论，需求和供给的价格弹性在决定税率以及消费量减少的程度方面起着重要作用。

消费税的作用　消费税的征收会引起商品价格的升高，从而导致需求量的减少。一般来说，价格对需求的影响越大（需求弹性的绝对值越大），消费税的增加引起相应的需求量减少就越大。由此可知，征收消费税可以影响香烟、酒等危害健康的商品的消费量。消费者对危害健康的商品的选择模型（如理性成瘾模型），不仅区分了价格变化的长期效果和短期效果，也分类了未成年和成年消费者。因此，消费税是减少人群中危害健康的商品消费量的另一主要干预工具，具有重要的政策意义。

消费税与实际的香烟消费量价格弹性是经济学者的重要分析工具，许多研究香烟消费量的计量经济学都给出了价格弹性的估计值。综合这些研究的结果，估算香烟价格弹性系数的绝对值的范围相当广：从低至 -0.2 到高于 -1.0 的估计值不等。香烟需求对价格有着明显的敏感性，一般来说是无弹性的。大量研究发现，短期价格弹性系数在一个较窄的范围内波动，其中具有代表性的是 1993 年基勒（Keeler）等给出的 -0.3 ~ -0.5 的范围。基于某些模型（如理性成瘾）的预测，长期香烟弹性系数估计值的绝对值比短期弹性系数大。1991 年，查卢普卡（Chaloupka）采用理性成瘾模型，估计长期的值大约是短期的 2 倍。1993 年，基勒（Keeler）等发现这些值位于一个很窄的范围内，即 -0.5 ~ -0.6 之间。

更为复杂的计量经济学主要是研究人群如何看待其成瘾需求：消费者做出选择不仅取决于当时烟草的价格，而且取决于对未来烟草价格的判断。2001 年，巴勒塔吉（Baltagi）和格里芬（Griffin）与格鲁伯（Gruber）和柯塞吉（Koszegi）的研究却有力的验证了消费税增长对烟草需求的影响。举例为证，假设税收增长数值相当大，足以使香烟的价格翻一倍，再假设弹性系数是 -0.4。通过简单的推理，价格 100% 的增长将会使香烟的消费量减少 40%，其减少量是相当可观的。这种将推论扩大到样本之外的方法不太严谨，但至少可以说明税收功能的作用。

长期弹性系数较大表明，随着时间的推移，政策干预的作用也会更大。关于香烟税对死亡率作用的直接测量也同样表明税收政策是有效的。1995 年，穆尔（Moore）证实利用税收变量可以预测与吸烟相关的几个疾病的死亡率。较高的税收显著地减少了肺癌、心血管疾病、哮喘的死亡率。穆尔指出如果香烟税提高 10%，那么，美国每年将会有 3 700 个人免于死亡。1999 年，埃文斯（Evans）和雷杰尔（Ringel）研究了香烟消费税对于新生儿健康的影响。发现税收有效地减少了孕妇吸烟量，能保证更好、更符合健康体重标准的新婴儿的诞生。因此，税收对成瘾性物质的消费有重要影响作用。

消费税与酒精消费　对酒类的消费、价格和广告的研究常见于年轻人，因为年龄较小的群体代表了酗酒的最高等级，如 1998 年，格罗斯曼（Grossman）等发现，啤酒价格升高会影响年轻人的消费，短期的弹性系数范围在 -0.2 ~ -0.4 之间，长期弹性系数高出 60%。关于非法麻醉品

（包括吗啡、可卡因和海洛因）的研究，也报告了相当大的价格弹性估计值。由此可见，税收对成瘾物品的消费会产生重要影响。

（王　健）

chuánrǎnbìng jīngjìxué

传染病经济学（economic epidemiology）

利用经济学理论解释有关传染病防制的经济行为如何改变传染病传播的过程，通过对成本和收益的分析找出传染病防制的最佳策略，同时评估传染病导致的经济损失的学科。研究内容主要包括以下3个方面：①对传染病预防与控制措施进行经济学分析。最主要的是成本收益分析，目的是发现成本最小化或收益最大化的防治措施。②使用经济学的基本假设解释并预测传染病影响下的行为机制。从行为模式的判断研究和做出最佳的防治政策建议。③衡量传染病导致的经济损失。传染病经济学研究的主要目的是为传染病的防治提供更好的政策建议。

特点　①传染病的发生、流行和消亡等具有不确定性，对传染病的预防和控制也有不确定性，传染病的预防和治疗措施可能引起的后果也具有不确定性。②在传染病的预防和控制中，信息不完全和不对称的情况极为普遍。如对SARS等新发传染病有个逐渐认识的过程，普通公众和专业人员对传染病的了解程度是不一样的，普通公众和政府相关部门所掌握的疫情等信息也是不一样的，这称为信息不对称。③在传染病的预防和控制中，个人的行为会影响到其他人的福利。如SARS患者佩戴口罩可以减少疾病传播的概率，从而有利于他人的健康，这在经济学上称为正外部性；而艾滋病患者的不安全性行为则会危害他人的健康，这称为负外部性。④传染病流行的地域性和病例发生的聚集性，会导致医疗保险市场的失灵。⑤个人行为会直接影响传染病的流行方式和规模，对传染病防制的需求在一定程度上是内生的。

原理　经济学中最基本的分析工具之一是效用函数。经济学假设人都是理性的，在预算等约束条件下，调整商品的消费结构，从而使效用最大化。不仅食物、衣服等会产生效用，教育、安全、健康也会产生效用。从本质上说，把传染病防治看作是一种商品，纳入经济学的分析范畴。传染病的防治需要付出防治成本，也将产生相应的收益。成本主要是实施防治措施而付出的直接成本和机会成本，收益则体现为成功防治传染病可能产生损失的大小。

从"理性人"角度来看，消费者追求的是效用最大化，使花费在各种商品上的最后一元钱所带来的边际效用相等且等于货币的边际效用，也就是说，以最低的成本获得传染病防治的最高的收益。反之，如果防治成本超过防治收益则丧失了防治的经济合理性。由于传染病造成的损失往往是灾难性的，因此防治收益具有无穷大的特性。对传染病防治的成本收益分析，基本上是采取一定收益水平下的成本最小化的分析思路。由于传染病的预防和控制存在外部性，因而个人的最优决策并不能导致整个社会福利的最优，即外部性会导致在公共卫生领域中市场失灵，不能完全依靠市场机制来达到资源的最优配置。为了克服市场失灵，需要政府对传染病的预防和控制进行干预。然而政府行为也存在诸多局限，因而在制定公共卫生政策的时候，也应该防止政府失灵的情况发生。

利用效用最大化原理，通过分析边际社会效用和边际社会成本，解释疫苗接种的应用问题。如随着疫苗接种率的提高，寻找未接种人群的成本也会提高。相反，随着人群接种数量的增加，接种人群对其他人带来的外部效用变小（也就是说，单个个体免疫力的增加对于整个社会的重要性减少）。所以，接种人数增加的结果是接种的边际效用降低。当边际效用等于边际成本时，就实现了预防接种措施效用最大化。这个原理贯穿于整个卫生经济学。

后果　传染病在很多方面存在潜在成本。①感染者需要支付治疗的直接成本。②预防者需要支付预防成本。③传染病会潜在地影响产品、服务的生产，以及经济的增长和人均收入水平。

传统的估计疾病成本的方法是疾病流行时间与单位疾病成本（包括疾病治疗费用和因疾病造成的收入减少）的乘积。1995年，菲利普森（Philipson）提出这种方法忽视了预防疾病的成本（包括为了降低感染疾病的风险所花费的金钱、时间和精力）。同于税收，传染病也会造成效用损失，因此可利用分析税收的方法分析传染病，将预防疾病的成本计入传染病总成本之中。艾滋病作为最严重的传染病之一，给全球造成了严重的经济后果。非洲的艾滋病证实了传染病的流行与贫穷、人均收入及国内生产总值的增长之间的关系。全球的数据证明在人均收入较低的国家，艾滋病感染率是较高的。贫穷状况与艾滋病相互影响：①穷人往往更加缺乏艾滋病危险性以及如何预防的知识。②感染艾滋病，穷人会面

条 目 外 文 标 题 索 引

内 容 索 引

说 明

一、本索引是本卷条目和条目内容的主题分析索引。索引款目按汉语拼音字母顺序并辅以汉字笔画、起笔笔形顺序排列。同音时，按汉字笔画由少到多的顺序排列，笔画数相同的按起笔笔形横（一）、竖（丨）、撇（丿）、点（丶）、折（乛，包括丁乛乚等）的顺序排列。第一字相同时，按第二字，余类推。索引标目中夹有拉丁字母、希腊字母、阿拉伯数字和罗马数字的，依次排在相应的汉字索引款目之后。标点符号不作为排序单元。

二、设有条目的款目用黑体字，未设条目的款目用宋体字。

三、不同概念（含人物）具有同一标目名称时，分别设置索引款目；未设条目的同名索引标目后括注简单说明或所属类别，以利检索。

四、索引标目之后的阿拉伯数字是标目内容所在的页码，数字之后的小写拉丁字母表示索引内容所在的版面区域。本书正文的版面区域划分如右图。

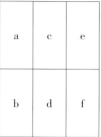

a	c	e
b	d	f

A

阿克顿（Acton） 117d

阿罗 22d

阿普里尔·哈丁（April Harding） 128c

阿奇·科克伦（Archie Cochrane） 119a

埃德温·查德威克（Edwin Chadwick） 112b

艾贝尔·史密斯 67a

按比例补偿 92a

按病例支付（医院支付方式） 102c

按病例组合调整的住院人次支付（医院支付方式）
102d

按床日付费 98c

按床日支付（医院支付方式） 102a

按服务人次支付（医院支付方式） 102b

按服务项目付费（医生支付方式） 99b

按服务项目付费（fee-for-service，FFS）（卫生服务
供方支付） 98c

按服务项目支付（医院支付方式） 101f

按合约支付（医生支付方式） 101b

按绩效支付（医生支付方式） 100f

按绩效支付（医院支付方式） 103d

按疾病诊断相关分组支付（医院支付方式） 102d

按人头付费（医生支付方式） 100c

按条目预算支付（公共卫生服务机构支付方式）
104e

按项目列支预算（医院支付方式） 103f

奥巴马 78e

奥本海默（Oppenheimer） 1f

B

巴尔 22e

保健储蓄计划（Medisave）（新加坡） 80e

保健基金计划（新加坡） 81a

保罗·道格拉斯（Paul Douglas） 13c

保险费率 89d

保险因子 90c

被动开放式药品目录 124a

本级财政拨款 72d

本-量-利（CVP）分析 114c

比例比率法（rate ratio，RR）（健康状况差异测量）
49b

比例差异法（rate difference，RD）（健康状况差异测
量） 49b

俾斯麦 55f

边际产量（marginal product，MP） 12e

边际产品收益（marginal revenue product，MRP）
27b

边际贡献 114c

边际贡献法（医疗卫生服务） 114c

边际收益 114c

边际收益率递减法则 27b

标准化集中指数 46e

标准化卫生服务利用 47d

补偿比 90d

补充医疗保险（supplementary health insurance）

X

Y

本卷主要编辑、出版人员

执行总编　谢　阳

编　　审　侯澄芝

责任编辑　李元君

文字编辑　李元君

索引编辑　李　慧

名词术语编辑　李元君

汉语拼音编辑　王　颖

外文编辑　顾良军

参见编辑　李元君

责任校对　李爱平

责任印制　姜文祥

装帧设计　雅昌设计中心·北京